W9-AKQ-641

el COCO CURA

Si este libro le ha interesado y desea que lo mantengamos
informado de nuestras publicaciones, puede escribirnos a
comunicacion@editorialsirio.com,
o bien registrarse en nuestra página web:
www.editorialsirio.com

Título original: Coconut Cures. Preventing and Treating Common Health Problems with Coconut
Traducido del inglés por Antonio Luis Gómez Molero
Diseño de portada: Editorial Sirio, S.A.

©   de la edición original
    2005, Bruce Fife

©   de la presente edición
    EDITORIAL SIRIO, S.A.

EDITORIAL SIRIO, S.A.	NIRVANA LIBROS S.A. DE C.V.	ED. SIRIO ARGENTINA
C/ Rosa de los Vientos, 64	Camino a Minas, 501	C/ Paracas 59
Pol. Ind. El Viso	Bodega nº 8,	1275- Capital Federal
29006-Málaga	Col. Lomas de Becerra	Buenos Aires
España	Del.: Alvaro Obregón	(Argentina)
	México D.F., 01280	

www.editorialsirio.com
sirio@editorialsirio.com

I.S.B.N.: 978-84-16233-17-5
Depósito Legal: MA-310-2015

Impreso en Imagraf Impresores, S. A.
c/ Nabucco, 14 D - Pol. Alameda
29006 - Málaga

Impreso en España

Dr. BRUCE FIFE

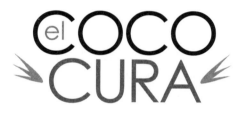

el COCO
CURA

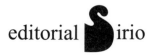

editorial Sirio

Este libro está dedicado a la memoria de Paul Sorse y su visión de difundir el conocimiento de las propiedades curativas del coco en todo el mundo.

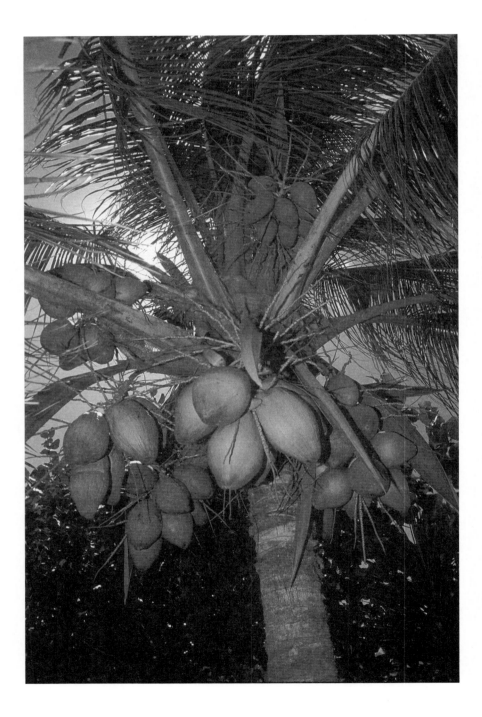

PRÓLOGO

Doctor Conrado S. Dayrit, profesor emérito de farmacología de
la Facultad de Medicina, Universidad de Filipinas

«Si los triglicéridos de cadena media del aceite de coco son beneficiosos para los bebés prematuros, los recién nacidos y los niños de cualquier edad, los convalecientes, los ancianos y los deportistas, ¿cómo puede el aceite de coco ser perjudicial?». Plantearse este interrogante llevó al doctor Bruce Fife a investigar y finalmente, a sacar a la luz datos concretos sobre este aceite, ocultos en publicaciones que pocos médicos leen. En este libro, el cuarto que publica sobre las virtudes del coco, analiza los diversos efectos beneficiosos de este fruto sobre la salud, y en particular los de su aceite, y las curas que con él se pueden realizar.

La propiedad más extraordinaria del aceite de coco es que además de ser un alimento, es también un antibiótico, un estimulante del sistema inmunitario, y un medicamento que regula la función y los mecanismos de defensa del cuerpo. Restaura el equilibrio de los tejidos de las células que se han vuelto «disfuncionales».

Como alimento, es nutritivo y puedes tomarlo prácticamente como desees. Proporciona energía y nutrientes no solo por sí mismo sino porque además promueve la absorción de otros alimentos, especialmente la de las vitaminas solubles en grasas (A, D, E y K) y los minerales (calcio, magnesio y hierro).

Al mismo tiempo, es un medicamento poderoso que no resulta tóxico. Protege al cuerpo de agentes infecciosos (virus, bacterias, levaduras, hongos, protozoos, lombrices), puede destruirlos a todos. En otras palabras, es un antibiótico que tiene el campo de acción más amplio de todos los antipatógenos. Y no provoca efectos secundarios perjudiciales. No existen pruebas de que genere resistencias. ¡Qué regalo de la naturaleza!

Y esto no es todo, es solo el principio. El aceite de coco es un inmunorregulador, un regulador del mecanismo de defensa, y un regulador de las funciones corporales. Hace que el organismo funcione, se defienda y sane mejor. Las enfermedades crónicas, como la diabetes, el asma, la aterosclerosis, la hipertensión, la artritis, el alzhéimer, las enfermedades autoinmunes como la de Crohn, la psoriasis, el síndrome de Sjögren, e incluso el cáncer, se atenúan y se vuelven mucho más fáciles de normalizar con dosis menores de las terapias habituales o incluso suprimiéndolas por completo. Todas estas enfermedades tienen un carácter inflamatorio.

La inflamación se caracteriza por múltiples células blancas atraídas a un punto de infección o perturbación, y es un mecanismo para la defensa del cuerpo, o para su reajuste y curación. Cuando el resultado es positivo, la inflamación desaparece por sí misma. Pero cuando no lo es, como suele suceder, la inflamación persiste, se vuelve crónica, y, con el tiempo, se convierte en una enfermedad en sí misma, produciendo síntomas y complicaciones.

¿Cómo tratamos las enfermedades? Estudiamos la etiología básica y, si podemos, curamos las causas. La mayor parte de las veces fallamos y tratamos la enfermedad sintomáticamente; también intentamos reducir el proceso inflamatorio (el fármaco Vioxx tenía este cometido, pero causaba inflamación en otras partes del cuerpo y ahora ha sido retirado del mercado). El proceso inflamatorio del organismo es un desequilibrio (disfunción) muy complejo de mecanismos pro y anti y de sustancias pro y anti (citoquinas), cuyas diversas acciones aún estamos tratando de descifrar. Las interleucinas (más de una docena de tipos), los factores de necrosis tumoral (varios tipos), los interferones (también varios tipos), etc., son segregados por macrófagas, granulocitos polimorfonucleares, células T, células B, células citotóxicas, células colaboradoras, células plasmáticas. El cuerpo tiene tal arsenal que haría palidecer de envidia a las fuerzas de defensa de los Estados Unidos. Desgraciadamente, los dueños de semejante cuerpo aún seguimos ignorando lo que el Creador hizo por nosotros.

Por eso volvemos a la naturaleza en busca de ayuda. Aquí entra en juego el árbol del coco y su fruta, y el agua, las proteínas y el aceite que de ella se extrae, donde la naturaleza parece haber creado otro arsenal, un arsenal defensivo para nosotros, sus hijos. Aquí están los factores de crecimiento, los factores antiinflamatorios y los factores reguladores listos para ser empleados. Por ejemplo, ahora contamos con pruebas de que el aceite de coco inhibe (regula en baja, sería la expresión moderna) las citoquinas proinflamatorias (como IL-1, IL-6, IL-8) y estimula (regula en alza) las citoquinas antiinflamatorias (como IL-10). Este pequeño descubrimiento nos permite entender ligeramente por qué el aceite de coco puede ayudar a combatir una variedad tan amplia de enfermedades.

«La farmacia en un tarro» es como llaman al aceite de coco en Filipinas, donde el aceite virgen de coco ha vivido un auténtico *boom*; multitud de enfermos, y no tan enfermos, recurren a él para tratar todas las dolencias imaginables, y consiguen un alivio y unas curas increíblemente rápidos. Los testimonios de éxito que han llegado a cientos, ahora a miles, subrayan significativamente: «¿Dónde puedo conseguir más de este aceite virgen?». El suministro apenas alcanza para atender la fuerte demanda. El capítulo 9 de este libro es un maravilloso listado en orden alfabético de las afecciones que se pueden curar con aceite y otros productos de coco.

El doctor Fife pide más testimonios. Aquí tienes uno estupendo que aún no está en su lista:

Durante algún tiempo mi primo, y compañero en la promoción de 1943 de la facultad de medicina en la Universidad de Filipinas, no pudo asistir a nuestras reuniones periódicas de antiguos alumnos debido a su síndrome de Sjögren (sequedad de la piel y de las membranas mucosas: en la boca, garganta, ojos y recto). Tenía que beber agua cada vez que tragaba, ya que carecía de saliva; además a cada hora se veía obligado a usar gotas para humedecerse los ojos, y lubricarse la piel y los labios con aceite de bebé para impedir que se agrietaran. Consiguió asistir a una de las reuniones; le di algunos botes de aceite virgen de coco para que tomara tres cucharadas al día. La otra noche me llamó por teléfono para decirme que ha mejorado entre un 80 y un 90%. Come bien, ha recuperado su peso, su piel está hidratada, y necesita solo dos o tres gotas al día de lubricación para los ojos. El aceite de coco por sí solo hizo este «milagro» en apenas dos meses.

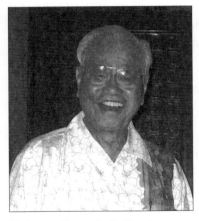

El doctor Conrado S. Dayrit es cardiólogo y profesor emérito de farmacología en la Universidad de Filipinas. Es expresidente de la Federación de Academias Científicas de Asia y de la Academia Nacional de Ciencia y Tecnología. El doctor Dayrit ha participado en numerosos estudios sobre los efectos en la salud del aceite de coco y sus derivados. Fue el primero en publicar investigaciones clínicas sobre dichos efectos en pacientes portadores del VIH.

Este aceite maravilloso fue difamado durante años; lo acusaban de contribuir a la enfermedad cardiovascular por su contenido en grasas saturadas. Lo cierto es que la población que incluye diariamente este aceite en su alimentación sufre poca o ninguna enfermedad coronaria, y nada de cáncer, diabetes u otras afecciones crónicas. En *Mi lucha contra el cáncer* (capítulo 3, en la página 99) se habla de una mujer que desarrolló un cáncer de mama muy maligno y resistente. No tenía un historial familiar de esta enfermedad, evitaba el aceite de coco y las grasas saturadas y tomaba solo lo que los médicos le aconsejaban: aceite de soja hidrogenado y aceite de maíz. ¿No serán los aceites vegetales «buenos», elegidos para el programa de la pirámide alimenticia los verdaderos culpables del incremento de casos de diabetes, enfermedad cardiovascular, alzhéimer y cáncer?

El conocimiento surge de los éxitos y de los fracasos. Hacen falta investigaciones intensivas y extensas para conocer cómo el aceite de coco destruye a los gérmenes y regula las funciones corporales, o por qué en ocasiones puede no hacerlo. Nos queda por delante todo un mundo de investigación. Al final deberíamos entender mejor, no ya el misterio de la vida, sino cómo podemos lograr una existencia más sana, de manera que cuando lleguemos al final de nuestro ciclo vital (ciento veinte o incluso ciento cuarenta años) muramos sanos.

1

EL HOMBRE DE LOS MILAGROS

Tal como Jack DiSandro se lo contó a Bruce Fife

Paul Sorse fue uno de los hombres más extraordinarios que he conocido. Siempre recordaré una vez que estaba almorzando en su pequeña tienda de Thames Street en Newport, Rhode Island. Un hombre entró precipitadamente por la puerta principal.

—¿Dónde está Paul? –preguntó haciendo muecas de dolor mientras apretaba fuertemente un trapo que chorreaba sangre.

Mi apetito se esfumó tan pronto como lo vi aparecer.

El dueño de la tienda, un filipino de edad avanzada y complexión delgada, salió de la habitación trasera.

—¿Qué ha pasado?

—He tenido un accidente. Me he cortado la mano con la cortadora de césped. ¡Tienes que hacer algo!

—Ven aquí.

Porfirio Pallan Sorse, Paul para los amigos, lo llevó tras el mostrador y examinó la herida. La parte superior del pulgar del hombre estaba colgando a un lado, sujeta solo por una fina tirilla de piel. Por suerte, el hueso no estaba dañado. Paul alzó el trozo de dedo y lo volvió a colocar en su sitio, lo vendó con una gasa y luego lo empapó en aceite de coco.

—Mantén la gasa humedecida en aceite de coco y vuelve dentro de unos días —le indicó.

A las pocas semanas volví a ver al hombre, porque era uno de los clientes habituales de Paul. Cuál no sería mi sorpresa cuando vi que su pulgar se había curado por completo. Ni siquiera había cicatriz.

Estas experiencias ocurren a menudo. Paul tenía una larga lista de clientes fieles que iban a verlo para recibir consejo y tratamiento sobre diversos problemas de salud. A pesar de no ser médico acudía a él gente de todas partes.

Una señora de mediana edad me explicó que durante años había sufrido una enfermedad crónica de la piel que los médicos ni siquiera fueron capaces de identificar. Le recetaron pomadas, cremas y píldoras, pero nada funcionó. Estaba desesperada y dispuesta a probar cualquier cosa que le proporcionara alivio. Paul le dijo que se masajeara las áreas afectadas de la piel con aceite de coco. Empezó a usarlo a diario y, para su asombro, el problema desapareció como por arte de magia. Se convirtió en su ferviente seguidora y siguió visitando la tienda para reabastecerse.

Yo también tuve una especie de curación milagrosa con este aceite. Tenía un bulto duro, un quiste del tamaño de una moneda de veinticinco centavos, en la parte posterior de la cabeza. El médico quería extirparlo, pero antes de ponerme en sus manos se lo enseñé a Paul. Me dijo que me aplicara aceite de coco con un poco de presión. Tenía que seguir aplicándome aceite para mantenerlo constantemente húmedo. Hice esto durante varias horas mientras veía la televisión. Poco después empezó a ponerse blando, y luego, de repente, el líquido que había en su interior salió por los poros y el bulto desapareció. No me ha quedado ninguna señal. Nunca ha vuelto a reproducirse.

Al principio me sorprendían algunas de las experiencias de las que fui testigo en la tienda de Paul y lo que los clientes me contaban. Pero con el tiempo llegué a acostumbrarme a ver curas milagrosas. Venía gente de todo Newport a comprarle aceite de coco o buscando un tratamiento. En las curas de Paul siempre se utilizaba aceite de coco. Era el único producto que vendía.

Su fama como curandero era conocida por toda la ciudad. Habían aparecido varios artículos en los periódicos sobre él y su aceite Copure (coco puro). Un par de empresas de cosméticos habían contactado con él con el objetivo de comprarle su fórmula secreta, pero se negaba a venderla. Para él hacerse cargo del funcionamiento y controlar la calidad de su producto era más importante que el beneficio económico.

Creía firmemente en el poder curativo del aceite de coco y, más que dinero, lo que quería era ayudar a la gente. Para él el aceite era una panacea, útil para todas las enfermedades y dolencias. Muchos de sus clientes estaban de acuerdo.

Conocí a Paul hace unos veinticinco años. Él tenía por aquella época setenta y muchos. Me acuerdo de cuando fui a su pequeña tienda. En la fachada había un letrero que decía: «Copure: el remedio autoaplicable de la Edad de Piedra que alivia todas las enfermedades». Otro letrero indicaba: «Copure nutre y lubrica las terminaciones nerviosas a través de los poros y alivia instantáneamente los dolores y las molestias». A lo largo de todo el escaparate frontal se alineaban mangos y cocos. «Qué extraño», pensé. El encanto singular de aquel lugar me invitó a entrar.

El interior parecía una pequeña tienda de comestibles. Había quizá tres mesas y unas cuantas sillas, un mostrador y tras el mostrador una estantería que contenía varias botellas de aceite. En la parte trasera había una mesa pequeña, un refrigerador y una hermosa cocina de hierro fundido, que tenía cuarenta y cinco años, con diez quemadores y un gran horno. Más atrás, una habitación pequeña, del tamaño de un ropero, con un catre de madera. Ahí es donde dormía Paul; su tienda era su casa. El lugar no tenía ninguna decoración ni nada bonito, vivía con lo estrictamente necesario.

Nos hicimos buenos amigos. Hablaba constantemente, sobre todo de su aceite de coco y de cómo algún día curaría las enfermedades del mundo. Paul nunca olía a sudor ni tenía mal aliento. Lo que me resultaba extraordinario era que en todo el tiempo que lo conocí, unos veinticinco años, nunca se duchó ni se bañó con agua y jabón. En lugar de eso cada día se masajeaba con el aceite de la cabeza a los pies. Tomaba un poco de aceite y si no se encontraba bien, una gran cantidad. Su excelente salud y condición física y su rostro, prácticamente sin arrugas con más de setenta y de ochenta años eran pruebas de la eficacia de su aceite.

No bebía ni fumaba pero comía prácticamente de todo, aunque evitaba la mayoría de las comidas basura. Era de la opinión de que uno podía comer cualquier cosa si el intestino le funcionaba apropiadamente y podía eliminarla pronto de su organismo. Decía: «Limpia las cañerías», y para esto preparaba una mezcla de ciruelas cocidas, leche de coco, albaricoque y jengibre. Lo hacía puré y lo ponía en los postres, helados, pasteles, o lo comía tal cual. ¡Estaba delicioso! Era un cocinero extraordinario. Todo lo que cocinaba estaba increíble. ¡Cómo echo de menos sus comidas!

Aunque era un excelente cocinero, y su tienda parecía en cierto modo un pequeño restaurante, su negocio no consistía en vender comida. A menudo hacía una olla grande de algún guiso a disposición de cualquiera que tuviera hambre. Algunas veces servía a sus clientes habituales, a sus buenos amigos, o a cualquiera que entrara en la tienda. Todos los días un ciego bajaba por Thames Street tanteando con su bastón en la acera hasta que llegaba al local de Paul. Paul le preparaba una comida digna de un rey. Estuvo haciendo esto a diario durante años y le cobraba al hombre un dólar o a lo sumo dos. Tenía que cobrarle algo para que no se sintiera avergonzado. Hacía lo mismo por un alcohólico que aparecía de vez en cuando. Paul era bajo de estatura, poco más de un 1,50, y pesaba menos de 55 kilos, pero tenía un corazón enorme.

El negocio de Paul era el aceite de coco. Eso era lo que amaba de verdad. En todas sus conversaciones empezaba o terminaba hablando de él:

—El coco es el rey de los alimentos, el mango es la reina —decía y alzaba una jarra de aceite—. El secreto de la buena salud está en esta jarra. Hay millones de personas en todo el mundo muriendo de hambre y enfermedad. Me entristece ver esto cuando tengo la solución.

Su tienda estaba limpia y ordenada. Siempre que entraba, olía a aceite fresco de coco o a alguna comida estupenda que estaba cocinando. No es de extrañar que mucha gente terminara comiendo allí.

Paul nunca se anunciaba. No tenía por qué hacerlo. El aceite se vendía solo. Una vez que alguien empezaba a usarlo, se enganchaba. Su calidad era muy superior a la de las cremas y lociones comercializadas y era un aceite excelente para cocinar. Como pomada curativa no tenía comparación.

Paul dependía totalmente para su negocio de los clientes que se acercaban espontáneamente a la tienda, de los que repetían y del boca a boca. Su actividad era reducida y en su tienda había muy poca mercancía comparada con la mayoría de los almacenes repletos de bienes y productos. No tenía empleados.

Los clientes potenciales entraban en su tienda sin saber dónde estaban entrando. Cuando alguien llegaba, Paul lo saludaba con una sonrisa amistosa y empezaba a hablar de su aceite. Hablaba sin parar siempre que estuvieras dispuesto a escucharlo sobre el único producto con el que ganaba dinero, Copure: aceite puro de coco para todos los usos.

—Es estupendo —decía—, para todo, desde heridas hasta resfriados, dolores de cabeza, quemaduras, quemaduras solares, ampollas, rasguños, sinusitis, asma, artritis, reumatismo, dolores y achaques, articulaciones y músculos contraídos, ojos enrojecidos, hiedra venenosa, dolor de muelas, encías doloridas y endurecimiento de las arterias.

Paul les ofrecía una bebida de limonada, jengibre y leche de coco.

—Buena para la salud —aseguraba—. No como la Coca-Cola.

Lo que contaba sobre el aceite sonaba demasiado bien para ser verdad y mucha gente lo habría tomado por un embaucador que trataba de timarlos, pero con su comportamiento amable y su hospitalidad se los ganaba enseguida. Los hacía probar un poco solo para que notaran su efecto. Si el cliente tenía dolor, le daba un masaje con el aceite, sin cobrarle nada. Con frecuencia les entregaba una muestra gratis y les ofrecía algo de comer, aparte de su filosofía sobre la vida y la salud.

Cuando entregaba un bote de aceite de coco, les contaba sus efectos curativos y los animaba a usar la imaginación y tratar de utilizarlo para cualquier problema de salud que tuvieran. Con el paso de los años desarrolló una clientela fiel.

—Doy mucho –decía–. El conocimiento se multiplica cuando ellos se lo cuentan a otros.

Sus relatos eran tan interesantes, su comida tan estupenda y su producto tan milagroso que la gente volvía. Sabía que una vez que alguien empezara a usar el aceite descubriría por sí mismo lo increíble que era y volvería por más. Por eso tenía éxito. El aceite funcionaba. Si no hubiera sido así, su negocio no habría sobrevivido durante los cerca de cincuenta años en los que vendió el producto.

Sus clientes venían de todos los ámbitos. Norma Taylor, tenista profesional, era una clienta habitual, lo mismo que Dick Gregory, humorista y activista político. Kathleen Cotta, que es propietaria de un herbolario en Portsmouth, iba y compraba dos grandes botes de aceite; uno para uso externo y el otro para uso interno.

—Lo creas o no –decía–, lo pongo en el té o en el café. Es como unas vitaminas.

Paul nunca vendió su producto como cura para una enfermedad o problema de salud concretos. Su etiqueta decía: «Aceite puro de coco para todos los usos. Para aplicar a la piel y el cabello, uso externo e interno diario».

Quienes utilizaban el aceite juraban que era una panacea. La gente venía y le contaba cómo había aliviado una determinada enfermedad o curado cierto problema de salud. Con los años vio que el aceite obraba maravillas. Por eso cada vez que entraba un cliente potencial, él enumeraba la lista de enfermedades para las que era útil el aceite.

En los años ochenta, cuando el presidente Ronald Reagan tuvo problemas de hemorroides, Paul decía:

—Si tomara mi aceite, no tendría hemorroides.

Como ungüento corporal es incomparable. Paul aseguraba que eliminaba cualquier trastorno de la piel, incluso la psoriasis. Hay que mantener la piel constantemente humedecida con el aceite hasta que desaparece el problema. Me contó que el aceite de coco cuando se aplica con algo de presión, corta el sangrado de una herida. Previene la infección. Cuando se aplica con un masaje por todo el cuerpo, ayuda a regular la temperatura corporal; si tienes fiebre, te la baja. Alivia el picor, el dolor y la hinchazón de las picaduras de abeja y otros insectos, y el de la hiedra venenosa. Es excelente para quemaduras y cura y previene las llagas producidas por la larga permanencia en la cama, elimina arrugas, acné y caspa, y alivia los labios agrietados, las quemaduras de sol, la congelación, la dermatitis producida por los pañales y el dolor de encías.

Usado durante o después del embarazo puede prevenir las estrías. Un ginecólogo local aprendió esto por Paul y aún hoy instruye a todas sus pacientes con recién nacidos a que usen aceite de coco para eliminar las estrías y revitalizar la piel.

Paul decía que el aceite penetra en la piel a través de los poros, limpiándolos y permitiendo al cuerpo excretar las sustancias de desecho. Cuando los poros descargan desperdicios, se obturan y crean pústulas, forúnculos, etc. El aceite, al penetrar, derrite esos desperdicios. Para demostrar esto le hacía a alguien masticar un chicle, luego le daba una cucharadita de aceite. Mientras seguía masticando con el aceite, el chicle se disolvía en su boca.

—Esto es lo que pasa con los poros obturados –indicaba. A Paul le molestaba ver a una chica con maquillaje. Decía que el maquillaje obtura los poros y causa arrugas.

El aceite parecía obrar maravillas prácticamente en cualquier problema de piel. Mi esposa tenía en el pecho un gran lunar oscuro del tamaño de una alubia. Paul le dijo que podía eliminarlo con su aceite de coco. Ella se mostró dispuesta; a nadie le gustan los lunares. Él le sugirió que se aplicara aceite de coco con frecuencia para mantenerlo húmedo. Dijo que aplicarlo una vez al día corregiría el problema con el tiempo, pero que funcionaba mucho más rápido si mantenía la piel continuamente humedecida. Se aplicó el aceite cada hora o dos horas durante el día como le había dicho Paul. Pronto el lunar empezó a encoger y comenzaron a salirle poros o agujeros minúsculos. Finalmente desapareció. ¡Fue increíble!

Tengo dos perros. A uno de ellos le brotó un bulto en la frente. El veterinario dijo que parecía un tumor y recomendó que se extirpara de inmediato porque se encontraba peligrosamente cerca del ojo. Pensé que si el aceite de coco era bueno para los seres humanos, debería de serlo también para los animales, de manera que empecé a aplicarle el aceite. Con el tiempo el bulto fue disminuyendo cada vez más de tamaño y finalmente desapareció. No volvió a salir. Conseguimos evitar la cirugía.

Pasó un tiempo y a mi otro perro le salieron llagas en la parte inferior de la nariz, justo sobre el labio superior. El veterinario le dio un antibiótico, pero no parecía hacerle efecto. Tras una semana interrumpí la medicación y empecé a aplicarle aceite de coco a las llagas. Empeoraron durante unos cuantos días y luego comenzaron a sanar. Se recuperó sin problemas.

A Paul no le sorprendieron los resultados; me dijo que el aceite de coco funciona con los animales lo mismo que con la gente. Su padre lo usaba con el ganado tras marcarlo. Hacía esto para aliviar el dolor y ayudarlos a curarse antes.

El aceite no era solo para la piel. Paul lo usaba en todo lo que cocinaba. Cada día tomaba religiosamente una cucharadita. Era como un tónico que le mantenía joven por dentro y por fuera. También era una medicina eficaz.

—Al tomarlo internamente —explicaba—, alivia las afecciones estomacales e intestinales.

El aceite era un tónico, una medicina y un restaurador de la salud.

—Te hará feliz, saludable, y atractivo —solía decir. Lo consideraba una fuente de juventud.

Durante dos años fui a ver a Paul prácticamente a diario. Su aceite de coco era tan bueno, o mejor, que cualquiera de los del mercado. Recogía sacos de cocos del mayorista. Venían veinte en cada saco, la mayoría de ellos procedente de México. A veces la calidad era buena, a veces deficiente, y naturalmente eso repercutía en el resultado final, pero el aceite siempre surtía efecto.

Paul tardaba unos tres días en producir de de quince a veinte litros de aceite, que luego fermentaba durante aproximadamente otros treinta días. Con frecuencia yo lo acompañaba en el proceso. Paul partía los cocos con un martillo, extraía la pulpa de la cáscara con un destornillador, molía el coco en una máquina de picar carne, lo cocía, lo enfriaba, lo prensaba, y luego lo ponía en agua y lo cocía a fuego lento durante todo el día, finalmente lo filtraba y esperaba a que se asentaran las impurezas y el aceite subiera a la superficie. Por último lo dejaba fermentar durante al menos un mes en envases esterilizados. Era un procedimiento tedioso, pero cada paso se hacía con un profundo respeto por el producto final.

Durante la fase de prensado Paul empleaba, a mano, un triturador de patatas. Hacía esto durante horas para separar el aceite del agua. Un día decidí ayudarlo a prensar el coco. Paul tenía ochenta y dos años en esa época. Yo, era, en comparación, joven y fuerte, pero aguanté quizá unos quince minutos. Tenía calambres en las manos y los antebrazos me ardían, tuve que dejarlo. Le dije a Paul que tenía que haber una forma más fácil de hacerlo. Así que un día cuando iba a recoger los cocos, vi una prensa para el vino; esta era la respuesta. Compramos una prensa de doscientos litros y conseguimos el doble de producción con menos desgaste y deterioro para Paul. Su hijo usó la prensa durante muchos años hasta que cerró el negocio.

El éxito de Paul como curandero y hacedor de milagros venía de su uso exclusivo de una medicina tradicional, el aceite de coco. Este aceite se ha venido empleando desde hace miles de años en las

Filipinas y en las islas del Pacífico. Los habitantes de estos territorios lo consideran «la cura para todas las enfermedades». La palmera de coco es la esencia de la vida para muchas poblaciones de Asia y las islas del Pacífico. Un antiguo proverbio filipino dice: «Quien planta un cocotero planta barcos y ropas, alimento y bebida, un techo para sí mismo y una herencia para sus hijos». El árbol del coco es la esencia de la vida; genera una mayor diversidad de productos para el uso del hombre que ninguna otra planta. Por esta razón, es altamente valorado en las Filipinas y se lo llama el «árbol de la vida».

Porfirio (Paul) Sorse nació en Filipinas el 2 de octubre de 1895. Era el segundo hijo de una familia de cinco. Su padre era predicador baptista. Cuando los parroquianos enfermaban, su padre los trataba con aceite de coco, que era el remedio tradicional usado en toda Filipinas en aquella época. El predicador fabricaba él mismo el aceite, usando métodos que le había transmitido su padre y que este a su vez había recibido del suyo. Así es como Paul aprendió a extraer el aceite virgen y natural de coco.

En los primeros años de su juventud trabajó en la granja familiar y en los campos de arroz. Cuando se inició la primera guerra mundial, la Marina de los Estados Unidos comenzó a reclutar filipinos (Filipinas era territorio estadounidense en esa época). El joven Sorse se alistó como cocinero. Sirvió durante tres años. Cuando la guerra terminó, dejó el ejército y se unió a la marina mercante, donde trabajó también de cocinero hasta 1925. Después de eso se marchó a Nueva York y vivió en Greenwich Village con unos amigos filipinos. Perfeccionó sus habilidades de cocinero ejerciendo en establecimientos como el Waldorf Astoria. También trabajó para varias familias pudientes como cocinero, conductor, y hombre para todo. Preparaba comidas maravillosas y cuidaba de los niños, los animales y los coches de su patrón.

Una vez trabajó para la familia Chrysler. En una ocasión me contó que su jefe le había dicho que estaba encantado con su labor y que lo iba a recompensar por ello. Al poco tiempo de aquello el hombre murió en un accidente de su avión privado. Dejó a Paul lo que él describía como una «gran» suma de dinero.

Nunca supe en qué consistía para Paul una gran suma de dinero. Conociendo la vida tan frugal que llevaba, dudo que fueran más de unos pocos miles de dólares. Me contó que le dio el dinero a un amigo filipino para que fuera a la Universidad de Columbia y se hiciera médico. No esperaba que su amigo lo devolviera. Le dijo que cuando fuera un médico de éxito usara el dinero para ayudar a los filipinos. Así era Paul, siempre pensando en los demás.

Comenzó a fabricar partidas de aceite de coco precisamente para eso, para ayudar a la gente cuando enfermaba, lo mismo que hacía su padre. Sin embargo, el acei-

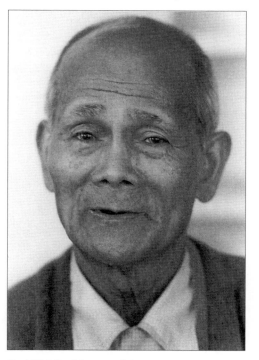

te de su padre se elaboraba usando métodos primitivos y contenía un alto porcentaje de agua, lo que causaba que en un par de semanas se volviera rancio. Paul mejoró la fórmula original eliminando toda el agua, de manera que podía almacenarse durante un tiempo indefinido, era más suave y mucho más fácil de absorber por la piel.

Cuando Paul se retiró en 1952, a la edad de cincuenta y siete años, decidió dedicarse a tiempo completo a la comercialización de su aceite de coco.

—Es un producto útil, satisface las necesidades humanas –dijo–. Te hace feliz,

En 1995 Paul Sorse celebró su centésimo cumpleaños. La ciudad de Rehoboth, en Massachusetts, le rindió un homenaje por ser su ciudadano más longevo. Paul, que seguía manteniendo la lucidez mental y estaba físicamente activo, se encargó de hacer la ensalada de patatas y los huevos rellenos que se sirvieron a los invitados.

saludable y atractivo. Entra por los poros en los centros nerviosos. Te ayuda a tener una vida más larga y más sana.

Durante los siguientes cuarenta y cinco años dedicó su vida a promover los efectos benéficos del aceite de coco.

El 28 de marzo de 1998, Paul Sorse murió a la extraordinaria edad de ciento dos años. Quienes lo conocían aseguran que tenía un aspecto y una manera de actuar mucho más juvenil de lo normal para su edad y que permaneció activo físicamente hasta el final, machacando y moliendo cocos para hacer el aceite, una prueba de la eficacia de su producto. Verdaderamente Paul había descubierto la fuente de la juventud. Era el hombre más increíble que he conocido. Lo echo de menos.

2

EL FRUTO DE LA VIDA

LA FRUTA DE LA PALMERA DE COCO

La palmera de coco es verdaderamente una de las maravillas de la naturaleza. Se le conocen más de mil usos. Cada una de sus partes se emplea para un propósito. De este árbol puede derivarse todo lo necesario para mantener la vida. Es una fuente de comida y bebida para nutrir el cuerpo, de medicina para mantener y restaurar la salud y de materiales para construir refugios, ropas y herramientas que nos facilitan la vida. En la India a la palma de coco se la llama *kalpa vriksha*, que significa «el árbol que satisface todas las necesidades de la vida».

Para algunos el coco es un tipo de fruto seco, mientras que otros lo llaman semilla.* Quienes viven en los trópicos y consumen coco a diario lo consideran una fruta, la fruta del árbol de la vida. Por esto, y por su valor nutricional y medicinal, puede llamarse apropiadamente al coco el «fruto de la vida».

En los trópicos los cocos son algo muy corriente. La palmera de coco crece casi en todas partes abundantemente. Se ha convertido en

---

* Botánicamente el coco está clasificado como una semilla, no como un fruto seco. Es la semilla más grande que se conoce de entre las existentes hoy en día.

el símbolo de la tranquilidad de una isla paradisiaca. La mayoría de quienes viven fuera de los trópicos no ha visto nunca una palmera de coco viva. Cuando lo hacen esperan ver esos enormes frutos secos, marrones y peludos que están acostumbrados a ver en las tiendas de comestibles. Lo que encuentran es algo muy diferente. Los cocos en su estado natural tienen un tamaño que es más del doble de los de que venden en las tiendas y están cubiertos de una cáscara gruesa y suave de color verde o amarillo. La cáscara se pela y se extrae antes de enviarlos al mercado exterior. Esa «nuez» interna dura de color marrón es lo que la mayoría de la gente ve en las tiendas fuera de las áreas tropicales.

Al contrario que la mayoría de las plantas fructíferas, las palmeras de coco dan fruto durante todo el año y siempre están de temporada. Los cocos crecen en racimos que normalmente contienen de cinco a doce frutos, a veces más. Una palmera madura normalmente produce un racimo al mes, es decir, doce racimos al año. Lo normal es que cada una dé de cien a ciento cuarenta cocos al año.

Los cocos tardan unos catorce meses en madurar por completo, produciendo una cáscara dura marrón, algo de líquido y una capa gruesa de pulpa blanca. El gusto, textura, tamaño y contenido de la pulpa y el líquido varían a medida que el coco madura. Uno muy joven, de menos de seis meses, está completamente lleno de líquido y tiene muy poca pulpa. En esta fase la pulpa (endospermo) tiene una textura tierna y gelatinosa, y puede comerse con una cuchara. Tanto el líquido como la pulpa son deliciosos y muy dulces. Los cocos alcanzan su tamaño máximo a los seis o siete meses. En esta fase están solo semidesarrollados y harán falta otros seis o siete meses para que alcancen su madurez completa. Cuando el coco madura, la cantidad de líquido disminuye y la pulpa aumenta en grosor y dureza. Entre los diez y los doce meses la proporción entre líquido y pulpa se revierte. Los cocos totalmente maduros tienen solo una pequeña cantidad de líquido y una capa de pulpa gruesa y dura. Con el tiempo tanto la pulpa como el líquido se vuelven menos dulces. Los cocos maduros son el tipo que se encuentra con más frecuencia en las tiendas de

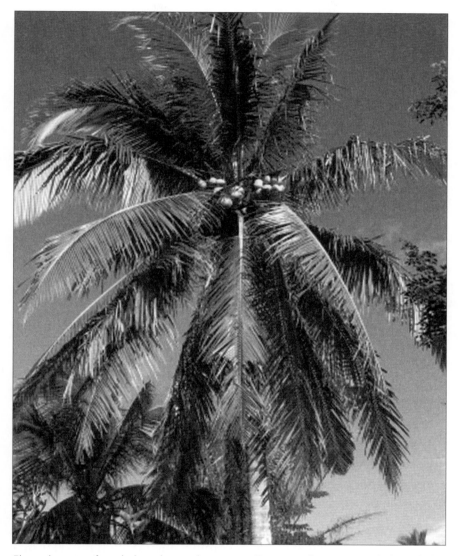

El nombre científico de la palmera de coco es *Cocos nucifera*. Es uno de los árboles más prolíficos. Crece en las islas y en las áreas de las costas en la mayoría de los climas tropicales. La palmera de coco abunda en la zona comprendida entre el trópico de Cáncer en el norte del ecuador (23° 27' N) y el trópico de Capricornio al sur del ecuador (23° 27' S). En algunos lugares crece más allá de los trópicos extendiéndose a 26° N en el centro de India y el sur de Florida y a 27° S en Chile y el sur de Brasil, en Sudamérica. Aunque también crecen en zonas ligeramente alejadas de los trópicos, rara vez dan frutos maduros en esos lugares. Suelen tener una altura de dieciocho a veintiún metros y un periodo de vida de unos setenta años.

comestibles. Sin embargo, en los trópicos los cocos jóvenes o verdes son uno de los alimentos más populares. Normalmente los cocos más viejos se secan al sol —la pulpa secada al sol, llamada copra, se usa para hacer aceite, mientras que de la pulpa madura fresca se extrae el coco rallado, o el aceite virgen de coco.

Los cocos jóvenes suelen tener cáscaras de un color marrón suave o canela, a diferencia del color marrón oscuro de los frutos maduros. Además son mucho más fáciles de partir y de comer. Cuando los cocos están maduros, las cáscaras se endurecen. Las cáscaras completamente maduras son muy difíciles de partir. Con frecuencia son necesarios un martillo y un poco de esfuerzo para abrir un coco maduro. Con experiencia puedes partirlo por la mitad usando el lado romo de un machete, con solo un par de golpes.

De los cocos se obtienen diversos productos comestibles; los más comunes son la pulpa, el agua, la leche, la nata y el aceite. También el azúcar, el vino y el vinagre. La pulpa, o carne del coco, es la parte blanca comestible de la semilla. Normalmente se vende partida y seca. La pulpa fresca de coco puede echarse rápidamente a perder. Una vez seca puede permanecer comestible durante muchas semanas e incluso más si se conserva en un envase cerrado al vacío y se mantiene en un sitio fresco, la manera en que habitualmente vemos el coco en las tiendas. Casi todo el coco partido lleva azúcar añadido, pero también lo hay no azucarado, por lo general en las tiendas de alimentos naturales. El aceite de coco se extrae de la pulpa fresca o seca. El líquido del interior de un coco fresco suele confundirse con leche de coco pero en realidad es agua de coco. La leche de coco es completamente diferente. Hay una gran diferencia entre las dos en sabor, apariencia, y contenido nutritivo. La leche de coco es un producto manufacturado hecho al extraer el jugo de la pulpa del coco. El agua es transparente o ligeramente opaca y su aspecto es casi como el del agua corriente. En cambio, la leche es densa y blanca y prácticamente parece leche de vaca.

Además de la pulpa de coco, la leche, el agua y el aceite, la palmera proporciona otros productos comestibles. La flor, que con el tiempo se convierte en la semilla, es la fuente del azúcar de coco y del vino de coco. El extremo de una flor cerrada se corta y la savia o *toddy* que fluye se recoge en recipientes de cáscara de coco o de bambú. En Filipinas a esta savia se la llama *tuba*. Cada día gotea del corte hasta un litro de savia azucarado. Subir a lo alto de la palmera para recoger tuba requiere mucha fuerza y habilidad. Por lo visto los que lo hacen consideran que los beneficios compensan el esfuerzo.

Para hacer azúcar se recoge cada mañana la savia y se hierve en grandes ollas hasta que se vuelve un jarabe denso y pegajoso que luego se deja enfriar y endurecer. Como el procesamiento es mínimo, el color, el sabor y la dulzura varían de una partida a otra. El color puede ir desde un marrón ligero a uno oscuro. Dependiendo de cuánta savia se ha calentado, puede ser suave y pegajoso como el caramelo, o duro como el azúcar cande. A menudo se vende en trozos cristalizados.

El *toddy* o tuba fresco es rico en vitaminas y minerales y proporciona una fuente valiosa de alimento en lugares donde las frutas y las verduras son limitadas, como los atolones volcánicos.

La savia fermenta muy rápidamente y en un par de días en un clima cálido tropical puede contener un 10% de alcohol. Este vino de coco es una bebida tradicional en muchos lugares del mundo. A veces se destila para incrementar el contenido alcohólico. En Filipinas esta bebida popular se llama *lambanog* y es parecida al vodka o a la ginebra.

Como el agua o el jugo del interior del coco es dulce, podrías pensar que también se fermentaría en alcohol. El agua de coco tiene un contenido de azúcar más bajo que la tuba y por tanto produce muy poco alcohol. Generalmente el agua de coco fermentada más que para alcohol se usa para hacer vinagre.

COCO A DIARIO

Durante generaciones quienes viven en las regiones del mundo donde se cultiva el coco han dependido de él para su nutrición y su salud. Se puede decir sin exageraciones que lo usan de una manera u otra cada día de sus vidas y que incluso se benefician de él antes de haber nacido. La madre come coco para nutrirse y asegurarse de tener un bebé sano y un parto rápido. Las embarazadas se masajean el abdomen diariamente con aceite para facilitar el alumbramiento y para prevenir estrías antiestéticas. Tras el parto se aplica el aceite en las áreas tiernas para acelerar la curación, y se masajean los pechos para aliviar el dolor causado por la lactancia.

En Samoa la primera comida que toma una mujer tras dar a luz a su bebé es un plato de coco llamado *vaisalo*. El *vaisalo* está hecho de pulpa y jugo del coco joven, a los que se añade fécula para formar unas gachas. Su propósito no es solo nutrir a la madre, sino también hacer que la leche empiece a fluir rápida y abundantemente. Esta comida todavía es popular en Samoa, y no únicamente entre madres que acaban de parir. Se come para el desayuno y como postre.

Desde el primer día de sus vidas los bebés entran en contacto con el aceite de coco. Las madres masajean a sus hijos a fondo con él de la cabeza a los pies. Se dice que para fortalecer los músculos y los huesos así como para prevenir infecciones de piel y manchas. Al bebé siempre se le dan masajes con unas cuantas gotas en la parte blanda de la cabeza. Esto se hace en la creencia de que ayuda a prevenir enfermedades. Cuando les empiezan a salir los dientes, se les masajea las encías con aceite de coco para aliviar el dolor.

En las islas se les da el agua del interior del coco fresco como sustituto del preparado para biberón. Con frecuencia se les proporciona leche materna y agua de coco. Si una madre no puede dar el pecho o si el bebé tiene problemas digestivos, se le alimenta con agua procedente de cocos jóvenes. Hay niños que han sido criados desde el primer o el segundo mes hasta el destete con poco más que agua de coco. El jugo y la pulpa de los cocos inmaduros se usan en sustitución de la leche materna. La carne de los cocos jóvenes es suave y muy blanda, al contrario que la carne dura, como los frutos secos, de los cocos totalmente maduros.

El coco sirve como fuente principal de alimento para todas las edades en las poblaciones de muchas islas. La pulpa se come fresca,

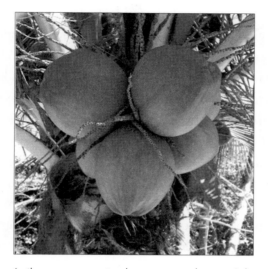

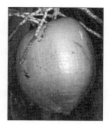

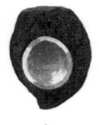

Arriba, cocos creciendo en una palmera. A la derecha de arriba abajo, coco con cáscara, sección transversal del coco que muestra la «nuez» en el centro y coco descascarillado.

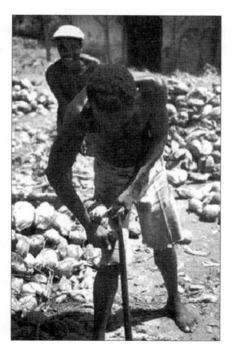

Un método común de descascarillar los cocos es asegurar firmemente una estaca o un pincho en la tierra con la punta hacia arriba. Empujando el coco contra la punta afilada, se rompe un pedazo de la cáscara. Se le da la vuelta al coco y se repite el proceso hasta que se separa por completo la cáscara. Un trabajador hábil puede descascarillar un coco en solo unos cuantos segundos.

seca, tostada y como unas gachas mezclada con leche y agua de coco. En algunas áreas el coco de una u otra forma proporciona la mayoría de las calorías consumidas cada día.

En el pasado, y hasta cierto punto incluso hoy día, los niños llevaban muy poca ropa, pero sus cuerpos estaban siempre cubiertos de aceite de coco. El aceite se aplica tras el baño, antes de exponerse al sol y antes de salir por la tarde como protección contra los mosquitos y las moscas. Todos, desde los más jóvenes hasta los mayores, se aplican aceite por todo el cuerpo a diario. Los protege de los rayos del ardiente sol tropical y mantiene su piel joven y sana. Sirve como excelente hidratador y loción para el bronceado. También se aplica a llagas, erupciones cutáneas, cortes y magulladuras. El aceite de coco se usa siempre para masajear los labios secos y para los herpes labiales. En los casos de dolor de oídos se calienta y se vierte en el conducto auditivo.

En Tailandia, Sri Lanka, India y otras partes el aceite de coco es el aceite que se emplea principalmente para cocinar. Sin embargo, los habitantes de las islas del Pacífico lo usan con fines principalmente cosméticos o curativos. La mayor parte del aceite de su alimentación viene de la leche y la crema de coco. Prácticamente todo se cocina con esto.

Los samoanos preparan casi todos sus alimentos con una rica crema de coco. Incluso las frutas y verduras amiláceas se cocinan en crema de coco. Comen crema de coco diariamente y no la diluyen como hacen otros muchos isleños del Pacífico. Los domingos los samoanos asan su comida en un horno de tierra; la única verdura que suelen ingerir son las hojas de la planta taro que usan para envolver la crema de coco sin diluir mezclada con cebollas y sal.

En Filipinas y en otras partes del mundo las mujeres se ponen aceite de coco en el pelo después de tomar un baño. Se ha observado que las que viven en comunidades rurales y siguen usando aceite de coco mantienen el cabello de un hermoso color negro incluso cuando ya son mayores, mientras que el cabello de las que viven en las áreas urbanas, donde se emplea con menos frecuencia el aceite de coco tiende a volverse canoso mucho antes.

El coco de una forma u otra se usa como fuente nutritiva, como medicina, como pomada protectora y curativa, y con fines estéticos. Literalmente nos servimos de él desde el día en que nacemos hasta el día en que morimos.

EL COCO EN LA MEDICINA TRADICIONAL

Gentes de diversas culturas, lenguajes, religiones y razas, a lo largo de todo el globo, han venerado el coco como una fuente importante de alimento y medicina. Si estuvieras en las islas de Samoa y cayeras enfermo o sufrieras un accidente, y te trataran los curanderos tradicionales, el coco sería parte de tu cura. Si te encontraras en las selvas de la costa de América Central y Sudamérica y enfermaras, los curanderos nativos restablecerían tu salud empleando las propiedades nutritivas del coco. En Filipinas se usa para acelerar la cicatrización de quemaduras, cortes y contusiones, e incluso para acelerar la recuperación de los huesos fracturados. También se frota sobre las articulaciones inflamadas y los músculos doloridos. En África oriental te harían beber una taza de aceite de palmiste (parecido al aceite de coco). Allí se considera a este aceite un tónico para la salud y es la medicina más usada entre las poblaciones indígenas independientemente de la enfermedad.

En la India, el coco en sus diversas formas se utiliza para tratar una gran cantidad de problemas de salud así como para la nutrición. Desde hace más de cuatro mil años la medicina ayurvédica ha reconocido las propiedades sanadoras del aceite de coco. Es un aceite apreciado por sus propiedades antimicrobianas, y su uso combinado con hierbas está muy extendido. Diversas preparaciones de aceite de coco promueven el crecimiento exuberante del cabello y protegen a la piel de las infecciones y del daño de quemaduras solares. El coco seco se emplea para expulsar parásitos y mejorar la función digestiva.

A lo largo de las regiones ecuatoriales del mundo, donde las palmeras crecen abundantemente, el coco, en diversas formas, es útil para tratar un gran número de problemas de salud con un nivel sorprendente de éxito. Algunas de estas afecciones son: amenorrea, asma, bronquitis, contusiones, quemaduras, resfriados, colitis, estreñimiento, tos, debilidad, hidropesía, disentería, dismenorrea, dolor de oídos, erisipela, fiebre, gripe, gingivitis, gonorrea, hematemesis, hemoptisis, ictericia, cálculos renales, piojos, desnutrición, náuseas, parásitos, tisis, sarpullidos, sarna, escorbuto, dolor de garganta, dolor de estómago, hinchazón, sífilis, dolor de muelas, tuberculosis, tumores, fiebre tifoidea, úlceras y heridas.

Antes de que hubiera médicos capacitados los curanderos tradicionales se hacían cargo de las necesidades de atención médica de la población. En Filipinas a estos curanderos se les llama *manghihilot*. Aunque la medicina moderna se encarga de la mayor parte del cuidado médico, los *manghihilots* aún atienden las necesidades de los enfermos y asisten los partos en algunas áreas rurales del país. El aceite de coco es la base de la mayoría de los remedios empleados por ellos. Con frecuencia el aceite se combina con el ajo, el jengibre y la pimienta, y se administra según las necesidades. Los *manghihilots* elaboran su propio aceite de cocos frescos.

Paul Sorse, cuya historia conté en el capítulo anterior, aprendió de su padre acerca del poder sanador del coco durante su infancia en Filipinas. Utilizó ese conocimiento y lo amplió. Durante cincuenta años fabricó y usó aceite de coco para sanar a los enfermos y a quienes tenían heridas, y para mantenerse, y mantener a otros, «feliz, sano y hermoso», como solía decir. Al coco lo llamaba el rey de las frutas y lo consideraba una panacea para curar toda clase de enfermedades. Animaba a la gente a experimentar y usarlo para cualquier afección:

—No te va a hacer ningún daño y puede que haga mucho bien —decía.

Aseguraba que es útil para tratar quemaduras, quemaduras solares, ampollas, cortes, rasguños, eczema, picaduras de insectos, tiña, hemorroides, contusiones, congelación, pústulas, resfriados, infecciones de los senos nasales, asma, dolor de cabeza, artritis, reumatismo, articulaciones rígidas, ojos enrojecidos, músculos doloridos, dolor de encías, dolor de muelas, estreñimiento y arrugas. Afirmaba que tenía usos ilimitados y enseñaba que «no hace falta comprar un producto específico para cada caso. El aceite de coco puede usarse para muchos».

El seguimiento fiel de la clientela de Paul da fe de la eficacia del aceite. Si no funcionara, no habrían vuelto una y otra vez a él. Paul creía que todo lo que necesitas hacer para convencerte de su utilidad es probarlo. Estoy de acuerdo con él. Basta con usarlo para comprobar su eficacia. Aplícatelo y fíjate en el cambio que se produce. Puede transformar una piel terriblemente seca y áspera en una piel suave y tersa en cuestión de unas pocas semanas. Pruébalo y comprueba si tu piel no tiene un aspecto y un tacto más joven y saludable. Lo he visto hacer milagros. Lo que le hace al cuerpo en la superficie puede hacerlo por dentro también.

La vida de Paul Sorse es un testimonio de la eficacia y seguridad del aceite de coco. Lo bebía, lo usaba en todos sus platos y prácticamente se bañaba en él cada día al aplicárselo de la cabeza a los pies. La verdad es que no le hizo daño, porque vivió hasta los ciento dos años. Probablemente ese fue el secreto que le mantuvo saludable y feliz durante tanto tiempo.

EL MIEDO AL ACEITE DE COCO

Aunque el coco tiene una historia larga y respetada en todo el mundo, en los últimos tiempos ha sido víctima de una mala reputación inmerecida. El aceite de coco, en particular, ha sido etiquetado como una grasa saturada que obstruye las arterias y que hay que evitar. ¿Por qué? La respuesta a esa pregunta es una mezcla de interpretación equívoca, prejuicio y estrategia de mercado. Mucha gente está confundida acerca de los aspectos saludables del aceite de coco por la publicidad negativa que han recibido las grasas saturadas.

Párkinson

Actualmente estoy al cuidado de mi padre, de ochenta y cinco años que tiene numerosos problemas, entre ellos demencia, síntomas de párkinson, y cáncer linfático. Definitivamente tenía todos los signos del párkinson, pero no llegaron a diagnosticárselo porque los síntomas desaparecieron antes de llevarlo al médico. Cuando le expliqué al doctor que había estado temblando, arrastrando los pies, que tenía el rostro totalmente inexpresivo y caminaba encorvado, pero que el aceite virgen de coco hizo desaparecer todos estos síntomas, el médico se me quedó mirando y dijo que no podía haber sido párkinson porque esta enfermedad no se revierte de esa manera. Mi padre sabe que cuando no tiene aceite virgen de coco vuelven los temblores. ¿Qué puedo decir?

DONNA

Próstata

He tenido un agrandamiento benigno de próstata probablemente durante varias décadas. Hace unos siete u ocho años me costaba tanto orinar que le pedí al médico algún fármaco. Lo estuve tomando durante varios años, pero tenía la nariz constantemente congestionada. Probé a dejar el medicamento, ¡y la nariz se descongestionó! Entonces leí en Internet que un efecto secundario de ese fármaco son los problemas respiratorios. De manera que me pasé al extracto de palmito, que parecía tan bueno como el medicamento (Proscar).

Descubrí que la composición de ácidos grasos de extracto de semilla de palmito es en cierto modo parecida a la del aceite de coco, al menos hay algunos componentes comunes. Así que dejé el palmito (que es caro aquí en Finlandia) y ahora llevo alrededor de tres años utilizando exclusivamente aceite de coco. ¡Sin problemas para orinar!

IIKKA

Durante más de tres décadas las grasas saturadas en general han sido objeto de escrutinio por su tendencia a elevar el colesterol de la sangre. El aceite de coco, al estar altamente saturado, ha sido el blanco principal de las críticas. A mediados de los años ochenta del siglo pasado las empresas que comercializan la soja patrocinaron una campaña multimedia para «educar» al público acerca de los beneficios del aceite de soja y los peligros de las grasas saturadas y el aceite de coco. Grupos que defienden intereses particulares, bien intencionados pero equivocados, como el Centro para las Ciencias por el Interés Público (CSPI, por sus siglas en inglés) se unieron en el ataque a las grasas saturadas. Sumando sus fuerzas estos grupos consiguieron denigrar a todas las grasas saturadas y en especial al aceite de coco. Fue el CSPI el que acuñó el término «grasa que bloquea las arterias» en referencia a este.

Lo que el público no sabía en ese momento, y para ser del todo justos tampoco el CSPI, era que había muchos tipos distintos de grasas saturadas, lo mismo que hay muchos tipos distintos de grasa poliinsaturada. Cada grasa tiene un efecto diferente en el cuerpo. Algunas grasas saturadas elevan el colesterol de la sangre, mientras que otras no. El aceite de coco no tiene un efecto perjudicial sobre el colesterol. Este dato nunca se mencionó en la campaña antigrasas saturadas patrocinadas, por las empresas de aceite vegetal. L+a gente daba por hecho que todas las fuentes de grasa saturada eran perjudiciales. En poco tiempo todo el mundo creía que el aceite de coco causaba enfermedad cardiovascular. Incluso los profesionales del cuidado de la salud estaban confusos. Varios investigadores que conocían la verdad sobre el coco terminaron alzando la voz para poner las cosas claras, pero para entonces la creencia de que el aceite de coco causaba enfermedad cardiovascular estaba tan firmemente arraigada que nadie los escuchó. De hecho, ridiculizaron y criticaron a estos investigadores por defender el aceite de coco. De manera que se retractaron y guardaron silencio. Los fabricantes de alimentos, conscientes del miedo de los consumidores a las grasas saturadas, empezaron a eliminar el aceite de coco de sus productos. A principios de los noventa este aceite había desaparecido virtualmente de la alimentación norteamericana y de la de mucha gente de todo el mundo. Incluso en las regiones donde se cultiva el coco, como Filipinas, se evitaba su uso.

La verdad sobre el aceite de coco permaneció oculta en las publicaciones médicas, que poca gente lee y menos gente aún entiende. Muchos científicos que reconocían su potencial nutritivo y medicinal siguieron investigando. Mientras que al público se le hablaba de sus peligros, la comunidad médica estaba empleándolo activamente en los pacientes. El aceite de coco, en cualquiera de sus formas, se usaba y se sigue usando en las sondas de alimentación y en las soluciones intravenosas para tratar a los pacientes en estado crítico. Es más, constituye es uno de los ingredientes principales de la leche en polvo para bebés que se emplea en los hospitales y comercialmente. Se utiliza en medicamentos expendidos sin receta y añadido a los alimentos para impedir su deterioro. Productos nutricionales como las bebidas deportivas en polvo y las barritas energéticas lo incluyen. Sin embargo, poca gente es consciente de esto. Con frecuencia los términos TCM (siglas en inglés de los triglicéridos de cadena media, también conocidos como aceite de coco fraccionado) o «ácidos caprílico o láurico» (las llamadas grasas saturadas que bloquean las arterias) se emplearon para ocultar el hecho de que el producto contenía alguna forma de aceite de coco.

SABIDURÍA TRADICIONAL

El aceite, la pulpa, la leche de coco y otros productos han sido alimentos básicos en las dietas de las poblaciones de Asia, el Pacífico y otras comunidades isleñas durante generaciones. A lo largo de las últimas décadas los habitantes de las zonas del mundo donde se cultiva el coco han ido adoptando la alimentación y modo de vida occidentales; como consecuencia, creencias y costumbres mantenidas durante mucho tiempo han ido desapareciendo. A medida que los alimentos procesados modernos se han vuelto más accesibles, ha decrecido la popularidad de los alimentos tradicionales. Como todo el mundo, esta gente ha sido influenciada por conceptos equivocados con respecto al coco y en particular al aceite de coco. Al creer que es una grasa saturada «que bloquea las arterias», el consumo de aceite de coco y su uso han disminuido radicalmente. En su lugar los consumidores utilizan margarina, grasa vegetal, y aceites vegetales. Los problemas de salud como la enfermedad cardiovascular y la obesidad, que no se conocían

Carbón activado de la cáscara del coco

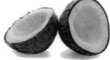

La cáscara dura del coco tiene muchos usos. Sirve como recipiente para el agua, taza, plato, cuchara, ornamento, y combustible para cocinar. Uno de los usos más beneficiosos que tiene es como filtro. Al quemarla, la cáscara de carbono o carbón desarrolla numerosos agujeros minúsculos que le permiten absorber los olores, las toxinas, y las sustancias químicas. El carbón activado de la cáscara de coco es un medio altamente eficiente para la absorción y se usa para máscaras de gas, filtros de agua, filtros de aire e incluso como medicina. Un método para conseguir que la cáscara desarrolle estos poros es calentarla durante varias horas en un horno especial a 900-1260° C y hacer pasar el vapor a través de ella. Este proceso elimina hidrocarburos y otras sustancias volátiles, creando una red compleja de capilares y fisuras. Luego se aplasta el carbón hasta formar un producto granular.

Las impurezas y las toxinas son absorbidas y atrapadas en estos poros. El carbón activado se usa en varios productos, desde filtros para cigarrillos hasta dispositivos contra la polución. Además puede comprarse en farmacias o en tiendas de alimentos naturales como medicamento de desintoxicación o antitóxico de venta libre. Al ingerir el carbón, este absorbe las toxinas del aparato digestivo.

El carbón activado es más eficiente y fácil de usar que el ipecac, un jarabe que se suele recomendar en casos de envenenamiento accidental para provocar el vómito. El carbón activado es el método preferido en los hospitales para tratar pacientes que ingieren veneno. También es un tratamiento casero práctico y efectivo si se usa antes de que haya pasado una hora desde la ingestión del veneno.

en esos lugares hace unas pocas décadas, cuando el uso del coco estaba muy extendido, son habituales ahora. Esto es especialmente cierto en las áreas urbanas, donde la gente está mejor educada y más afectada por las influencias occidentales. La mayoría de las nuevas generaciones no han estado en contacto con los usos tradicionales del coco y saben muy poco sobre él.

Afortunadamente, en muchas áreas rurales la gente sigue consumiéndolo lo mismo que hacían sus padres y sus abuelos. Esto se da especialmente entre los pobres, que no pueden permitirse los aceites importados, más caros. Esta gente ha podido disfrutar de los beneficios del coco y ha seguido las tradiciones de sus ancestros.

Cuando el conocimiento de los usos nutricionales y médicos del coco se generalice, se consumirá cada vez en más hogares. Podrá beneficiarse gente de todas las condiciones y de todas las partes del mundo.

3

BOTIQUÍN MÉDICO DEL COCO I: ACEITE DE COCO

E n cierto sentido podemos ver el coco como el botiquín médico de la naturaleza. Los productos derivados de él (pulpa, aceite, leche y agua) pueden emplearse para nutrir el cuerpo, sanar las heridas, y superar la enfermedad. Usados con habilidad y juicio, estos productos han servido para tratar una gran variedad de problemas de salud. Muchos de los que nos encontramos hoy en día pueden prevenirse o aliviarse gracias a los productos del botiquín médico de la naturaleza.

Este tema está dividido en dos secciones, «Botiquín médico del coco I» y «Botiquín médico del coco II». En este y en los siguientes dos capítulos nos centramos en los aspectos saludables del aceite de coco. En la segunda sección (capítulo 6) se cubrirán la pulpa, el agua y la leche de coco.

La característica más importante que hace del coco uno de los alimentos superiores es el aceite que contiene. Esta es la razón por la que le dedico tres capítulos. Entre los aceites dietéticos, el de coco sobresale del resto en términos de utilidad en la preparación de la comida y en la medicina. En este capítulo aprenderás por qué el aceite de coco es diferente de otros aceites y por qué se le llama el «aceite más sano de la tierra».

EL SECRETO DEL ACEITE

El aceite de coco es único. Es distinto de los demás aceites alimenticios. Es esta diferencia lo que le confiere la mayoría de sus propiedades nutritivas y medicinales. Lo que hace que el de coco sea diferente de los demás aceites son las moléculas de grasa que lo forman. Todas las grasas y aceites están compuestos de moléculas de grasa conocidas como ácidos grasos. Hay dos métodos de clasificación de los ácidos grasos. El primero es uno que probablemente conoces y que está basado en la saturación. Existen grasas saturadas, grasas monoinsaturadas y grasas poliinsaturadas. El segundo método de clasificación está basado en el tamaño o longitud molecular de la cadena de carbono del ácido graso. Existen ácidos grasos de cadena corta (AGCC), ácidos grasos de cadena media (AGCM), y ácidos grasos de cadena larga (AGCL). Cuando los tres ácidos grasos se unen por medio de una molécula de glicerol, tenemos un *triglicérido*. De manera que también pueden existir triglicéridos de cadena corta (TCC), triglicéridos de cadena media (TCM), y triglicéridos de cadena larga (TCL). A veces la gente usa los términos «ácido graso» y «triglicérido» de manera intercambiable.

Entre los ácidos grasos de cadena corta están los ácidos butíricos y caproico, que tienen cadenas de carbón de cuatro y seis carbonos respectivamente. Entre los ácidos de cadena media se incluyen los ácidos caprílico, cáprico y láurico, con ocho, diez y doce carbones. Los ácidos grasos de cadena larga contienen catorce o más carbonos.

El ácido láurico es un ácido graso de cadena media de doce carbonos. Es el AGCM predominante en el aceite de coco.

```
    H  H  H  H  H  H  H  H  H  H  H  H  H  H  H  H  H  H  O
    |  |  |  |  |  |  |  |  |  |  |  |  |  |  |  |  |  |  ||
H - C- C- C- C- C- C- C- C- C- C- C- C- C- C- C- C- C- C- C- O- H
    |  |  |  |  |  |  |  |  |  |  |  |  |  |  |  |  |  |
    H  H  H  H  H  H  H  H  H  H  H  H  H  H  H  H  H  H
```

El ácido esteárico es un ácido graso de cadena larga de dieciocho carbonos. Es uno de los ácidos grasos más comunes en nuestra alimentación.

La inmensa mayoría de las grasas de nuestra dieta, ya sean saturadas o insaturadas, o vengan de una planta o un animal, están formados de ácidos grasos de cadenas largas. El aceite de soja, el de maíz, el de canola y el de oliva, la manteca de cerdo y la grasa de pollo, así como la mayoría de las otras grasas y aceites de nuestra dieta, están compuestas enteramente por AGCL. Del 98 al 100% de la grasa que consumes a diario consiste en AGCL, a menos que tomes una gran cantidad de coco o de aceite de coco. El aceite de coco es único; está compuesto predominantemente de ácidos grasos de cadena media. Son los AGCM del aceite de coco los que lo hacen distinto de otros aceites y los que le proporcionan sus extraordinarias propiedades nutritivas y medicinales.

Hasta hace poco el aceite no ha recibido mucha atención fuera de la comunidad investigadora. Esto es debido a los prejuicios y al malentendido general acerca de las grasas saturadas. Mucha gente, incluso ahora, sigue estando confusa acerca de los diversos tipos de grasa saturada. Muchos escritores mal informados continúan agrupando ciegamente al aceite de coco con la manteca de cerdo y la grasa de ternera y etiquetándolo como grasa bloqueadora de arterias. Pero cuando entiendes cómo el aceite de coco es metabolizado por el cuerpo, es fácil ver que no contribuye al endurecimiento de las arterias ni a la enfermedad cardiovascular. De hecho, el aceite de coco puede ayudar a *protegerte* de la enfermedad cardiovascular. Este tema se trata más a fondo en el capítulo 5.

El aceite de coco se considera un «alimento funcional», lo que significa que posee beneficios para la salud que van más allá de su contenido nutricional. Los investigadores médicos han estado estudiándolo durante décadas y han aprendido mucho sobre este aceite tan difamado anteriormente. El resto de este capítulo expone algunos de los efectos observados y documentados de los AGCM que aparecen en el aceite de coco. He incluido referencias a estudios médicos para verificar estas declaraciones y permitirte, si estás interesado, seguir investigando por tu cuenta.

DIGESTIÓN Y ABSORCIÓN DE NUTRIENTES

Los ácidos grasos de cadena media son, como su nombre indica, más cortos y pequeños que los ácidos grasos de cadena larga. El tamaño y la longitud de la molécula de ácido graso son extremadamente importantes. Nuestros cuerpos metabolizan ácidos grasos de una u otra forma dependiendo de su tamaño. Por tanto, los ácidos grasos de cadena media del aceite de coco tienen un efecto completamente distinto en nosotros que los ácidos grasos de cadena larga, más habituales en nuestra alimentación.

Como los AGCM son más pequeños que los AGCL, se digieren mucho más fácilmente y tienen mayor solubilidad en agua. De hecho, al contrario de lo que sucede con los AGCL, ni siquiera son necesarias las enzimas digestivas pancreáticas y la bilis para su digestión. Por esto el aceite de coco puede proporcionar una fuente de nutrición rápida y cómoda sin agotar los sistemas de enzimas del cuerpo.

Déjame explicarte brevemente cómo se digieren y metabolizan las grasas. Cuando comes alimentos que contienen triglicéridos de cadena larga, estos pasan por el estómago y llegan al tracto intestinal. Casi toda la digestión de TCL se lleva a cabo en el intestino. Las enzimas digestivas del páncreas y la bilis de la vesícula son necesarias para la digestión de las grasas. Cuando se digieren los TCL, se rompen los vínculos que mantienen juntos a los ácidos grasos individuales. Y estos son absorbidos en la pared intestinal. Aquí se agrupan en pequeños

COMPOSICIÓN DE ÁCIDOS GRASOS DE DIVERSAS GRASAS Y ACEITES

Ácido graso	Palma de coco	Palmera de quelpo	Palmera	Mantequilla	Manteca de cerdo	Ternera	Soja	Maíz
Butírico (C4:0)*	–	–	–	–	–	–	–	–
Caproico (C6:0)	0,5	–	–	–	–	–	–	–
Caprílico (C8:0)	7,8	4	–	1	–	–	–	–
Cáprico (C10:0)	6,7	4	–	3	–	–	–	–
Láurico (C12:0)	47,5	45	0,2	4	–	–	–	–
Mirístico (C14:0)	18,1	18	1,1	12	3	3,0	–	–
Palmítico (C16:0)	8,8	9	44,00	29	24	29,0	11	11,5
Esteárico (C18:0)	2,6	3	4,5	11	18	22,00	4	2,2
Araquídico (C20:0)	0,1	–	–	5	1	–	–	–
Palmitoleico (C16:1)	–	–	0,1	4	–	–	–	–
Oléico (C18:1)	6,2	15	39,2	25	42	43,0	25	26,6
Linoleico (C18:2)	1,6	2	10,1	2	9	1,4	51	58,7
Linolénico (C18:3)	–	–	0,4	–	–	–	9	0,8
% saturado	92,1	83	49,8	69	46	54,0	15	13,7
% monoinsaturado	6,2	15	39,3	29	42	43,0	25	26,6
% poliinsaturado	1,6	2	10,5	2	9	1,4	60	59,5

*El C indica los átomos de carbono. El número tras el C y antes de los dos puntos indica la cantidad de átomos de carbono en la cadena de ácidos grasos y el número tras los dos puntos, la cantidad de enlaces dobles. Un 0 tras los dos puntos es una grasa saturada; un 1 es una grasa monoinsaturada, y un 2 o un 3 una grasa poliinsaturada. Fuente: T.H. editor, Proceedings of the World Conference on Lauric Oils: Sources, Processing, and Applications. Champaign, Illinois: ACOS Press, 1994.

paquetes de grasa y proteína llamados lipoproteínas (quilomicrones), que son canalizados hacia la corriente sanguínea, donde circulan por todo el cuerpo. Conforme lo hacen, se van soltando en la corriente sanguínea pequeñas partículas de grasa de las lipoproteínas. Este es el origen de la grasa que se acumula en nuestras células grasas y el de la que se deposita en las paredes de las arterias y las obstruye.

Cuando comemos triglicéridos de cadena media, el proceso es diferente. Los TCM también viajan a través del estómago hasta llegar al conducto intestinal, pero como se digieren tan fácilmente, cuando salen del estómago ya están totalmente descompuestos en ácidos grasos individuales. Por consiguiente, no requieren enzimas digestivas pancreáticas ni bilis para la digestión. Cuando entran en el conducto intestinal, son absorbidos de inmediato en la vena porta y mandados

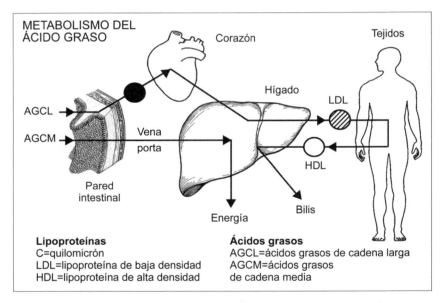

Los ácidos grasos de cadena larga son absorbidos en la pared intestinal y combinados con colesterol y proteína para formar lipoproteínas ricas en triglicéridos llamadas quilomicrones. Los quilomicrones se vierten en la corriente sanguínea y finalmente se transforman en lipoproteínas de baja densidad (LDL). Los AGCL circulan por todo el cuerpo como componentes de las lipoproteínas. Por el contrario, los AGCM son transportados a través de la pared intestinal hasta la vena porta desde donde son enviados directamente al hígado. En él se usan para producir energía.

directamente al hígado,[1] donde se emplean como fuente de combustible para producir energía. Por tanto, los AGCM se saltan la fase de lipoproteína en la pared intestinal y en el hígado. No circulan en la corriente sanguínea en la medida en que lo hacen otras grasas. Por consiguiente, no quedan almacenados en las células grasas ni obstruyen las paredes de las arterias. Se usan para producir energía, no grasa corporal ni placa arterial.[2-4]

Como los TCM se digieren fácilmente, tienden también a mejorar la absorción de otros nutrientes. Cuando el aceite de coco se añade a la dieta, mejora la absorción de minerales como el magnesio y el calcio, algunas de las vitaminas B, las vitaminas solubles en grasa (por ejemplo, A, D, E, K y beta-caroteno) y algunos aminoácidos (es decir, proteínas).[5,6] Por ejemplo, la investigación demuestra que los síntomas de deficiencia de vitamina B disminuyen cuando se añade aceite de coco a la dieta. Los signos de deficiencia de vitamina B en las ratas se contrarrestan cuando se les da aceite de coco sin ninguna fuente adicional de vitaminas.[7] En los terneros alimentados con leche en polvo, añadir aunque solo sea un 2% de aceite de coco puede prevenir la deficiencia de vitamina B.[8] De igual modo, el aceite de coco mejora el metabolismo del calcio y la salud ósea hasta el punto de prevenir o contrarrestar el desarrollo del raquitismo.[9-10] El aceite no contiene en sí mismo todos estos nutrientes, tan solo hace que los que ya están en la dieta sean más biodisponibles.

Los estudios han demostrado que cuando se les da leche en polvo que contiene TCM a los recién nacidos con poco peso, crecen más rápido y su tasa de supervivencia es más elevada. Por ejemplo, en un estudio con dos grupos de niños nacidos con poco peso, se añadió aceite de coco al preparado de leche en polvo de un grupo. El grupo que recibió el aceite de coco ganó peso más rápidamente que el que no lo había recibido. El aumento de peso se debió al crecimiento físico y no a la acumulación de grasa.[11] Esta debe de ser una de las razones por las que los TCM se encuentran de forma natural en la leche materna.

Los AGCM de la leche materna proporcionan una fuente fácilmente accesible de nutrición así como una protección contra las infecciones. Cuantos más AGCM hay en la leche, más sano tiende a ser el bebé. La composición nutricional y la calidad de la leche de la madre vienen determinadas por los tipos de alimentos que esta ingiere. Si come alimentos de mala calidad, su leche será deficiente. Si sigue una dieta saludable, su leche le proporcionará al niño todos los nutrientes que necesita para estar sano y protegerlo de las enfermedades. Si la dieta incluye una buena fuente de AGCM, su leche estará enriquecida con estas grasas vitales que promueven la salud. Los índices de AGCM de la leche materna pueden ser tan bajos como un 3 o un 4%. Cuando los productos de coco se incluyen en la dieta, sus niveles pueden incrementarse significativamente. Por ejemplo, tomar 40 g (alrededor de tres cucharadas) de aceite de coco en una comida puede incrementar temporalmente el ácido láurico en la leche de una madre que está dando el pecho de un 3.9% a un 9.6% tras catorce horas.[12] El contenido de ácidos caprílicos y cápricos también se incrementa. Las madres que incluyeron productos de coco en su dieta diaria pueden elevar el contenido de AGCM de su leche hasta un 18%. Este incremento mejora la naturaleza protectora de la leche y proporciona un alto porcentaje de ácidos grasos fácilmente digeribles que pueden promover el crecimiento y el desarrollo. Si la madre no comió alimentos que contuvieran AGCM antes de dar a luz y no los come mientras está dando el pecho, sus glándulas mamarias solo podrán producir alrededor de un 3% de ácido láurico y un 1% de ácido cáprico. Su hijo perderá muchos de los beneficios nutricionales así como la protección antimicrobiana que de otro modo podría haber tenido.

El siguiente ejemplo ilustra el beneficio que les supone a las madres tomar coco mientras están dando el pecho para aumentar el valor nutritivo de su leche:

¡He tenido una gran experiencia con el aceite de coco! El año pasado di a luz a mi noveno bebé. La niña no se acoplaba bien al pezón y al principio hubo algunos problemas para amamantarla, pero como he amamantado a casi todos mis hijos, aguanté y los solucionamos. Sin embargo, en realidad no estaba engordando como debía.

Mis otros bebés eran altos y delgados, pero siguieron su propia curva de crecimiento. Pero la más pequeña se alejó bastante de esa curva. Además, yo estaba pasando por la depresión postparto. Finalmente cuando la niña tenía unos cuatro meses fui a nuestro médico naturópata local y le expliqué la situación. El médico me sugirió que tomara varias cosas, entre ellas aceite de coco. En su opinión era muy posible que al haber tenido tantos hijos y amamantado a la mayoría, probablemente mientras seguía la típica alimentación norteamericana (lo cual desgraciadamente es cierto), había muchas probabilidades de que mi organismo careciera de grasas *buenas*, y que eso podría estar afectando a la calidad de mi leche.

De manera que compré un bote de aceite de coco y empecé a tomarlo. A los dos meses mi hija había engordado ¡un kilo trescientos sesenta! Tres meses después en nuestra siguiente cita, había engordado otro kilogramo más. ¡No estamos hablando de aumentar unos cuantos gramos sino de kilos!

El pediatra estaba realmente sorprendido de que la niña mantuviera la misma curva de crecimiento (incluso mientras aprendía a andar y todo lo demás), y me preguntó qué estaba haciendo ahora que no hiciera antes para causar ese aumento espectacular de peso. No estaba segura de cómo reaccionaría, pero le hablé del aceite virgen de coco y de lo que me había dicho el naturópata. Permaneció sentado asintiendo con la cabeza (sin el menor asomo de negatividad) y lo escribió en el expediente médico. Me impresionó su apertura.

Sin embargo, hay algo que me impresiona todavía más, y es el aceite virgen de coco. Me maravilla que mi hija aumente de peso y que obtenga todos los beneficios del aceite a través de mi leche.

El aceite de coco no solo beneficia a las madres y a los bebés durante el periodo de lactancia. Cualquiera con problemas digestivos puede obtener beneficios al usar el aceite de coco en lugar de otros aceites. Como las enzimas digestivas y la bilis no son necesarias para digerirlo, puede ser excelente para quienes tienen insuficiencia enzimática o problemas de vesícula biliar. Si una persona ha sufrido una operación y le han extirpado la vesícula, digerir las grasas es una gran preocupación. Las grasas son necesarias para la digestión apropiada de muchas vitaminas, minerales, y aminoácidos. Si tienes un problema digestivo o de vesícula biliar, añadir aceite de coco a tu alimentación mejorará extraordinariamente la cantidad de nutrientes que puede absorber tu cuerpo.

Como el aceite de coco nos proporciona una fuente rápida de nutrición sin extenuar los sistemas enzimáticos del cuerpo y aumenta la absorción de los nutrientes en los alimentos, ha sido recomendado para el tratamiento de la desnutrición. Un estudio llevado a cabo en Filipinas con niños desnutridos de preescolar demostró la superioridad del aceite de coco con respecto al de soja.[13] Se dividió a los niños en tres grupos. Cada grupo recibió dietas idénticas con la excepción de la grasa. A uno se le suministró aceite de soja y al otro, aceite de coco. Al final de las dieciséis semanas los autores del estudio informaron que el grupo que había recibido el aceite de coco presentaba «incrementos de peso y mejoras en el nivel nutricional significativamente más rápidos». Añadir aceite de coco a tu dieta prácticamente equivale a tomar un suplemento mineral y multivitamínico debido a su capacidad para favorecer la absorción de más nutrientes en los alimentos que comes.

INCREMENTO DE LA ENERGÍA Y EL METABOLISMO

Como los AGCM son usados preferentemente por el hígado como fuente de combustible para producir energía, el consumo de aceite de coco puede intensificar tu nivel energético. Es como ponerle gasolina de alto grado de octanos a un coche de prestaciones elevadas. Tu metabolismo cobra un nuevo impulso.

Añadirle aceite de coco a tu dieta puede ayudarte a mantenerte alerta y proporcionarte un impulso energético para hacer más llevaderas las actividades diarias. A mucha gente le falta energía y se agota rápidamente. El aceite de coco puede ayudarte a superar este problema. Ahora bien, el impulso energético que obtienes del coco no es como el estímulo que consigues con la cafeína; es más sutil pero más duradero. Al contrario que la cafeína, los efectos del aceite de coco pueden durar muchas horas y no desarrollas dependencia o adicción.

Cuando empecé a aprender sobre los múltiples beneficios del aceite de coco, comencé a usarlo yo mismo. Aunque había leído en publicaciones médicas estudios sobre la influencia que tienen los AGCM en la energía y el metabolismo, realmente no me había percatado de hasta qué punto surtían efecto. Recuerdo haber tomado algo de aceite de coco por la noche unas pocas horas antes de irme a la cama. Cuando me acosté a mi hora habitual, estaba lleno de energía, tenía los ojos completamente abiertos y no podía dormir. Estuve acostado durante al menos tres horas hasta que finalmente me quedé dormido. Al principio no entendía por qué tenía tanta energía. No lo relacionaba con el aceite de coco. Un par de días más tarde volvió a pasarme. Tomé un poco de aceite esa noche y cuando me fui a la cama tenía tanta energía que no podía dormir. Entonces fue cuando comprendí que debía de ser del aceite de coco. Desde entonces otras personas me han contado experiencias similares. Ahora me abstengo de tomarlo a última hora de la tarde.

¡Qué gran alternativa natural al café! En lugar de tomar café para despertarte por las mañanas o para mantenerte despierto durante un día agotador, un poco de aceite de coco puede hacer lo mismo, pero sin los efectos secundarios de la cafeína. Una cucharada de aceite de coco en una taza de infusión caliente, cacao o zumo puede estimular tu energía.

Los efectos de los AGCM del aceite de coco han sido tan impresionantes que se ha investigado su uso para aumentar la resistencia en el rendimiento atlético.[14, 15] Los resultados de muchos de estos estudios han sido alentadores pero moderados cuando se comparan

Energía

Tomé el aceite por primera vez ayer, dos cucharadas. No noté nada hasta esta mañana. Tengo sesenta años. Y el año pasado tuve problemas para despertarme y me siento confusa. Esta mañana incluso antes de abrir los ojos (a las cinco de la mañana) sabía que algo era distinto. Tenía la cabeza clara y equilibrada y podía haber saltado de la cama en ese preciso momento pero seguí acostada un momento simplemente disfrutándolo.

RUTH

¡Durante los últimos meses el único aceite que he usado para toda la familia es el de coco! He dejado de sentir ansias de comer azúcar y tengo mucha energía.

SUSAN

He estado consumiendo aceite de coco durante seis semanas y he perdido alrededor de dos kilos. He notado un incremento de energía. Tenía un metabolismo lento desde la adolescencia. Ahora tengo setenta y seis años. Camino durante una hora tres veces a la semana, y antes de ayer me sentía tan bien que lo hice durante dos horas y sin mayor esfuerzo.

SALLY

Empecé a tomar aceite de coco hace seis meses. Tomo hasta 56 g al día y estoy experimentando unos resultados fabulosos... Me siento estupendamente y tengo mucha más energía. Soy masajista terapéutico y tengo una consulta muy concurrida. He estado agotado y quemado durante años, pero seguía esforzándome y por satisfacer a mis clientes. Ahora llevo semanas sin sentirme cansado.

BRUCE

Empecé a usar aceite de coco hace tres semanas y mi nivel de energía (que era bastante bajo por mi hipotiroidismo) se elevó inmediatamente en un 600%. ¡Guau! Me siento diez años más joven.

NOAH

con los fármacos. En Australia los entrenadores de caballos dan a sus caballos de carreras un pastel de coco que contiene alrededor de un 10% de aceite de coco. Afirman que esto mejora el rendimiento del animal. Al no tener un efecto como el de los medicamentos, el aceite de coco puede usarse legalmente en la competición atlética. Por esta razón, el aceite de coco o de TCM se añade frecuentemente a las bebidas deportivas en polvo y a las barritas energéticas. Aunque no seas deportista, puedes disfrutar del estímulo energético que obtienes del aceite de coco. ¿A quién no le gustaría tener un nivel de energía más elevado durante el día para ayudarle a llevar a cabo múltiples actividades y tareas sin sentirse cansado o exhausto? Quienes carecen de energía o sufren de fatiga crónica pueden mejorar enormemente sus vidas añadiendo aceite de coco a sus dietas.

CONTROL DE PESO

Como los AGCM se usan para producir energía en lugar de ser almacenados en células de grasa, el aceite de coco puede ser útil para controlar el peso. De hecho, este aceite ha ganado la reputación de ser la única grasa natural baja en calorías. Una grasa baja en calorías es un concepto extraño, pero el aceite de coco encaja en esa descripción. Esta reputación se debe principalmente a tres razones. La primera es que en realidad tiene menos calorías que ninguna otra grasa. Todas las demás grasas contienen 9 calorías por gramo. El aceite de coco, ligeramente menos: alrededor de 8,6 calorías por gramo. Esa no es una diferencia muy grande, pero esta no es la razón principal de la reputación del aceite de coco bajo en grasas. Las otras dos razones son mucho más importantes.

La segunda de ellas es que el aceite de coco satisface el hambre mejor que cualquier otra grasa, y probablemente mejor que cualquier otro alimento. Cuando lo añades a una comida, te quedas satisfecho antes y no tienes tanta hambre entre horas, de manera que puedes estar más tiempo sin tomar ningún aperitivo. Al final tiendes a comer menos y a ingerir menos calorías. Esto significa que tienes menos exceso de calorías que pueden almacenarse como grasa corporal.

Un estudio publicado en *International Journal of Obesity* explica esto.[16] El estudio comparaba el efecto que tienen los TCM y los TCL sobre el hambre. Consistía en tres fases de catorce días cada una. Los

Pérdida de peso

Uno de los mejores efectos es que he dejado de tener esos bajones hipoglucémicos seguidos de hambre que me ponían en un estado de «soy capaz de matar si no como algo AHORA». ¡Esta mañana me pesé y descubrí encantada que había bajado dos kilos setecientos!

ALICE

Cuando empecé pesaba 143 kilos y mi talla de pantalón era la 52. Cuando me subí a la báscula esta mañana pesaba 116, había perdido un total de veintisiete kilos doscientos y ahora tengo la talla 44... La gente con la que trabajo comenta a menudo que ahora tengo mucha energía. Mi hijo, de veinte años, lo está haciendo también y ha pasado de 92 kilos a 80 en tres meses. No cuento calorías y de hecho creo que con cualquier ingesta de menos de 2.500-3.000 perdería peso. Lo que sí hago es calcular las calorías cada dos semanas solo para asegurarme de que no bajo de 2.000 al día. Y tengo tendencia a hacerlo porque ya no estoy nunca hambriento. Con la ingesta de grasa a este nivel estoy normalmente saciado durante unas nueve horas y me resulta muy fácil saltarme una comida sin darme cuenta, si estoy ocupado.

CHUCK

Durante los últimos veinte años he engordando de una manera constante y gradual. Se podría decir que no estoy gorda, sino más bien flácida en todas las partes en que no debería estarlo. Este año decidí hacer algo al respecto, por fin. Seguí una dieta a base de frutas. Tampoco sirvió de nada. Probé la dieta de la sopa de col (sin la carne). No pasó nada. Ayuné durante una semana. ¡NADA DE NADA!
Entonces fue cuando llegó a mis manos este libro (*Eat Fat, Look Thin*, de Bruce Fife), una bendición. Dejé de ayunar y empecé a tomar alimentos de nuevo, pero usando aceite de coco. Tras unos cuantos días me pesé, ¡había perdido más de dos kilos! Desde entonces he adelgazado once y sigo perdiendo constantemente alrededor de cuatrocientos cincuenta gramos a la semana, disfrutando de comidas completas.

SHARON

voluntarios habían tenido acceso a alimentos ricos en grasas en cada uno de los tres periodos. En la primera fase la dieta contenía un 20% de grasa de TCM y un 40% de TCL. En la segunda cada uno de los dos tenía la misma cantidad. En la tercera había un 40% de grasa de TCM y un 20% de TCL. A los sujetos se les permitía comer todo lo que querían en cada fase. Los investigadores descubrieron que a medida que el contenido de TCM en la comida aumentaba, el consumo total de alimento, y la ingesta subsiguiente de calorías, disminuía. El aceite de coco, compuesto predominantemente de TCM puede satisfacer el hambre más rápidamente que ningún otro aceite alimenticio.

La tercera razón de la reputación del aceite de coco como grasa baja en calorías es que eleva el metabolismo a un más alto nivel. Cuando se incrementa el metabolismo, las calorías se consumen en una proporción más elevada. Como se queman más calorías, quedan menos para convertirse en grasa corporal.

El metabolismo se evalúa midiendo el gasto energético, esto es es la proporción en la que se consumen las calorías. Cuanto más elevado el metabolismo, más alta es la proporción de consumo energético. Simplemente con añadir aceite de coco a una comida se reducirá esencialmente su número efectivo de calorías. En un estudio que medía el gasto de energía antes y después de una comida que contenía TCM, el gasto de energía en individuos de peso normal aumentó en un 48%. En otras palabras, el metabolismo aumentó en un 48%. En individuos obesos el gasto de energía se elevó en un increíble ¡65%![17] Por tanto, cuanto más sobrepeso tiene alguien mayor es el efecto del aceite de coco a la hora de estimular su metabolismo. Esto es excelente para los individuos con sobrepeso que quieren usar aceite de coco para que les ayude a adelgazar.

Otra buena noticia es que este incremento del metabolismo no dura solo una hora o dos después de la comida. Los estudios han demostrado que después de una sola comida que contenga TCM el metabolismo permanece elevado durante veinticuatro horas.[18] Durante este tiempo tu cuerpo quemará calorías a una proporción acelerada y disfrutarás de un nivel de energía incrementado.

Los investigadores de la Universidad McGill en Canadá han determinado que si reemplazamos todas las grasas y aceites de nuestra dieta que están hechos de TCL, como el de soja, canola, cártamo y otros que se emplean habitualmente para cocinar, por un aceite compuesto de TCM, como el de coco, ¡podemos perder hasta dieciséis kilos de exceso de peso al año![19] Y lo mejor de todo, sin cambiar nuestra dieta ni reducir el número total de calorías que consumimos. Todo lo que tenemos que hacer es sencillamente cambiar de aceite. Debido a estos efectos el aceite de coco no es solo recomendable como medio para controlar el peso sino también como medio para tratar la obesidad.

Mucha gente me ha contado que ha perdido dos, cuatro, diez kilos o más solo con añadir aceite de coco a sus dietas. Una señora me escribió diciéndome que había estado usando el aceite de coco durante un año y medio, ¡y en ese tiempo perdió veinticinco kilos! Por otro lado, algunos se quejan de que no han tenido éxito. Los resultados que experimentas variarán dependiendo de otros factores como la dieta y el nivel de actividad. Si te pasas el día sentado comiendo dulces y donuts y te atiborras en las comidas, el aceite de coco no va a hacer lo imposible. Para adquirir los mejores resultados en el control de peso, el aceite de coco debería usarse junto con una dieta razonable y un programa de ejercicio. Añade el aceite a las comidas para ayudar a satisfacer el hambre y prevenir el comer en exceso y para disfrutar del estímulo energético que proporciona. A quienes quieren una manera segura y natural de perder peso les recomiendo mi libro *Eat Fat, Look Thin* (Comer grasa y estar delgado). En él explico cómo usar el aceite de coco para perder peso, cómo eliminar las ansias de comer y cómo sentirse satisfecho de manera que no tengas hambre entre comidas.

Debido al efecto del aceite de coco en la pérdida de peso, algunos me han preguntado: «¿Hará más delgada a la gente que ya de por sí lo es?». Por lo que he visto, la respuesta es no. Las investigaciones han demostrado que cuanto menos grasa corporal acumulas menos efecto tiene el aceite de coco para estimular el metabolismo y quemar calorías. Además, quienes están excesivamente delgados y malnutridos engordan y se vuelven más saludables cuando se añade aceite de coco a sus dietas. De manera que, al parecer, si tienes sobrepeso, el aceite de coco te ayuda a eliminar el exceso de grasa, pero si tienes un peso insuficiente te ayuda a aumentarlo. Tanto si pesas mucho como si pesas poco, el aceite de coco añadido a tu dieta te ayudará a alcanzar tu peso adecuado.

FUNCIÓN TIROIDEA

La función tiroidea baja se está convirtiendo en uno de nuestros problemas predominantes de salud. Los médicos especializados en la salud tiroidea calculan que aproximadamente un 40% de la población sufre cierto grado de hipotiroidismo. Los problemas de tiroides pueden afectar a la salud y al funcionamiento de todas las células y órganos del cuerpo. La razón es que la glándula tiroides regula el metabolismo. Cuando la función tiroidea disminuye, todos los procesos corporales van más despacio. La digestión es más lenta, la curación y la reparación requieren más tiempo, la respuesta del sistema inmunitario tarda más en producirse, se frena la producción de hormonas y enzimas, la temperatura corporal baja, etc. Todo funciona a una velocidad de eficiencia más lenta. Por consiguiente comienzan a surgir problemas crónicos de salud. Entre los síntomas asociados con la función tiroidea baja figuran los siguientes:

- Sobrepeso
- Manos y pies fríos
- Fatiga
- Migrañas
- Síndrome premenstrual
- Irritabilidad
- Retención de líquidos e hinchazón
- Ansiedad y ataques de pánico
- Depresión grave
- Disminución de memoria
- Falta de concentración
- Escaso impulso sexual
- Temperatura corporal baja
- Estreñimiento
- Insomnio
- Picores
- Intolerancia y sensibilidad a algún alimento
- Uñas quebradizas
- Curación lenta de heridas
- Tendencia a magullarse fácilmente

- Intolerancia al calor y al frío
- Hipoglucemia
- Resfriados frecuentes o persistentes
- Infecciones frecuentes del tracto urinario
- Infecciones frecuentes de levaduras
- Depresión del sistema inmunitario
- Dolor de articulaciones
- Falta de coordinación
- Periodos menstruales irregulares.

Si tienes tres o más de los síntomas que acabo de enumerar, podrías sufrir un problema de tiroides. Una combinación de factores puede contribuir al desarrollo del hipotiroidismo, entre ellos la genética, la dieta, el estilo de vida, y la enfermedad (ejemplo, enfermedad autoinmune, cáncer, etc.). Si la función tiroidea baja no tiene relación con la genética ni la enfermedad, podría responder a cambios en el estilo de vida y en la alimentación. Si es así el aceite de coco puede ejercer una influencia significativa para corregir el problema.

El metabolismo de nuestro cuerpo puede funcionar básicamente de tres maneras: rápida, media y lenta. Pasa de una a otra durante el día dependiendo de diferentes circunstancias. En ocasiones nuestro cuerpo funciona mejor a alta velocidad, mientras que otras veces prefiere ir lento. La mayor parte del tiempo funciona a un nivel neutral o medio, ni muy rápido ni muy lento.

El metabolismo se acelera en respuesta a determinadas circunstancias. Por ejemplo, cuando estamos involucrados en actividades que requieren un esfuerzo físico nuestra necesidad de energía aumenta y el metabolismo se acelera. Asimismo, si contraemos una infección y enfermamos, se incrementa para elevar la producción de anticuerpos y estimular la curación y la reparación.

El metabolismo reduce su ritmo cuando dormimos o descansamos o cuando disminuye el consumo de alimentos. Cuando ayunamos o incluso cuando seguimos una dieta, el cuerpo lo interpreta como un periodo de inanición. Su reacción es bajar el ritmo de funcionamiento

Tiroides baja

Solo han pasado tres meses desde que empecé a usar el aceite de coco. Mi piel es como la de un bebé recién nacido. Tengo la cara reluciente y rosada. Las plantas de los pies son como las de una adolescente (no me masajeo con él, solo lo ingiero). Por primera vez en más de cincuenta y tres años mi cuerpo está CALIENTE siempre que use el aceite de coco. Y he perdido cinco kilos. ¡Mi cabello está precioso! En lo que a mí respecta, el aceite virgen de coco es un alimento milagroso.

LINDA

He comprado un poco de aceite por sus beneficios para la salud y he empezado hoy, tan pronto como lo he conseguido. Mi temperatura (me la medí como un experimento para ver si el aceite la elevaba) en los últimos días ha sido de 36,2° a 36,4° y después de tomar el aceite ha subido a 37,1° y 36,8° más tarde durante el día. Tengo que admitir que esto realmente me ha sorrpendido, a pesar de haberlo leído, y estoy deseando ver si sigue elevada y de qué otra manera me afecta.

CAROLE

Tengo la versión autoinmunitaria del hipotiroidismo y ahora, tras usarlo durante varias semanas, tengo mucha más energía, lo que no puedo decir de ninguna otra cosa que haya probado. Para mí es una bendición.

SUZANNE

¡Desde que empecé a tomar el aceite de coco mi temperatura ha subido y en gran medida ha permanecido en el ámbito de los 37°! Y solo han sido dos semanas... ¡Tengo más energía y siento que vuelvo a ser yo misma!

RACHEL

del metabolismo para conservar energía y asegurar la supervivencia durante el tiempo en que la comida es menos abundante.

Un cuerpo normal y saludable alterna constantemente los tres niveles del metabolismo. Cuando desaparecen las circunstancias que hacen que el cuerpo se acelere o disminuya el ritmo, el metabolismo vuelve a la normalidad. Esta es la manera en que debería funcionar. Sin embargo, debido a ciertas circunstancias, el organismo puede quedarse atascado en su nivel más bajo de funcionamiento y permanecer así

Artritis, insomnio, e irritabilidad

Durante los últimos meses he sufrido un insomnio grave. No creo en tomar fármacos que me ayuden a dormir, pero la situación empeoró tanto que fui al médico para que me recetara algo. Incluso tomando el medicamento que me recetó (y únicamente lo he hecho un par de veces) solo logré pasar de dos horas de sueño en toda la noche a cuatro y después de tomar las píldoras para dormir me sentía tan mal al día siguiente que prescindí de ellas. He notado que desde que empecé a usar el coco duermo ocho horas seguidas.

Además, el dolor de las manos, vértebras y rodillas causado por la artritis ha desaparecido casi completamente. Aún tengo en ocasiones punzadas en el nudillo del meñique de la mano derecha, pero sospecho que es porque se ha calcificado.

Casi me siento un poco tonta al escribir esto, porque me cuesta creer que haya sido la beneficiaria de esta mejoría tan increíble de todas mis afecciones, solo por consumir leche y aceite de coco. Sigo esperando que los problemas vuelvan. Otro beneficio es que he perdido la irritabilidad crónica que tuve durante tanto tiempo que estaba empezando a creer que había tenido un cambio de personalidad. Ya era un estado crónico e incluso estaba empezando a creer que se trataba de un cambio de personalidad. Solo puedo atribuir todas estas cosas al aceite de coco ya que es lo único que ha cambiado en mi vida.

RHEA

Tengo que decir que noté un GRAN cambio en los síntomas de artritis. Tenía algo de hinchazón y molestias en una de las rodillas desde aproximadamente tres meses antes de empezar a consumir diariamente aceite virgen de coco. Cuando oí hablar de este aceite, compré un poco y me froté con él la zona de alrededor de la rodilla, donde estaba la hinchazón; las rodillas dejaron inmediatamente de dolerme y la hinchazón desapareció. No he tenido el menor asomo de dolor desde que empecé a tomar el aceite virgen de coco.

CHRIS

durante semanas, meses, o incluso años. Circunstancias posteriores que reducen el nivel del metabolismo pueden hacer que este baje todavía más. Si el metabolismo no se recupera antes de que se produzca un nuevo episodio, puede hundirse cada vez más. A medida que el metabolismo baja, la temperatura corporal disminuye. Por eso es por lo que hay gente que tiene una temperatura ligeramente inferior a la normal, y en algunos casos la diferencia llega a ser de dos o tres grados.

¿Cuál es la causa de que el metabolismo se quede atascado en su nivel bajo de funcionamiento? Podría ser una combinación de estrés y desnutrición. Cuando nos enfrentamos al estrés el cuerpo responde incrementando su metabolismo. Si tienes que hacer un examen importante, participar en una carrera o cumplir con una fecha límite en el trabajo, el cuerpo responde avivando el metabolismo. Cuando este se incrementa, los procesos celulares se realizan a mayor velocidad. La demanda de energía para alimentar estas actividades aumenta. La necesidad de vitaminas y minerales se eleva debido a que las enzimas que se encargan de todas las actividades químicas del cuerpo dependen de estos nutrientes. De manera que las vitaminas y los minerales se consumen a un ritmo acelerado. Si hay bastantes nutrientes almacenados y el estrés desaparece tras un periodo breve de tiempo, el cuerpo es perfectamente capaz de manejar este cambio en el metabolismo.

Sin embargo, el problema surge cuando el estrés se vuelve crónico o grave y estamos desnutridos, como le sucede a mucha gente que ingiere grandes cantidades de comida basura o excesivamente procesada. El estrés frecuente o muy grave exige una gran demanda de vitaminas y minerales para el cuerpo. Si los nutrientes necesarios no están presentes, el cuerpo siente una situación parecida a la de la inanición y adopta su nivel bajo de funcionamiento. Cuando los nutrientes desaparecen, entra en un estado de agotamiento y queda estancado en el nivel bajo. Es su manera de conservar energía y nutrientes que son imprescindibles para mantener la vida.

Si no se le suministran al cuerpo suficientes nutrientes para renovar los que tiene almacenados, el metabolismo permanece estancado en el nivel bajo. Episodios repetidos de estrés hacen que funcione todavía más lentamente, dificultando la recuperación. ¿Qué tipos de estrés pueden provocar esta situación? Cualquier tipo de estrés crónico o grave, físico, mental o emocional, como el embarazo y el parto, el divorcio, la muerte de un ser querido, las exigencias del trabajo, los problemas familiares, una operación quirúrgica, una enfermedad, o la falta de sueño.

La desnutrición, o más bien la desnutrición subclínica, es muy frecuente en nuestra sociedad. Comer dulces, cereales refinados y aceites vegetales procesados a los que se ha despojado de sus vitaminas y minerales naturales ha creado una sociedad que nutricionalmente se halla al límite. El niño que está por nacer requiere amplios nutrientes para un crecimiento y desarrollo adecuados y los tomará del cuerpo de la madre si la alimentación de esta no se los proporciona. Si esta no come de forma apropiada, sus propias reservas de nutrientes pueden agotarse peligrosamente. Añade el hecho de que el embarazo puede ser un periodo muy estresante, nueve meses de estrés que culminan en varias horas de arduas labores en el preparto y el parto en sí. No es de extrañar que el 80% de quienes tienen la función tiroidea baja sean mujeres.

El primer paso para corregir un problema tiroideo causado por un estrés excesivo y una nutrición deficiente es mejorar el estado nutricional. Deja la comida basura, come más frutas y verduras frescas, toma un suplemento múltiple de vitaminas y minerales, y empieza a usar aceite de coco a diario.

Como los AGCM estimulan el metabolismo, el aceite de coco tiene un efecto estimulador en la tiroides. En cierto sentido puede espolear a la glándula tiroides para que funcione a un nivel más elevado de eficiencia. Si el cuerpo recibe la nutrición apropiada, la función tiroidea puede volver a la normalidad.

Mucha gente afirma que simplemente el añadir aceite de coco a sus dietas ha estimulado su metabolismo, como lo demuestra el incremento en la temperatura corporal. La temperatura corporal normal es de 37°. Es habitual que oscile alrededor de un grado durante el día, siendo más baja en las primeras horas de la mañana y a última hora de la tarde. Las temperaturas inferiores a esto indican una función tiroidea baja. La gente con temperaturas crónicas de 36.4° a mediodía declara haber vuelto a los niveles normales con el consumo diario de aceite de coco. Cuando se usa regularmente en combinación con una dieta nutritiva, algunos han logrado reducir o eliminar por completo la medicación para la tiroides. He trabajado durante más de veinte años con pacientes de hipotioridismo que requerían medicación, tenían temperaturas bajas crónicas y sufrían la mayoría de los síntomas que aparecen en la lista de la página 59. Tras la terapia con aceite de coco experimentaron una mejora radical de los síntomas, dejaron de necesitar medicación, y ahora tienen una temperatura corporal normal. Para más información sobre cómo usar el aceite de coco para estimular el metabolismo, aumentar la energía y mejorar la función tiroidea, recomiendo mi libro *Eat Fat, Look Thin*.

ALIMENTO CELULAR

El aceite de coco proporciona una fuente elevadamente eficiente de alimento celular. Los TCM no requieren enzimas digestivas pancreáticas ni insulina para su digestión, utilización y conversión en energía. Las enzimas y el sistema hormonal del cuerpo sufren relativamente poco estrés. Las células pueden nutrirse rápida y eficientemente incluso cuando existan enfermedades como la diabetes o la insuficiencia pancreática.

Tu estado de salud es un reflejo de la salud de tus células. Si estas no se hallan en buenas condiciones, enfermarás. Si solo una fracción de tus células hepáticas tiene un mal funcionamiento, tu hígado enfermará y será menos eficiente. También sufrirá tu salud general. Sin embargo, si todas las células de tu cuerpo estuvieran sanas, tú también lo estarías.

Comer alimentos que contengan aceite de coco es una manera de proporcionarles a tus células una fuente rápida y fácil de nutrición, ayudándolas así a permanecer vivas y activas. Los AGCM pueden darles a las células el estímulo de energía que necesitan, incrementando el metabolismo para contribuir a expulsar los desechos y las toxinas, utilizar el oxígeno vivificante y rendir al máximo de eficiencia. A medida que las células de tu interior se vuelven más sanas, tú te vuelves más sano.

Todas tus células, tanto si están en el interior de tu cuerpo como en su superficie, pueden absorber los AGCM para producir la energía que necesitan para alimentar las funciones biológicas. Los milagros que producen en el interior del cuerpo ocurren también en el exterior. Esta es una de las razones por las que el aceite de coco puede obrar maravillas en los problemas de piel. El aceite de coco es uno de los ungüentos curativos más extraordinarios. Todo lo que se requiere para convencer a alguien de su eficacia sobre la piel es probarlo. Hace que la piel parezca y se sienta más joven y sana. Problemas como el acné, los eczemas, la psoriasis, las infecciones de hongos, las heridas y las llagas mejoran espectacularmente en muchos casos. Incluso las lesiones precancerosas de la piel y los lunares empiezan a desaparecer con el uso habitual.

El aceite de coco podría considerarse un alimento para la piel. Cuando se aplica tópicamente, las células absorben los AGCM y los convierten en energía. La actividad metabólica se incrementa, estimulando la curación y la reparación. Los problemas de piel y las manchas desaparecen. Quizá por eso el aceite de coco es tan útil para los cortes, las quemaduras, las úlceras y otras lesiones de la piel y de los tejidos.

No cesan de asombrarme las noticias que oigo de gente que empieza a usar el coco interna o externamente. Numerosos problemas crónicos de salud parecen desvanecerse con el uso continuado. Uno de los efectos más increíbles de los que con frecuencia oigo hablar es cómo el aceite de coco reduce la hinchazón y el dolor crónico. Los casos de Laura y Bonnie son característicos:

Debido a un accidente de motocicleta que tuve a los veintidós años (ahora tengo cincuenta y uno) la pierna y la rodilla siempre me han dado problemas. Todo ha empeorado especialmente con la edad. Como trabajo con el ordenador durante muchas horas, la rodilla tiende a hincharse y a dolerme mucho. Al levantarme después de estar tanto tiempo sentada me cuesta trabajo andar... es decir, me costaba hasta que probé el aceite virgen de coco. Por alguna razón, tras tomarlo durante cinco o seis días, noté que cuando me ponía de pie para andar la rodilla no estaba hinchada como antes y, lo mejor de todo, ¡no sentía un dolor debilitador!

Yo solía correr y hacer *jogging*, pero más o menos de un año a esta parte la rodilla se me empezó a hinchar y ya no podía doblarla lo suficiente para correr. Aproximadamente al mes de empezar con el aceite de coco la hinchazón se redujo hasta casi desaparecer.

La inflamación, las molestias y los dolores de todos los tipos, entre ellos la artritis, el dolor de espalda y la fibromialgia parecen aminorar o desaparecer cuando empezamos a usar aceite de coco con regularidad. Aún no entendemos del todo la razón pero parte de ella, estoy seguro, es que el aceite actúa como un alimento que nutre y da energía a las células. Hay pruebas que sugieren que el aceite de coco tiene un suave efecto antiinflamatorio.[20] La inflamación casi siempre se asocia con el dolor crónico y a veces es la causa. Otra razón del efecto curativo del aceite es que parece incrementar la circulación (ver la sección sobre diabetes en el capítulo 5). Por consiguiente, se refuerza el proceso curativo y se alivian el dolor y la hinchazón.

ANTIMICROBIANO

Si me preguntaras qué medios naturales podrías usar para prevenir o incluso curar una enfermedad infecciosa, mi respuesta sería que probaras el aceite de coco. ¿Aceite de coco? Sí. El aceite de coco es uno de los mejores remedios naturales que puedes usar para la enfermedad infecciosa. Sin nada más que aceite de coco he visto curarse una infección crónica de hongos en la piel, en cuestión de días, infecciones de la vejiga desaparecer en menos de dos días y gente recuperarse de la gripe en tan solo doce horas.

Una de las características más extraordinarias de los ácidos grasos de cadena media del aceite de coco es su capacidad para eliminar gérmenes y parásitos. Cuando comemos TCM, estos se transforman en nuestros cuerpos en monoglicéridos y ácidos grasos de cadena media. Los dos poseen potentes propiedades antimicrobianas capaces de destruir las bacterias, hongos, virus y parásitos que causan enfermedades.

Hace años los investigadores descubrieron que la leche materna contiene TCM. Estos triglicéridos de cadena media juegan un papel vital en la salud de los bebés en desarrollo. No solo proporcionan una fuente de nutrición, sino que también protegen al bebé de una gran cantidad de enfermedades infecciosas. De hecho, la investigación ha demostrado que la presencia de TCM en la leche de la madre es el principal ingrediente que protege a los bebés de infecciones en los primeros meses de sus vidas, mientras sus sistemas inmunitarios están todavía desarrollándose.[21]

Los TCM del aceite de coco son idénticos a los de la leche materna humana y poseen las mismas propiedades antimicrobianas. Por esta razón y por otras, el aceite de coco o los TCM se añaden habitualmente a la leche en polvo para bebés que se usa en los hospitales y a la que se vende en las tiendas. La investigación médica de los últimos cuarenta años ha demostrado que los AGCM del aceite de coco eliminan las bacterias que causan úlceras de estómago, infecciones del tracto urinario, neumonía, gonorrea y otras enfermedades.[22-27] Eliminan las levaduras y los hongos que causan tiña, pie de atleta y candidiasis.[28] Destruyen los virus que causan gripe, herpes, sarampión, mononucleosis, hepatitis C, e incluso acaban con el VIH, el virus del sida.[29-35] La carne y el aceite de coco pueden matar o expulsar parásitos como la tenia, los piojos y la giardia.[36-38]

Tracy Jones, un profesional de medicina natural de Hawái, usa el coco con mucho éxito en su práctica. «Un caso reciente en concreto es bastante interesante», dice. La madre de una niña de cuatro meses con síntomas de lombrices intestinales visitó su clínica. «Según Jones, la niña tenía sarpullidos que le cubrían toda la cabeza, presentaba muy mal aspecto». La madre le dijo que su médico no podía hacer nada por el bebé. La niña era muy pequeña para tratar de darle directamente aceite de coco. Sin embargo la madre estaba amamantándola.

El médico pensó que si ella consumía el aceite, su leche se enriquecería de AGCM, que podría ayudar a aliviar la enfermedad de la niña. Le dio un poco de aceite de coco y le dijo que tomara tres cucharadas al día con algo de agua de coco. La madre volvió un par de días más tarde. Las erupciones que antes cubrían la totalidad de la cabeza del bebé se habían reducido radicalmente. La mujer dijo que el día anterior su hija había vomitado algo blanco con un aspecto desagradable y luego había vuelto a vomitar, solo que esta vez había gran cantidad de manchas negras mezcladas con la sustancia blanca. ¿Parásitos? Posiblemente. El bebé estaba mucho mejor y ahora, por primera vez, dormía durante toda la noche. Jones le dijo a la madre que masajeara con aceite de coco las erupciones que quedaban en la cabeza de la pequeña y que siguiera tomando aceite. Cuando volvió, unos pocos días después, la niña tenía solo una pequeña mancha roja del tamaño de una moneda de veinticinco centavos en la cabeza y parecía estar bien de salud. «No está mal, ¿eh? —comenta—. A partir de ahora su madre seguirá empleando el aceite».

Las propiedades antimicrobianas de los AGCM fueron descritas por primera vez por el doctor Jon Kabara, en 1966. Sus estudios iniciales estaban dirigidos a resolver los problemas de conservación de los alimentos. Los AGCM, que son alimentos en sí mismos, proporcionaron medios inocuos para mantener los alimentos libres de los hongos, bacterias y virus invasores.

Cuando los triglicéridos de cadena media de la leche materna o del aceite de coco se consumen, nuestros cuerpos los descomponen en monoglicéridos y ácidos grasos libres. Como te expliqué antes en este capítulo, los triglicéridos son sencillamente tres ácidos grasos enlazados por una molécula de glicerol. A medida que se descomponen en el aparato digestivo, los ácidos grasos se eliminan uno a uno. Cuando se elimina un ácido graso, el glicerol restante y los otros dos ácidos grasos se convierten en un diglicérido.

Si se eliminan dos ácidos grasos, dejando solo un ácido graso ligado al glicerol, este es un monoglicérido. Si se eliminan los tres ácidos grasos, solo queda el glicerol. Los ácidos grasos, como ahora están desligados, se convierten en ácidos grasos libres.

Los triglicéridos y los diglicéridos no muestran ningún efecto antimicrobiano; los monoglicéridos y los ácidos grasos libres, sí. El aceite de coco está compuesto enteramente de triglicéridos. Por eso el aceite de coco no muestra ninguna actividad antimicrobiana. Sus propiedades antimicrobianas solo se activan una vez que los triglicéridos se transforman en monoglicéridos y ácidos grasos libres en el aparato digestivo.

Los tres ácidos grasos importantes de cadena media del aceite de coco son el ácido láurico (C12), el ácido cáprico (C10) y el ácido caprílico (C8). Los monoglicéridos de estos ácidos grasos son monolaurina, monocaprilina y monocaprina. Todos los ácidos grasos de cadena media y sus monoglicéridos despliegan una actividad antimicrobiana. La monolaurina, el monoglicérido del ácido láurico, tiene el mayor efecto *global* antibacteriano, antiviral y fungicida. Sin embargo, uno puede ser más eficaz para eliminar la *E. coli* que otro, pero menos eficaz que este contra *Candida albicans*. Todos funcionan en colaboración para proporcionar el efecto germicida más amplio y más potente.

Los microorganismos que parecen ser más vulnerables a los AGCM y sus monoglicéridos son los que están encapsulados en una membrana lípida (grasa), los virus y las bacterias con una cubierta lípida. Estos organismos obtienen sus propios componentes estructurales de los lípidos del anfitrión. Los AGCM y los monoglicéridos son absorbidos en la membrana externa del organismo. Estas grasas tienen un efecto desestabilizador que debilita la membrana hasta el punto en que se desintegra y se viene abajo, matando al organismo. El proceso es tan eficaz que puede acabar incluso con los supergérmenes que se han vuelto resistentes a los antibióticos. Las bacterias no pueden desarrollar resistencia a este tipo de acción, por tanto los AGCM pueden usarse repetidamente sin miedo a que los organismos desarrollen resistencia antibiótica y evolucionen hasta convertirse en los llamados supergérmenes.

La mayoría de la investigación se ha realizado in vitro o en las instalaciones de un laboratorio. Sin embargo, la investigación más reciente en vivo o clínica sobre sujetos animales y humanos verifica estos estudios. En aquellos llevados a cabo con animales se ha demostrado que el aceite de coco reduce los protozoos (parásitos unicelulares) del aparato digestivo.[39] Las preparaciones de coco han sido usadas con éxito en la India para tratar las infecciones de tenia.[40] Los estudios clínicos que se llevan a cabo en la actualidad usando aceite puro de coco así como monoglicéridos derivados del aceite de coco muestran buenos resultados al tratar con numerosas enfermedades infecciosas.

La investigación indica que el aceite de coco puede ser un remedio natural prometedor para un gran número de enfermedades infecciosas, incluso las graves como el sida y el síndrome respiratorio agudo. Ya en los años ochenta los investigadores habían descubierto que el aceite de coco podía matar el VIH. A medida que los informes sobre este aceite se divulgaban, muchos individuos afectados de sida empezaron a añadirlo a su protocolo de tratamiento. Esto ha dado lugar a muchos informes anecdóticos de pacientes que experimentaron una recuperación parcial o completa.

La primera prueba del aceite de coco en pacientes con VIH fue realizada en el hospital San Lazaro de Filipinas, en 1999.[41] Un total de 14 pacientes con edades comprendidas entre los veintidos y los treinta y ocho años completaron el estudio. Ninguno de ellos podía costearse un tratamiento anti-VIH ni lo había recibido nunca. El estudio se prolongó durante seis meses. Se definió el beneficio del tratamiento como una reducción de la carga viral (una medida del número de virus de la sangre) y un aumento en el recuento de CD4 (una medida del número de células sanguíneas blancas). A los sujetos se les suministró el equivalente a tres cucharadas y media o menos de aceite de coco diariamente. Algunos de los pacientes recibieron aceite de coco y otros monolaurina, el monoglicérido de ácido láurico del aceite de coco.

Al final del estudio, en 8 de los 14 pacientes había disminuido el recuento viral, lo cual es positivo. De todos ellos, 5 habían

---

Cándida

Soy un buen ejemplo de los beneficios de la dieta baja en hidratos de carbono y rica en grasas con relación a la cándida y la cistitis. Antes compraba Monistat, de dos en dos o de tres en tres paquetes. Ahora uso grandes cantidades de aceite de coco para cocinar y consumo bastantes productos de coco, como coco fresco, copos de coco y leche de coco. El coco contiene ácido cáprico/caprílico y láurico está comprobado que todos estos ácidos eliminan la cándida dejando intacta la flora intestinal sana.

Estuve tomando un antibiótico de larga duración y espectro amplio para la cistitis crónica durante dos años, y ahora llevo dos sin tomarlo ¡y la afección no ha vuelto a reproducirse!

LAURA

Empecé a usar aceite de coco y en un par de meses pude eliminar la candidiasis y aliviar mis síntomas de hipoglucemia. Asimismo desaparecieron mis ansias de azúcar, permitiéndome seguir libre del crecimiento excesivo de levaduras en mi organismo. Me siento mejor que nunca.

RAMESH

---

incrementado su recuento de CD4, lo que también es positivo. 11 engordaron, de nuevo un buen signo que indica una mejoría de la salud. Según el doctor en medicina Conrado Dayrit, que participó en el estudio: «Esta prueba inicial confirmó los informes anecdóticos que afirman que el aceite tiene un efecto antiviral y puede ser beneficioso para reducir la carga viral de los enfermos de sida».

La organización contra el sida Keep Hope Alive (Mantén viva la esperanza) ha documentado varios casos en los que pacientes portadores del virus o afectados por la enfermedad han declarado haber experimentado una mejoría notable en su salud tras consumir el aceite, la carne, o la leche de coco. En algunos casos desaparecieron todas las evidencias de la infección. Por ejemplo, la carga viral de un hombre bajó de 600.000 a niveles no detectables en dos meses y medio comiendo un cuenco de coco y cereales cocidos diariamente junto a una dieta saludable que contenía gran cantidad de frutas y verduras.

En un segundo caso una persona con una carga viral de 900.000 solo ingirió medio coco al día. Tras cuatro semanas su carga viral bajó a alrededor de 350.000. Tras el segundo mes, permaneció igual y su médico añadió el fármaco Crixivan a su protocolo. Cuatro semanas más tarde su carga viral había descendido a niveles no detectables. Al contrario que en el primer caso citado, esta persona siguió la típica dieta norteamericana que incluía grandes cantidades de comida basura. Su progreso probablemente habría sido más rápido si hubiera tenido una alimentación más adecuada.

Otro caso es el de un hombre que consumió tres cuartos de una lata (280 g) de leche de coco diariamente durante cuatro semanas. Su carga viral bajó de 30.000 a 7.000. No utilizó antivirales. Además usó otras terapias basadas en la inmunidad como Naltrexone y Thymic Factors. Declaró que su recuento de células T (tanto CD4 como CD8) se duplicó durante este tiempo.

Otra persona con síndrome de fatiga crónica que estaba dieciséis kilos por debajo del peso normal informó que su recuento de CD8 y CD4 se duplicó y engordó siete kilos tras tres meses. Actualmente come dos cocos crudos enteros a la semana además de tomar suplementos dietéticos. Evita las comidas fritas, come gran cantidad de verduras, y afirma que se encuentra mucho mejor.

Un hombre que seguía una terapia basada en la inmunidad redujo su carga viral de 60.000 a 800 en seis semanas tras consumir una lata (400 g) de leche de coco diariamente. Unos 400 g de leche de coco contienen cerca de cuatro cucharadas de aceite de coco.

Por último, un hombre que estaba tomando un conjunto de fármacos anti-VIH entre los que estaban Crixivan, AZT y 3TC además de suplementos dietéticos, vio reducida su carga viral, que se mantuvo constante en 2.400, pero siguió perdiendo peso y su salud se deterioró. Añadió tres cucharadas diarias de aceite de coco a su dieta. Unas semanas más tarde dejó de tomar fármacos. Tras tres semanas consumiendo el aceite su examen de laboratorio demostró que su carga viral no había cambiado pero se sentía mejor. Normalmente cuando

---

Infecciones

He tenido una mejoría impresionante en la infección que sufro en los senos nasales y en las infecciones crónicas de oído. Diariamente me pongo un poco en el interior de la nariz y de los oídos. Ahora mismo solo tomo una cucharada al día. Por lo general solía tener de tres a cuatro infecciones de senos nasales al año y entre cinco y siete de oído en el mismo periodo. ¡Durante los seis últimos meses en los que he estado tomando aceite virgen de coco no he tenido NINGUNA, ni siquiera nadando!

LORI

Tengo hepatitis C y tras tomar aceite virgen de coco durante seis meses y después hacerme una prueba para determinar mi carga viral, esta resultó tan baja que era casi indetectable. ¿Coincidencia? Lo dudo.

NANCY

Debido a la naturaleza de mi trabajo, entro en contacto con gran número de personas enfermas. Sobre todo durante la época del frío y la gripe. Desde que empecé a usar el aceite de coco de manera habitual, hace un par de años, observé cómo disminuía drásticamente la frecuencia con la que contraigo resfriados y gripe, así como su intensidad. Cuando me infecto con el virus de la gripe, tomo una cucharada de aceite de coco cada tres horas hasta que desaparecen los síntomas. Lo he hecho en varias ocasiones. La vez que más tiempo me llevó fueron treinta y dos horas y la que menos, doce.

JOE

---

alguien deja de tomar fármacos anti-VIH la carga viral vuelve rápidamente a los niveles altos previos. Aparentemente el aceite de coco le ayudó a mantenerla bajo control.

Aunque los AGCM son lo suficientemente poderosos como para destruir organismos potencialmente mortales como el VIH, resultan inofensivos para nosotros. De hecho, nuestras células los usan como alimento. De manera que alimentan a nuestras células pero eliminan a los invasores letales. ¡Qué increíble! Esto nos muestra la sabiduría de la naturaleza y cómo un simple alimento puede a la vez nutrir y proteger. Esta es una de las razones por las que el aceite de coco se considera

Causas de infecciones

Estudios médicos aparecidos en publicaciones científicas demuestran que los AGCM del aceite de coco eliminan bacterias, virus, hongos y parásitos causantes de las siguientes enfermedades:

Infecciones bacterianas
Infecciones de garganta y de senos nasales
Infecciones del conducto urinario
Neumonía
Infecciones de oído
Fiebre reumática
Caries y enfermedad de las encías
Intoxicación tóxica
Síndrome del *shock* tóxico
Meningitis
Gonorrea
Enfermedad de la inflamación pélvica
Infecciones genitales
Linfogranuloma venéreo
Conjuntivitis
Fiebre del loro
Úlceras gástricas
Septicemia
Endocarditis
Enterocolitis

Infecciones virales
Gripe
Sarampión
Herpes
Mononucleosis
Síndrome de fatiga crónica
Hepatitis C
Sida
Síndrome respiratorio agud

Infecciones de hongos
Tiña
Pie de atleta
Tiña inguinal
Candidiasis
Salpullido de los pañales
Afta
Hongos en las uñas

Infecciones de parásitos
Giardiasis

un alimento funcional, con beneficios para la salud que van más allá de su contenido nutricional.

Incluso las cantidades relativamente grandes de AGCM de la dieta son inofensivas para nosotros. Solo les proporcionan a nuestras células más alimento para servir de combustible al metabolismo, el crecimiento y la reparación, así como para eliminar los gérmenes invasores. Jon Kabara, doctor y profesor emérito de química y farmacología de la Universidad del Estado de Michigan, ha estudiado durante cincuenta años los efectos de los AGCM en la salud humana. Afirma: «Es raro en la historia de la medicina encontrar sustancias que tengan

Microorganismos eliminados por los ácidos grasos de cadena media

La investigación médica ha identificado una cantidad de organismos patógenos que quedan desactivados por los ácidos grasos de cadena media del aceite de coco. A continuación viene un listado de algunos de los organismos mencionados en la bibliografía médica.

Virus
- Virus de la inmunodeficiencia humana (VIH)
- SARS coronavirus
- Virus del sarampión
- Virus de la rubeola
- Virus herpes simple (HSV-1 y HSV-2)
- Herpes viridae
- Virus del sarcoma
- Virus Sincitial
- Virus linfotrópico humano (tipo 1)
- Virus de la estomatitis vesicular
- Virus visna
- Citomegalovirus
- Virus Epstein-Barr
- Virus de la gripe
- Virus de la leucemia
- Pneumonovirus
- Virus de la hepatitis C
- Virus Coxsackie B4

Bacterias
- *Listeria monocytogenes*
- *Helicobacter pylori*
- *Hemophilus influenzae*
- *Staphylococcus aureus*
- *Staphylococcus epidermidis*
- *Streptococcus agalactiae*
- *Escherichia coli*
- *Pseudomonas aeruginosa*
- *Acinetobacter baumannii*
- *Neisseria*
- *Chlamydia trachomatis*
- Grupos de estreptococos A, B, F y G
- Organismos gram positivo
- Organismos gram negativo (si han sido tratados anteriormente con quelantes)

Parásitos
- Giardia
- *Ciliate protozoa*

propiedades tan útiles y aun así carezcan de toxicidad o incluso de efectos secundarios perjudiciales». Los triglicéridos de cadena media son tan seguros que incluso un recién nacido puede consumirlos sin daño. Después de todo, son un componente esencial de la leche materna.

Aunque los AGCM pueden eliminar a un gran número de microorganismos causantes de enfermedades, no los pueden matar a *todos*. En ocasiones no son eficaces para algunas enfermedades

Parásitos

Ayer expulsé una lombriz. Esto solo puede deberse a que llevo tres semanas tomando aceite de coco de manera rigurosa. ¡Fue algo digno de ver porque el bicho estaba vivo!

Quiero resaltar también que disfruto de una salud excelente, ya que he estado en el movimiento de la salud desde los años setenta. Y además mi higiene es impecable, de manera que si yo tengo gusanos me imagino que prácticamente cualquiera debe de tenerlos.

MARILYN

Mi marido estaba muy enfermo. No podía decir que le dolía algo o que tenía un resfriado, la gripe o fiebre. Era solo la sensación general de no sentirse bien, y nunca se iba. Pensé que quizá tenía cáncer. No contaba con la energía suficiente para salir de la cama, tenía muy poca tolerancia al «ruido de los niños» y la vida para él era muy dura. De manera que investigué a fondo en los libros buscando una ayuda. Una muestra mandada a un centro de «medicina alternativa» nos hizo saber que tenía anquilostomas por todo el aparato digestivo lleno de virus y bacterias. Primero tratamos los parásitos, y tomamos té Essiac y muchos alimentos nutritivos y hierbas, así como limpiezas del hígado y de los riñones. La cuestión es que se recuperó y yo recobré al hombre con el que me había casado. Sin embargo, en los meses siguientes observamos que los parásitos debían de haber regresado. A mi marido empezó a dolerle otra vez el estómago aproximadamente seis meses más tarde, yo volví a tener gingivitis, los niños —que habían dejado de orinarse en la cama— empezaron a hacerlo otra vez, etc. Tenemos perros, gatos, caballos, vacas, cabras, ocas, pollos... Y tengo dos niños pequeños que juegan fuera de la casa, en el estanque de las ranas, y con la tierra, y que se chupan los dedos. De manera que nos infectamos otra vez de gusanos seis meses más tarde. Pero este verano pasado mi marido decidió que tenía que asegurarse de tomar la dosis recomendada de aceite de coco y ver si esto podía solucionar las cosas. Es una persona constante y diligente. De manera que nunca ha perdido un día y lentamente, con el transcurso del tiempo, su dolor de estómago ha desaparecido y su energía ha vuelto otra vez. Para mí esta es una noticia estupenda, porque significa que mi familia, en lugar de «agusanarse» un par de veces al año, puede permanecer sana si mantengo el aceite de coco en su dieta.

ANNETTE

infecciosas, de manera que no puedes esperar que el aceite de coco lo cure todo. En realidad esto es bueno. Al contrario que los antibióticos, uno de cuyos inconvenientes es que matan a todas las bacterias del cuerpo —incluidas las beneficiosas—, los AGCM no lo hacen. Dejan intactas a las bacterias buenas del intestino, necesarias para gozar de una buena salud. Producen nutrientes importantes como las vitaminas B y compiten con los organismos perjudiciales como la cándida, un hongo unicelular. Si el uso de antibióticos elimina las bacterias buenas, la cándida puede crecer descontroladamente en el conducto intestinal, causando candidiasis. Este es un inconveniente que a menudo se ignora, ya que pasa generalmente inadvertido, pero que provoca muchos problemas importantes de salud y es muy difícil de

---

Enfermedad de las encías

He observado una mejoría en mis encías. Estaban muy sensibles, rojas, y con llagas en algunos puntos antes de que empezara a tomar aceite de coco. Me preocupaban porque tengo diabetes y con frecuencia la enfermedad de las encías afecta a quienes padecen esta enfermedad. ¡Después de empezar a tomar aceite de coco los síntomas desaparecieron rápidamente! No tenía ni idea de que el aceite virgen de coco me ayudaría con esto.

MEGAN

Siempre que me cepillaba los dientes me sangraban mucho las encías. Incluso sin cepillármelos tenían siempre un aspecto rojo e hinchado, como si hubiera envejecido. Recuerdo que mi padre, que tenía diabetes tipo II, como yo ahora, desarrollaba complicaciones diabéticas, entre ellas la piorrea, que causaba que sus dientes, que aparte de eso estaban sanos, comenzaran a caerse. Estaba decidida a no tener una experiencia parecida a la suya, por eso he querido mejorar la salud de mis encías con algún método cuyos resultados fueran medibles. Estoy muy contenta de contar que tras enjuagarme la boca con aceite virgen de coco, solo unas pocas veces, ¡mis encías han dejado de sangrar! ¡Ya ni siquiera están rojas ni tienen aspecto de estar infectadas! ¡Estoy absolutamente sorprendida!

LINDA

corregir. Alguna gente lucha durante años con las infecciones crónicas sistémicas de cándida.

Al contrario que los antibióticos, que solo son buenos contra las bacterias, los AGCM, resultan eficaces para destruir bacterias y también virus, hongos y parásitos. Los AGCM y más específicamente sus monoglicéridos de cadena media no solo eliminan los microorganismos causantes de muchas enfermedades sino que las evidencias sugieren que refuerzan el sistema inmunitario.[42] Por tanto, pueden ser útiles para luchar contra cualquier enfermedad infecciosa. Como el coco es un alimento, puedes comerlo a diario para ayudar a mantener lejos las enfermedades.

TRASTORNOS DIGESTIVOS
Entorno intestinal

En cada uno de nosotros vive una inmensa cantidad de bacterias, alrededor de cien billones en total. Son superiores en número a la totalidad de las células del cuerpo y hay más de cuatrocientas especies. La mayoría de ellas vive en el aparato digestivo. Alrededor de un tercio de nuestra materia fecal son bacterias.

En su mayor parte estas bacterias no son parásitos; son compañeros perpetuos a los que les debemos la vida. Sin ellas no podríamos sobrevivir. A los pocos días de nacer nuestro aparato digestivo está rebosando de vida microscópica. Estos microbios «benignos» crean un entorno dentro de nuestros cuerpos que nos proporciona nutrición, nos protege de la enfermedad y facilita la función intestinal adecuada. Manufacturan vitaminas como la niacina (B-3), la piridoxina (B-6), la vitamina K, el ácido fólico y la biotina. Producen la enzima lactasa, que es necesaria para digerir la leche y los productos lácteos. Crean sustancias antibacterianas que destruyen o desactivan a las bacterias, los virus y las levaduras que causan la enfermedad. Algunas tienen propiedades anticarcinógenas que nos protegen del cáncer.

Sin embargo, con las bacterias benignas coexisten otros microorganismos que nos causan daño. Siempre que les proporcionemos una dieta razonablemente adecuada a las bacterias beneficiosas, y evitemos usar ciertos fármacos, superan ampliamente en número a los microbios hostiles y les impiden dañarnos. Si por alguna razón se les permite a los organismos perjudiciales crecer sin control, causan diversos síntomas que pueden ir de molestos a mortales. Entre las enfermedades asociadas con un entorno desequilibrado en el aparato digestivo están las infecciones frecuentes, el estreñimiento, la diarrea, la candidiasis, la psoriasis, el eczema, el acné, las alergias, los dolores de cabeza, la gota, la artritis, la cistitis, la colitis, la enfermedad de Crohn, el síndrome del colon irritable, la fatiga crónica, la irritabilidad, la depresión, los desequilibrios hormonales, las úlceras y algunas formas de cáncer. Es sorprendente descubrir que un crecimiento excesivo de organismos hostiles en el aparato digestivo pueda causar tantos problemas y afectar a tantas partes diferentes del cuerpo.

Uno de los que provocan más problemas en nuestro aparato digestivo es la levadura *Candida albicans*. La cándida ofrece un buen ejemplo de cómo el crecimiento excesivo de un organismo hostil puede afectar a la salud de todo el cuerpo. La levadura es una forma unicelular de hongo. La cándida vive en el aparato digestivo y normalmente no causa daños porque el sistema inmunitario y las bacterias benignas mantienen su número relativamente bajo. Sin embargo, si se le permite proliferar, realmente puede llegar a crear numerosos problemas. Muchas mujeres saben por experiencia lo que son las infecciones de levadura vaginal. Los padres pueden haberla conocido en forma de afta, una infección de cándida en la boca y en la garganta de los niños, o como erupción cutánea del pañal, una infección de cándida de la piel que crece bajo el entorno húmedo de un pañal. Cuando la cándida infecta a todo el cuerpo provoca candidiasis.

Normalmente la cándida y otros microbios causantes de enfermedades están confinados en el aparato digestivo. Aunque estos organismos quizá no ocasionen síntomas por sí mismos, sus productos de desecho (micotoxinas y exotoxinas) pueden ser muy tóxicos —*mico* significa hongo; *exo*, bacteriano, y *toxina*, por supuesto, veneno. Estos venenos contaminan el cuerpo y lo someten a una gran cantidad de estrés. La energía debilita continuamente a medida que el cuerpo se esfuerza al máximo en contrarrestar los efectos de estas toxinas. A menudo el resultado es la falta de energía y la fatiga crónica. Se vuelven frecuentes las enfermedades estacionales y la recuperación se prolonga. ¿Cuántos ataques de resfriados o de gripe has tenido este año? Si tu sistema digestivo está en perfectas condiciones, no deberías sufrir ninguno.

Un crecimiento excesivo de microbios causantes de enfermedades puede dañar físicamente el recubrimiento de la pared intestinal, creando un conjunto integral de problemas de salud. Al igual que una infección puede causar una llaga abierta en la piel, el mismo tipo de problema puede ocurrir en el aparato digestivo. En ocasiones estas infecciones localizadas se manifiestan como úlceras.

La cándida es especialmente insidiosa porque es capaz de cambiar de forma si la dejamos crecer. Si no se combate, pasa de ser de una forma unicelular a una multicelular o a una micelial micótica con proyecciones pilosas, con forma de raíces, llamadas rizoides. Estos rizoides penetran en la pared intestinal. Cuando la cándida o las bacterias penetran en el muro intestinal, esto afecta a la capacidad de los intestinos para absorber vitaminas, minerales, aminoácidos y ácidos grasos, generando así deficiencias nutricionales. Al ser perforada, la pared intestinal permite que las bacterias, las toxinas y la comida sin digerir crucen la barrera intestinal y entren en la corriente sanguínea. A esta afección se la llama el síndrome del intestino permeable. Incluso las bacterias relativamente inofensivas pueden causar infecciones, si se les permite entrar en la corriente sanguínea. Esto suele dar lugar a infecciones e inflamaciones crónicas de grado menor que pueden provocar varios síntomas y malestar general. Si se deja pasar a las proteínas sin digerir de nuestra comida a través de la pared intestinal y entrar en la corriente sanguínea, el sistema inmunitario identifica a estas proteínas alimenticias como invasores extraños e inicia un ataque frenético, ocasionando síntomas de alergia. Por eso las alergias alimentarias pueden ser causadas por un desequilibrio en el entorno microbiano de tu aparato digestivo. La salud del aparato digestivo afecta a la totalidad del cuerpo. El estado del sistema digestivo es tan importante para nuestra salud general que muchos profesionales de la salud natural creen que *todos* los problemas crónicos de salud se originan en los intestinos.

¿Qué causa un desequilibrio en el entorno del conducto intestinal? La alimentación es el principal culpable. Mientras alimentes a las bacterias buenas y las mantengas vivas y proliferando, los organismos perjudiciales no tienen oportunidad de hacerte daño. ¿Qué les gusta comer a las bacterias benignas? Prefieren alimentos ricos en fibra (verduras, cereales integrales, legumbres y coco), el mismo tipo de alimentos que son beneficiosos para nuestro cuerpo. La cándida y otros microbios perjudiciales prefieren hidratos de carbono simples, dulces y productos de harina refinada. Pasteles, galletas, caramelos, pan blanco, bebidas azucaradas y productos por el estilo alimentan a la cándida y fomentan su crecimiento. Estos son los alimentos que les encantan a los organismos perjudiciales y los menos saludables para nosotros. No es extraño que la dieta más apropiada para los seres humanos sea también la mejor para las bacterias beneficiosas.

Ciertos fármacos, especialmente los antibióticos, promueven el crecimiento de microbios perjudiciales. Los antibióticos eliminan las bacterias benignas con la misma eficacia con la que eliminan las causantes de enfermedades. Los esteroides (cortisona, ACTH, prednisona, y píldoras anticonceptivas) también pueden dañar a las bacterias benignas. Ni los antibióticos ni los esteroides dañan las levaduras. Cuando las bacterias benignas mueren, la cándida puede multiplicarse sin control. Esto provoca un crecimiento excesivo de la levadura. Los síntomas pueden manifestarse inmediatamente o no. Si lo hacen, es generalmente como una infección de levadura vaginal pero también puede expresarse como una erupción cutánea (hongos de la piel). Un ciclo único de antibióticos o esteroides puede alterar el equilibrio del conducto intestinal indefinidamente.

La mejor manera de combatir la cándida y otros microbios destructivos es ayudar a restablecer las bacterias benignas. La forma de hacerlo es eliminar las comidas que los alimentan y seguir una dieta rica en fibra. La pulpa de coco tiene un alto contenido en fibra y ayuda a alimentar a las bacterias benignas. Los AGCM del aceite de coco destruyen la cándida y otros organismos causantes de enfermedades, pero no dañan a las bacterias benignas. Una fuente de probióticos, como el yogur, el kéfir o el coco fermentado, puede ayudar a restablecer las bacterias beneficiosas. Los AGCM también nutren a las células en la pared intestinal. Estas absorben los ácidos grasos y los utilizan como alimento para energizar el metabolismo. En su uso externo el aceite de coco es muy eficaz para promover la curación de los tejidos dañados. Por tanto, es de suponer que también será eficaz para remediar las perforaciones de la pared intestinal causadas por bacterias y levaduras que hacen que los intestinos se vuelvan permeables. Comer coco y aceite de coco diariamente puede ser una gran ayuda para restablecer y mantener un entorno intestinal saludable.

Úlceras

Una úlcera es una llaga abierta en la piel o en una membrana mucosa. Puede ser superficial o profunda y normalmente está inflamada y duele. Se produce en cualquier parte del aparato digestivo: el afta y el herpes labial son úlceras que surgen en la boca o cerca de ella; las úlceras pépticas, en el estómago o en el duodeno (la porción superior del intestino delgado), y la colitis ulcerosa, en el intestino delgado o en el grueso (colon).

Las úlceras pueden ser el resultado de varios factores. Aunque la causa exacta de muchas de ellas sigue sin estar clara, el estrés y las infecciones parecen ser los principales desencadenantes. El estrés disminuye nuestra resistencia a las infecciones, haciéndonos más vulnerables a organismos que pueden causar úlceras. El herpes labial, por ejemplo, está causado por un virus, mientras que el afta está asociada con la bacteria estreptococo hemolítico. El cáncer puede también comenzar como una ulceración abierta. Las úlceras de piel pueden devenir en carcinomas celulares basales, que son una forma de cáncer de piel. Del mismo modo, algunas úlceras que se producen en el aparato digestivo están causadas por un cáncer.

Hubo un momento en el que se creía que la causa principal de las úlceras pépticas era el exceso de estrés. El estrés estimula la secreción de ácido gástrico en el estómago. Se pensaba que, sin comida que actúe como amortiguador, el ácido provocaba agujeros en el revestimiento del estómago y esto ocasionaba úlceras. Ahora se sabe que las úlceras pépticas son causadas por una bacteria llamada *Helicobacter pylori*. No obstante, aunque el estrés ya no se considera la causa principal, puede contribuir a disminuir la resistencia a la infección.

Una dieta blanda y antiácida es lo que se suele recomendar para las úlceras pépticas con objeto de reducir la acidez estomacal y aliviar los síntomas. Asimismo pueden prescribirse antibióticos. Sin embargo, estos no solo eliminan las bacterias que causan el problema sino también las benignas, lo que puede dar lugar a otros problemas de salud.

El aceite de coco ofrece otra alternativa sin dañar a las bacterias benignas. Los AGCM que contiene eliminan la *H. pylori*, el estreptococo y herpes, asociados a varios tipos de úlceras. Además poseen propiedades que combaten el cáncer. Usar habitualmente el aceite de coco en la alimentación es una manera segura y natural de prevenir y tratar las úlceras.

Enfermedades inflamatorias del intestino

Las enfermedades inflamatorias del intestino comprenden el síndrome del intestino irritable (SII), la enfermedad de Crohn y la colitis ulcerosa. La incidencia de estas enfermedades ha aumentado enormemente durante los últimos treinta años, y son bastante más comunes en los países desarrollados, donde se consumen con más frecuencia hidratos de carbono refinados y medicamentos. Todas estas enfermedades se caracterizan por la inflamación del intestino delgado o grueso y pueden comportar también úlceras y crecimiento tumoral. Algunos síntomas son indigestión, náuseas, dolor abdominal, gases, diarrea y estreñimiento.

El SII afecta solo al intestino grueso (colon). Es el trastorno intestinas más frecuente —más de la mitad de los pacientes que acuden a la consulta de los gastroenterólogos lo hacen por esta afección—. Después de comer, quienes sufren con SII suelen experimentar una combinación de hinchazón, gases, dolor abdominal y estreñimiento o diarrea. Estos problemas activan una respuesta inmunológica que causa síntomas como los de la gripe: dolores de cabeza, dolor de articulaciones y dolor muscular, así como fatiga crónica.

La enfermedad de Crohn puede afectar a cualquier parte del conducto gastrointestinal desde la boca hasta el recto. El punto donde con más frecuencia se produce la inflamación es la porción inferior del intestino delgado donde se conecta con el intestino grueso. Fiebre, hemorragia y pérdida de peso, la acompañan. La diarrea puede ser casi continua y dar lugar a una absorción deficiente de los nutrientes y a pérdida de líquidos y minerales. La pared intestinal puede volverse extremadamente gruesa debido a la inflamación crónica continuada y a úlceras profundas y penetrantes. La enfermedad puede afectar a otras partes del cuerpo, como los ojos, y contribuir al desarrollo de trastornos de la piel y artritis.

La colitis ulcerosa es una inflamación y ulceración crónica del revestimiento del colon y del recto. El síntoma principal es una diarrea sangrante; las heces pueden también contener pus y mucosidad. En los casos graves, la diarrea y la hemorragia pueden ser de gran alcance y la fiebre puede presentarse con una sensación de malestar general. La pérdida de sangre puede llevar a la anemia. Otros síntomas comúnmente asociados con ella son las erupciones cutáneas, las úlceras bucales, la artritis y la inflamación de los ojos. Para quienes hayan estado afectados durante más de diez años existe un incremento del riesgo de contraer cáncer de colon. Al igual que en las úlceras pépticas, los causantes pueden ser los microorganismos, que provocan infecciones locales crónicas de grado menor y fiebre. Los investigadores no han identificado aún a ninguna bacteria o virus en particular como causa porque los microorganismos que crean el problema son habitantes normales del conducto intestinal y su presencia es previsible. Se está empezando ahora a reconocer que el crecimiento excesivo de tipos inadecuados de bacterias puede ser el factor principal de los trastornos inflamatorios del intestino.[43]

Para tratar estos trastornos intestinales se han utilizado antibióticos. Los pacientes suelen experimentar alivio de sus síntomas, pero este alivio, en general, es breve. Cuando se opta por los antibióticos, se destruyen tanto las bacterias buenas como las malas, por lo que permite que la levadura se multiplique sin restricciones y se cree un nuevo conjunto de síntomas que los antibióticos no pueden evitar. Si las modificaciones en la dieta y los antibióticos no brindan un alivio duradero, la cirugía es la siguiente opción. Sin embargo, no es una cura. Incluso después de extirpar los segmentos infectados del intestino, la enfermedad suele volver, infectando otra parte del aparato digestivo. Esto es comprensible porque la cirugía no corrige el problema. Sigue habiendo un desequilibrio en el entorno del aparato digestivo.

Un enfoque más racional sería mejorar la salud intestinal. Volver a equilibrarla. Esto puede hacerse reduciendo los dulces y los cereales refinados, evitando fármacos que destruyan las bacterias beneficiosas, comiendo alimentos que suministren más fibra (verduras, cereales integrales, coco), ingiriendo productos fermentados (yogur, kéfir, y leche y agua de coco fermentado) –que proporcionan bacterias beneficiosas– y empleando aceite de coco –que elimina las bacterias y cultivos causantes de enfermedad pero no las bacterias benignas–. Los estudios han demostrado que los AGCM son eficaces para reducir las lesiones en el conducto intestinal de los animales cuando se les administran toxinas potentes. Reduce la inflamación y aumenta la respuesta inmunitaria en el aparato digestivo.[44] De manera que el aceite de coco puede ayudar a proteger y a curar los tejidos inflamados de este. Algunas personas afirman que obtuvieron alivio de los síntomas asociados con la enfermedad inflamatoria del intestino solo con comer dos cocos pequeños diariamente. Sin embargo, para obtener un alivio permanente hace falta algo más de esfuerzo.

El aceite de coco puede obrar maravillas para ayudar a equilibrar tu entorno intestinal; tal vez para ti sea suficiente con añadir productos de aceite de coco a tu alimentación. Para algunos que padecen de forma crónica la enfermedad inflamatoria del intestino quizá haya que recurrir a adoptar un enfoque más enérgico. Permíteme aclarar esto con un ejemplo. R. B. era médico, con una formación académica tradicional. Como médico que creía en los medicamentos para tratar la enfermedad, los usaba con frecuencia en sí mismo para combatir las infecciones y las enfermedades estacionales. Sin lugar a dudas estos fármacos terminaron afectando a su salud y desarrolló un caso grave de enfermedad inflamatoria del intestino acompañada de dolor abdominal, estreñimiento y fatiga crónica. Pasó dos años y medio tratando de superar este problema e incluso recurrió a la medicina alternativa para encontrar una solución. Desesperado se sometió a un ayuno de treinta días durante el cual solo consumió agua y suplementos alimenticios. Al final de los treinta días sentía solo una mejoría mínima de sus síntomas. Desalentado y buscando una solución, se encontró con cierta información sobre el aceite de coco y su efecto en la salud intestinal. Mientras seguía ayunando añadió a su régimen quince cucharadas diarias de aceite de coco. Tras siete días sin nada más que aceite, agua y vitaminas, sus síntomas desaparecieron por completo. Se sentía mejor de lo que se había sentido en años. Con la ayuda del aceite de coco recuperó su vida.

Enfermedad de la vesícula

Si tienes una enfermedad de la vesícula o te han extirpado este órgano quirúrgicamente, el aceite de coco será una bendición para ti. Con aceite de coco puedes volver a incluir grasas en tu alimentación sin miedo.

La vesícula está situada a lo largo del hígado y detrás de él. Actúa como un depósito de almacenamiento para la bilis producida continuamente por el hígado. Cuando la grasa entra en el conducto intestinal, se manda un mensaje a la vesícula para que se contraiga. Al hacerlo, la bilis sale por el conducto biliar y entra en el intestino.

La bilis es esencial para la digestión de la grasa. La grasa y el agua no se mezclan. Cuando combinas agua y aceite, este flota hasta la superficie. Si alguna vez has hecho un aderezo para ensaladas con aceite y agua, habrás visto que esta separación resulta muy evidente. Lo mismo sucede en nuestro aparato digestivo. La mayor parte de la comida que ingerimos se disuelve en agua y se separa de la grasa. Las enzimas que digieren la grasa, que son solubles en el agua, no pueden mezclarse con el aceite. Cuando se añade bilis esta actúa como un emulsionante, permitiendo que el agua y la grasa se mezclen. Entonces las enzimas que digieren la grasa pueden entrar en contacto con todas las moléculas de grasa (triglicéridos) y descomponerlas en ácidos grasos.

El hígado está produciendo bilis continuamente. Pero esta pequeña corriente de bilis no es adecuada para tratar una comida grasienta. Por tanto hace falta la vesícula biliar con objeto de reunir una cantidad suficiente de bilis para realizar adecuadamente el trabajo.

El problema surge cuando la bilis de la vesícula empieza a solidificarse y forma piedras. Las piedras pueden reducir la cantidad de bilis que se segrega a los intestinos e incluso obturar los conductos de la bilis, produciendo un gran dolor y malestar.

La solución habitual es extirpar quirúrgicamente la vesícula. Otra solución es intentar disolver las piedras con el uso de ultrasonidos. Las ondas de sonido proyectadas contra la vesícula deshacen las piedras de manera que pueden pasar por los conductos biliares sin obturarlos. Si las piedras son pequeñas, este método puede funcionar. Desgraciadamente, para cuando una persona es consciente de tener piedras, estas son demasiado grandes para que el ultrasonido sea eficaz.

Un nuevo enfoque a la enfermedad de la vesícula biliar es usar aceite de coco en la dieta. Se ha descubierto que los monoglicéridos de los ácidos caprílico (C8) y cáprico (C10) del aceite de coco disuelven las piedras en los seres humanos. La manera segura y eficiente en la que esto se lleva a cabo ha sido demostrada en la clínica Mayo y en el hospital de la Universidad de Wisconsin. [45]

Un problema importante para quienes han sufrido una operación de vesícula biliar es la incapacidad de digerir la grasa. Sin vesícula no hay suficiente cantidad de bilis presente para emulsionar adecuadamente ni siquiera una cantidad moderada de grasa. Al ingerir un exceso de grasa el malestar digestivo se hace manifiesto. Este malestar es solo un pequeño problema. La principal preocupación es la falta de nutrición que ocasiona. Una cantidad adecuada de grasa es necesaria en la dieta para conseguir todos los nutrientes que requerimos. Las vitaminas solubles en grasa —como las vitaminas A, D, E y K, y el beta-caroteno— requieren grasa dietética para su absorción. Si no digieres la grasa, no conseguirás la cantidad apropiada de estas importantes vitaminas. Puedes sufrir de malnutrición subclínica, una deficiencia vitamínica y mineral que te mantiene en el límite entre disfrutar de la buena salud y sufrir de trastornos y enfermedades degenerativas. Aunque los síntomas claramente definidos de deficiencia nutricional no siempre se manifiestan, la salud sufre, el sistema inmunitario se deprime, el envejecimiento se acelera y lentamente empiezan a desarrollarse molestias y dolores.

Añadir más grasa a la dieta solo causa malestar intestinal. Sin embargo, si usas aceite de coco en lugar de otras grasas, puedes conseguir las vitaminas solubles en grasa que necesitas sin molestias. Como se describió anteriormente, los TCM del aceite de coco se digieren muy fácilmente. Para su digestión no son necesarias ni enzimas digestivas pancreáticas ni bilis. Por tanto el aceite de coco no requiere tanta bilis para su digestión como otras grasas. Algunos afirman que incluso una cantidad pequeña de grasa puede causarles malestar intestinal; sin embargo, pueden tomar dos o más cucharadas de aceite de coco de una vez sin ningún problema. Si te han extirpado la vesícula, prueba a tomar aceite de coco en lugar de los otros aceites de tu dieta. Como cada uno es diferente (algunas son más sensibles a las grasas que otras), procede con cautela. Prueba primero una cantidad pequeña y ve aumentando hasta llegar a aquella con la que te sientas cómodo.

RADICALES LIBRES Y ANTIOXIDANTES
La conexión entre radicales libres y enfermedad

¿Qué tienen en común las siguientes afecciones: enfermedad cardiovascular, cáncer, hipertensión, piel arrugada, manchas de la vejez, artritis, cataratas y fallos de memoria? Podría decirse que todos estos problemas están asociados con el envejecimiento, pero la edad no es la causa. De hecho, incluso los jóvenes los padecen. Lo único que tienen en común estos trastornos, y casi todas las enfermedades degenerativas, son los radicales libres.

Los radicales libres son entidades moleculares renegadas que causan destrucción en el cuerpo, moléculas inestables que han perdido un electrón, lo que las convierte en altamente reactivas. En un esfuerzo por alcanzar el equilibrio, roban electrones de las moléculas cercanas. En el proceso, estas otras moléculas se vuelven también radicales libres, y a su vez atacan a las moléculas cercanas y les roban electrones. Se produce una reacción en cadena que afecta a cientos e incluso miles de moléculas.

Una vez que la molécula se convierte en un radical libre, sus propiedades físicas y químicas cambian. La función normal de esas moléculas se desestabiliza permanentemente, y esto afecta a la totalidad de la célula de la que forman parte. Una célula viva atacada por radicales libres degenera y se vuelve disfuncional. Los radicales libres pueden atacar a nuestras células, destrozando literalmente sus membranas protectoras. Los componentes celulares sensibles como el núcleo y el ADN, que porta el mapa genético de la célula, pueden resultar dañados, lo que provoca mutaciones y la muerte de las células. El daño causado por los radicales libres se ha asociado a la pérdida de la integridad del tejido y a la degeneración física. Cuando las células son bombardeadas por radicales libres, los tejidos se deterioran progresivamente. Es la acumulación de este daño durante muchos años lo que da lugar a la degeneración y a la pérdida de función que caracterizan a la vejez. De hecho, algunos investigadores creen que los radicales libres son la causa principal del envejecimiento. Según esta teoría, si lográramos impedir que se produjeran radicales libres en nuestros cuerpos, no envejeceríamos. Sin embargo, no es posible detener las reacciones de radicales libres. Estos se generan como parte de la respiración celular normal. Los contaminantes y las toxinas de nuestro entorno también los causan. Incluso nuestros alimentos los fomentan.

Los radicales libres son producto de la oxidación. Cuando el hierro se oxida, se forman los radicales libres y se produce el óxido. Cuando las grasas se oxidan, se vuelven rancias. Cuando los tejidos de las arterias se oxidan, se forma una placa. Los radicales libres son destructivos. Si no se controlan, pueden dañar a todas las células del cuerpo. Afortunadamente, tenemos medios de autoprotección. Nuestros cuerpos producen muchas enzimas antioxidantes que pueden detener las reacciones en cadena de los radicales libres. Muchos nutrientes de nuestros alimentos, como las vitaminas C y E, también actúan como antioxidantes. Los antioxidantes de nuestros cuerpos, y por consiguiente el número de radicales libres que tenemos pululando por nuestro interior, dependen del tipo de alimentos que comemos y de nuestro entorno. Si vivimos en un entorno contaminado e ingerimos alimentos que carecen de nutrientes antioxidantes, la destrucción de los radicales libres es grave. Envejecemos prematuramente y desarrollamos un gran número de síntomas crónicos acuciantes de degeneración.

Se ha identificado a los radicales libres como la causa principal o al menos como un factor contribuyente de más de sesenta problemas habituales de salud (ver tabla en la página siguiente). Los radicales libres no causan necesariamente todas estas enfermedades, pero están implicados al menos como cómplices. Se ha sugerido incluso que en realidad la mayor parte del daño no es causado por las enfermedades en sí, sino por la destrucción que provocan los radicales libres.

La función protectora de los antioxidantes y el aceite de coco

El proceso oxidativo que se produce en las grasas se llama *peroxidación*. Este proceso es motivo de preocupación porque genera cantidades masivas de radicales libres destructivos que pueden tener un impacto significativo en la salud. Las grasas insaturadas, en particular las poliinsaturadas, son altamente proclives a la peroxidación y a la generación de radicales libres. La peroxidación de grasas y aceites puede ocurrir dentro y fuera del cuerpo.

Los científicos saben que la peroxidación de nuestros cuerpos está relacionada con el desarrollo de muchas formas de cáncer. Los antioxidantes han resultado ser útiles para proteger las grasas poliinsaturadas de la peroxidación, previniendo así el cáncer. En un estudio, por ejemplo, las células del melanoma (cáncer de piel) tratadas con la vitamina antioxidante E mostraron una disminución significativa en la proliferación de células, acompañada por un importante descenso de los niveles de radicales libres y de la peroxidación lipídica.[46]

Los antioxidantes no tienen por qué tomarse oralmente para que sean eficaces. En pruebas con animales se ha demostrado que las aplicaciones tópicas de antioxidantes son útiles a la hora de reducir el riesgo de tumores.[47]

Karen Burke, doctora en medicina del Centro Médico Cabrini de la ciudad de Nueva York, informó que 240 pacientes de cáncer de piel mostraron concentraciones significativamente más bajas de selenio (un mineral antioxidante) en la sangre que los voluntarios del grupo de control sin cáncer de piel. Para determinar la calidad protectora del selenio, realizó pruebas con tres grupos de ratones. Un grupo fue alimentado con un suplemento de selenio, en otro se aplicó a la piel un compuesto de selenio, y un tercer grupo no recibió ningún tratamiento. Todos fueron sometidos a radiación ultravioleta. Los dos grupos tratados mostraron menos daño que aquel que no recibió selenio. Además, ninguno de los animales que habían recibido este mineral oral o tópicamente desarrolló quemaduras con ampollas, pero sí lo hicieron los no tratados. Esto demostró que el selenio protegía a los ácidos grasos de la piel de la radiación UV y reducía el riesgo de cáncer.[48, 49] Este estudio también ilustra que la protección de los efectos de la radiación UV puede obtenerse por la aplicación tanto oral como tópica de un antioxidante.

Enfermedades y radicales libres

Algunas de las afecciones más habituales relacionadas con los radicales libres son:

- Enfermedad del corazón
- Aterosclerosis
- Cáncer
- Derrame cerebral
- Diabetes
- Psoriasis
- Eczema
- Acné
- Artritis
- Edema
- Fatiga crónica
- Venas varicosas
- Hemorroides
- Espasmos
- Prostatitis
- Hipertrofia de la próstata
- Esclerosis múltiple
- Síndrome premenstrual
- Dismenorrea

- Asma
- Fiebre del heno
- Alergias alimentarias
- Flebitis
- Úlceras
- Catarata
- Colitis
- Estreñimiento
- Enfermedad fibroquística de las mamas
- Degeneración macular
- Enfermedad de Alzhéimer
- Párkinson
- Pérdida de memoria
- Senilidad
- Cálculos renales
- Gota
- Depresión
- Insomnio
- Lupus

Varios científicos descubrieron que la clorofila podía detener la formación de radicales libres en los tejidos de la planta. Se halló que los carotenoides, un grupo de pigmentos de planta que actúan como antioxidantes, protegían contra el daño de los radicales libres. El beta-caroteno es el carotenoide mejor conocido. Cuando los investigadores dieron dosis extra de beta-caroteno a los animales descubrieron que tenía un efecto protector importante contra los radicales libres.[50] En voluntarios humanos los carotenoides protegieron la piel contra los efectos perjudiciales de la radiación ultravioleta. Los voluntarios redujeron significativamente su eritema (enrojecimiento de la piel) resultante de la exposición a la radiación UV tras tomar un suplemento de una combinación de carotenoides.[51]

De estudios como los mencionados sabemos que los antioxidantes son eficaces para protegernos de los efectos cancerígenos de los radicales libres. El aceite de coco tiene el efecto contrario de las grasas poliinsaturadas. Numerosas investigaciones han demostrado que los aceites poliinsaturados fomentan el cáncer porque generan grandes cantidades de radicales libres que atacan el ADN de nuestras células.[52] Como el aceite de coco funciona como un antioxidante protector y disminuye la peroxidación, debería ser útil para proteger contra el cáncer. Las grasas saturadas son muy estables químicamente y altamente resistentes a la peroxidación y la ranciedad. Por eso a los fabricantes de alimentos les gusta añadir grasas saturadas a sus productos. Las grasas saturadas ayudan a impedir que las grasas poliinsaturadas se vuelvan rancias. Cuanto más elevado es el contenido de ácidos grasos de una grasa o un aceite, más estable y más efectivo es como antioxidante. El aceite de coco consiste en un 92% de ácidos grasos saturados, lo que supone un porcentaje más elevado que ninguna otra grasa dietética. Esto lo hace extremadamente estable y lo convierte en un antioxidante valioso. Como antioxidante ayuda a proteger contra la peroxidación de grasas insaturadas y todo el daño que causan.

Varios estudios recientes han demostrado que el consumo de grasa poliinsaturada está ligado a la degeneración macular.[53-55] Hace treinta años la diabetes era la causa principal de ceguera y era raro encontrar casos de degeneración macular. Actualmente esta enfermedad ha quintuplicado a la diabetes como causa principal de pérdida de visión. En los Estados Unidos dos terceras partes de quienes se quedan ciegos lo hacen debido a la degeneración macular. La creencia mantenida durante las tres últimas décadas de que los aceites vegetales poliinsaturados eran saludables para el corazón ha llevado a un aumento del consumo de estos aceites en lugar de otras grasas, entre ellas el aceite de coco. La investigación ha demostrado que la enfermedad es el doble de frecuente entre quienes consumen aceites vegetales poliinsaturados que entre quienes no lo hacen. Hay una investigación incluso más convincente en la que se estudia a los pacientes con degeneración macular; el problema de aquellos sujetos que consumían una gran cantidad de aceite vegetal progresaba a una velocidad 3,8 veces superior a la de aquellos que solo ingerían un poco de aceite vegetal. Se demostró que incluso el aceite monoinsaturado incrementaba el riesgo. El riesgo más bajo estaba asociado con las grasas saturadas, y cuanta mayor era la saturación, mejor. Como el aceite de coco es la más altamente saturada de todas las grasas dietéticas, proporciona la mayor protección contra la degeneración macular. El problema con los aceites vegetales es que crean radicales libres que dañan los tejidos delicados de la retina del ojo. El aceite de coco, actuando como antioxidante, protege al ojo de este daño.

Cuando se añaden a la dieta los AGCM, estos han demostrado ser eficaces para reducir los ataques epilépticos en los niños. D.L. Ross, de la Facultad de Medicina de la Universidad de Minnesota descubrió que en un estudio la frecuencia de los ataques disminuía más del 50% en dos tercios de los niños epilépticos durante un periodo de tratamiento de diez semanas.[56]

Una de las causas principales de la piel seca y arrugada que se asocia con el envejecimiento es el daño de los radicales libres. La piel seca está vinculada con los ácidos grasos insaturados. En un estudio se descubrió que la piel seca tenía un contenido de ácidos grasos insaturados superior (60%) al de la piel normal (49%).[57] La decoloración de la piel, como las manchas cutáneas, es asimismo una señal de destrucción por parte de los radicales libres. Podemos ver estos efectos destructivos en la piel, pero el mismo proceso de destrucción ocurre también en el interior del organismo. Si tu cuerpo está envejeciendo por fuera, lo está haciendo también por dentro. Cuanta más grasa insaturada haya en la piel mayor será el grado de los daños ocasionados por los radicales libres y mayor el riesgo de envejecimiento prematuro, arrugas, decoloración y cáncer.

Disminuir el daño de los radicales libres te ayudará a parecer y sentirte más joven a medida que envejeces. El consumo asiduo de aceite de coco contribuirá a que mantengas a raya los radicales libres y a frenar el proceso de envejecimiento.

Alergias e infecciones de los senos nasales

Hace dos días mezclé mitad y mitad de aceite de coco con lágrimas artificiales esterilizadas (H_2O) y las puse en un nebulizador nasal. Increíble. Mis senos nasales estuvieron mejor durante la primera hora y posteriormente. El polen de la ambrosía está en su apogeo justo ahora y estornudaba sin parar. No he vuelto a estornudar desde que me apliqué la mezcla de aceite de coco y H_2O.

DONNA

Había usado el aceite de coco hace unas pocas semanas cuando tuve un terrible resfriado nasal, una tremenda congestión de los senos nasales. Me acordé del viejo remedio de mi padre, que consistía en ponerse una gran cantidad de pomada Vicks Vaporub en la nariz y dejar que se derritiera y llegara a los senos nasales. Decidí probar el aceite de coco en su lugar. Bueno, introduje un dedo lleno en cada fosa nasal y me acosté con la cabeza echada hacia atrás. Se derritió y un poco pasó a la garganta, pero al parecer la mayor parte entró en los senos nasales. Al cabo de una hora empecé a expeler una gran cantidad de mocos de un color repugnante y una consistencia gruesa, de los que me alegré de desprenderme. Tuve que sonarme la nariz muchísimas veces, mientras sentía cómo cambiaba la presión en los senos. El resultado final fue que este aceite de coco realmente alivió la presión. El resfriado desapareció por completo en dos días, y la presión crónica en los senos parece haber disminuido.

L. H.

El uso del aceite de coco puede afectar a la salud de todo el cuerpo y puede resultar útil para prevenir el malestar, entendiendo malestar como una forma de dolencia causada por degeneración, enfermedad, o sensación de salud deficiente que cause molestias en el cuerpo o en la mente. Los radicales libres causan mucho malestar.

Si el aceite de coco actúa como antioxidante protector es obvio que puede ayudar a prevenir o al menos a reducir algunos de los síntomas asociados con los muchos problemas de salud que tienen que ver con los radicales libres.

CÁNCER

Cuando empecé a usar el aceite de coco y a hablarles de él a otros, uno de los efectos que observé es que al aplicarlo tópicamente solucionaba varios problemas de piel. La piel de la gente con bultos duros y costrosos, postillas y lunares se volvía lisa y suave. Incluso las lesiones precancerosas desaparecían con el uso habitual. Un hombre tenía en el cuero cabelludo varias lesiones endurecidas y precancerosas. Las lesiones estaban un poco tiernas, ligeramente inflamadas, y nunca se curaban. Como se hallaban en el cuero cabelludo y básicamente no se veían, el hombre las ignoraba. Pensaba que eran pequeñas llagas y no les prestaba atención. Persistieron durante tres o cuatro años, hasta que se preocupó. Le hice ponerse aceite de coco en las lesiones, siguiendo el procedimiento recomendado por Paul Sorse (ver capítulo 1). En un mes las lesiones se habían curado por completo. He visto resultados parecidos en otros pacientes. Con animales domésticos también funciona. Una mujer que prepara en casa el pienso de sus perros usando aceite de coco dice, «Lo uso para hacerles la comida y se lo añado antes de dársela. He observado una diferencia extraordinaria en su salud, que se ve en sus ojos, en su nivel de energía, en su pelaje. A los dos machos no hace mucho les diagnosticaron cáncer, y ahora ya no lo tienen... ¡Mi veterinario holístico dice que nunca ha visto desaparecer tan rápido un cáncer! A propósito, este mismo veterinario es ahora un creyente en el aceite de coco y lo prescribe habitualmente a todos sus pacientes». En incidencias como estas se ve claramente que el aceite de coco posee propiedades anticancerígenas. La investigación médica respalda esta idea. Varios estudios demuestran los efectos anticancerígenos del aceite de coco, especialmente en lo referente a cánceres de colon, pecho y piel, y posiblemente también de hígado.

Por ejemplo, en un estudio se indujo químicamente el cáncer de colon a un grupo de ratas.[58] Se alimentó a los animales con dietas que contenían diversos tipos de grasa para determinar su influencia en la enfermedad. Entre los aceites que se examinaron están el de maíz, cártamo, oliva, coco fraccionado y coco. El aceite de coco inhibía el desarrollo del cáncer más que ninguna otra de las grasas examinadas. En el colon (intestino grueso) se multiplicaba por diez la diferencia en el desarrollo de tumores entre las ratas que habían recibido aceite de maíz y las que recibieron aceite de coco. Las alimentadas con aceite de coco y de oliva presentaban la menor incidencia de tumores en el intestino delgado. En el grupo del aceite de oliva se daba en un 7% mientras que en los animales alimentados con el aceite de coco no se produjo ningún tumor.

Los efectos anticancerígenos de los AGCM del aceite de coco han sido demostrados también en el cáncer de mama inducido químicamente.[59] Los estudios de L. A. Cohen y sus colegas descubrieron que los animales a los que se les daban AGCM en su dieta no desarrollaban tumores mientras que los alimentados con otros aceites sí lo hacían. Cohen afirmó que no se detectaban efectos promotores de tumores en los animales alimentados con AGCM aunque se les habían administrado potentes sustancias químicas causantes del cáncer de mama.[60]

El aceite de coco también funciona como protector cutáneo. Cuando las sustancias químicas cancerígenas se aplicaban en la piel de los ratones, los tumores se desarrollaban en un periodo de veinte semanas. Sin embargo, cuando se aplicaba aceite de coco con los químicos, los tumores no aparecían.[61]

Los cereales y legumbres almacenados suelen estar contaminados con aflatoxina, una sustancia cancerígena producida por el moho. Se sabe que la aflatoxina causa cáncer de hígado en los animales y se cree que es responsable de la alta incidencia de este tipo de cáncer en África y Asia. El cáncer de hígado es un problema serio en algunas zonas de Filipinas. Se ha descubierto que el maíz, cuya ingesta es elevada en ciertas áreas, es el alimento más contaminado con aflatoxina de los que se consumen en el país. Existe una correlación entre la incidencia del cáncer de hígado y la cantidad de maíz consumido. Quienes comen más maíz tienen también la proporción más alta de cáncer de hígado. El consumo de aceite de coco parece proteger de los efectos cancerígenos de la aflatoxina.[62] En la población de Bicol se da un

Mi lucha contra el cáncer

En 1998, dirigía una empresa de informática en Nueva York. Además, tenía una empresa de Internet en Filipinas y estaba a cargo de una feria muy interesante en Asia también dedicada a Internet (Internet World). Estaba muy ocupada y disfrutaba del trabajo, pero me aseguraba siempre de hacerme la revisión médica de empresa anual (incluyendo la mamografía). En febrero de aquel año los resultados del examen fueron absolutamente satisfactorios.

A los pocos meses empecé a tener una sensación extraña en los pechos. A finales de octubre sentí un dolor agudo. Fui al médico e inmediatamente me transfirieron a un oncólogo para que me hiciera una prueba. Me dijeron que tenía un tipo muy agresivo de cáncer de mama y que debía operarme inmediatamente.

Me quedé conmocionada. Empecé a preguntarme por qué. En mi familia no había un historial de cáncer. ¿Serían los residuos tóxicos de Nueva Jersey, donde había vivido durante los últimos diez años? ¿O sería que estaba estresada en el trabajo y no lo había notado? Pensé que tenía que haber una razón para que la gente contrajera cáncer.

Antes de pasar por la mastectomía quería una segunda opinión. Fui a otro especialista, pero me dijo lo mismo. Seguí buscando un médico que me dijera que todo lo que me hacía falta era una tumorectomía o solo quimioterapia. Por último, el quinto médico me aseguró claramente: «No tienes elección. Ni siquiera sabemos si aún estamos a tiempo de salvarte. Estás en la cuarta etapa, la más grave, tenemos que operarte inmediatamente».

Esa era mi situación, sin cáncer en febrero, y ahora, solo ocho meses más tarde, a las puertas de la muerte con una forma muy agresiva de cáncer de mama. Me sometí a la operación y luego a varios meses de quimioterapia. El cáncer no había desaparecido por completo aunque los médicos afirmaban que estaba bajo control. Por tanto siguieron medicándome.

Decidí volver a visitar Filipinas. Allí tenía una finca que me encantaba y siempre había querido cultivar plantas medicinales. La finca estaba repleta de cocoteros, de los que se extraía copra. Pensé en plantar café bajo los cocoteros y comenzar a cultivar un jardín de hierbas medicinales.

En 2001 empecé a sufrir fuertes dolores de cabeza. Se hicieron tan intensos que sentía como si me estuvieran rompiendo los huesos del cráneo. Acudí a la consulta de mi médico y le dije que quería una radiografía del cráneo.

—Has tenido un accidente? —preguntó.

—No —dije—, pero siento como si tuviera una fractura en el cráneo.

Sonrió.

—¿Cómo sabes que tienes una fractura? Quizá un calmante más fuerte solucione tu problema.

—Sé distinguir la sensación de una fractura —dije—. He tenido varios huesos rotos antes y conozco la sensación.

El médico no volvió a insistir y me hizo una radiografía. Al día siguiente regresé para verlo y en su lugar me encontré con otros siete médicos. Nunca habían visto el tipo de cáncer que yo tenía. Casi la mitad de mi cráneo parecía como un queso que hubiera sido roído por las ratas. Estaba estupefacta. Les pregunté qué probabilidades de sobrevivir tenía. Me contestaron:

—En Filipinas, en esta etapa... ninguna.

Probablemente me quedaban dos meses.

Tomé el siguiente vuelo a los Estados Unidos. Fui a ver a mi médico la misma tarde en que llegué. Los médicos de Manila ya le habían mandado un fax y habían hablado con él acerca de mi estado. Al día siguiente fui al neurocirujano. Hablamos sobre mi enfermedad y fijamos una fecha para la craneotomía. Mi pronóstico era negativo. Ordenó un examen de resonancia magnética, exploraciones TC, exploración ósea, análisis de sangre, etc. Era el mismo cáncer que me había atacado antes con tanta agresividad. Ahora se había propagado hasta el cráneo. La operación se fijó para la mañana siguiente.

El cáncer se encontraba literalmente a un pelo de distancia de la arteria principal del cerebro. Lo malo era que no podrían extirparlo por completo; el 20% estaba en el centro de la parte posterior del cráneo justo sobre la arteria principal. La quimioterapia no había tenido éxito tras la mastectomía de manera que había pocas esperanzas de que ahora pudiera servir para algo. Pero en ese momento era la única esperanza que tenía. Mis probabilidades de sobrevivir eran mínimas. Sabía que tenía que sacar el mayor partido del tiempo que me quedaba. Tras varios meses recuperándome de la operación, regresé a mi finca de Filipinas para visitar a mi familia. Estaba muy débil y lo único que hacía era sentarme en la colina a ver trabajar a los agricultores entre los cocoteros sembrando semillas de café. Sabía que tenía que hacer algo para fortalecer mi sistema inmunitario. Quería plantar un jardín de hierbas. Empecé a investigar qué plantas medicinales debería cultivar que potenciaran mi sistema inmunitario. Pensé en plantar ginseng o balsamina. Incluso me planteé cultivar un arbusto del Amazonas.

Fue entonces cuando me encontré con una investigación sobre el aceite de coco. Leí acerca de experimentos clínicos sobre el sida en Filipinas en los que se usaba este aceite. Llegué a la conclusión de que si podía fortalecer el sistema inmunitario y curar el sida, podría funcionar con mi cáncer.

Empecé tomando de tres a cuatro cucharadas al día más todo lo que usaba para preparar la comida. Lo añadía a la avena por la mañana, lo ponía en el chocolate caliente, cocinaba los alimentos con este aceite. Además, como aperitivo tomaba coco fresco y bebía zumo de coco. En julio mis médicos empezaron a preocuparse. Habían pasado cerca de seis meses. Tenían que supervisar el cáncer que aún quedaba en mi cráneo. Así que tomé un vuelo de regreso a los Estados Unidos. Se quedaron atónitos al ver que la enfermedad había entrado en remisión. Me preguntaron qué había hecho. Les conté que encontré una cura: el aceite virgen de coco. Hoy en día lo sigo usando y ¡sigo sin cáncer!

Pasé mi infancia alrededor de los cocoteros de Filipinas. Mi abuela solía extraer aceite de los cocos frescos, lo mismo que hacían muchos agricultores. Yo nunca lo consumía porque nos dijeron que era una grasa saturada. Queríamos seguir una alimentación sana y por eso usábamos aceite hidrogenado de soja y de maíz. He tenido el aceite de coco a mi alrededor toda la vida. Tuve que pasar por el cáncer y por buscar desesperadamente una cura para redescubrir este aceite milagroso.

JULIE FIGUEROA

consumo inusualmente elevado tanto de coco como de maíz. El coco aparentemente los protege de los efectos de la aflatoxina, porque tienen una incidencia mucho más baja de cáncer de hígado que en otras partes de Filipinas.

Los efectos anticancerígenos de los TCM del aceite de coco fueron demostrados también en otro estudio. El aceite TCM se combinó con aceite de pescado y se suministró a ratas con sarcoma inducido químicamente. El sarcoma es el cáncer de los tejidos conectivos o fibrosos que rodean y sostienen a los órganos. Este estudio reveló que consumir TCM y aceite de pescado inhibía el crecimiento del tumor, lo que se atribuyó a una disminución de la síntesis proteínica de este.[63]

El cáncer puede ser causado por varios factores, como los radicales libres y las sustancias químicas carcinógenas, cuyos efectos aparentemente son mitigados por el aceite de coco. Otra causa conocida del cáncer son los virus. El virus del papiloma humano, por ejemplo, aparece en prácticamente todos los casos de cáncer cervical. Otros virus que pueden estar ligados al cáncer son el virus Epstein-Barr, el citomegalovirus, y el adenovirus. El aceite de coco puede ser útil para prevenir estos cánceres por los efectos antivirales de los AGCM. De esta manera el aceite de coco proporciona otros medios de protección contra el cáncer.

Cada uno de nosotros tiene células cancerígenas en su cuerpo. La razón de que no todos desarrollemos la enfermedad y muramos es que el sistema inmunitario destruye a estas células renegadas antes de que se descontrolen. Siempre que el sistema inmunitario funcione de la manera en que está diseñado, no tenemos que preocuparnos por el cáncer. El doctor Arthur I. Holleb, vicepresidente principal de asuntos médicos de la Sociedad Norteamericana del Cáncer, afirma: «El cáncer solo se desarrolla cuando el sistema inmunitario es incapaz de destruir estas células malignas».[64] En otras palabras, el cáncer solo puede desarrollarse en aquellos individuos cuyos sistemas inmunitarios están tan estresados o debilitados que son incapaces de ofrecer una defensa eficaz. El doctor Holleb no especifica que la eficiencia del sistema inmunitario afecte solo al cáncer de pulmón, o al de mama, o a la leucemia. Se refiere a todos los cánceres, lo que significa que incluso estando expuestos a sustancias carcinógenas, si el sistema inmunitario funciona como es debido, el cáncer no se desarrolla. Por tanto, un sistema inmunitario sano es un elemento clave en la prevención de todas las formas de cáncer.

Como el aceite de coco protege contra el cáncer, algunos investigadores creen que los ácidos grasos de cadena media refuerzan el sistema inmunitario. Witcher y sus colegas examinaron esta hipótesis y descubrieron que la monolaurina, un monoglicérido de ácido láurico, estimula la producción de células sanguíneas blancas, especialmente de células T. Las células T atacan y eliminan cualquier cosa que sea ajena al cuerpo, entre otras las células cancerosas. De este modo, desempeñan un papel significativo en nuestra defensa contra el cáncer.[65]

Otro estudio demuestra que los AGCM pueden ejercer influencia en la composición ácida grasa del tejido tumoral y de las cinéticas de la proteína tumoral inhibiendo el crecimiento del tumor.[66]

Con las evidencias que tenemos hasta ahora sabemos que el aceite de coco actúa como antioxidante protector que detiene la acción destructiva y el efecto promotor del cáncer de los radicales libres. Mejora el sistema inmunitario, que lucha activamente contra estas células renegadas. Parece ser capaz de bloquear el crecimiento descontrolado de las células. Protege además a las células contra los efectos mutagénicos de los carcinógenos. Como el uso del aceite de coco no causa daños, usarlo interna y externamente puede ofrecer una forma segura y eficaz de protegerte contra el cáncer.

ENFERMEDAD DEL HÍGADO

Como antioxidante el aceite de coco puede ofrecer protección no solo contra el cáncer sino contra un conjunto de problemas de salud relacionados con los radicales libres. Por ejemplo, se ha demostrado que los AGCM del aceite de coco impiden la acción destructiva de los radicales libres en el hígado. Un estudio de H. Kono y sus colegas reveló que pueden prevenir lesiones de hígado inducidas por el alcohol inhibiendo la formación de radicales libres.[67] Otros estudios han demostrado también que los ácidos grasos, como los que se encuentran en el aceite de coco, protegen al hígado de los daños de los radicales libres inducidos por el alcohol y de la muerte del tejido; esto indica que el uso del aceite de coco no solo puede prevenir los daños sino incluso rejuvenecer el tejido enfermo. El doctor A. Nanji y otros investigadores han recomendado el uso de ácidos grasos (de aceites tropicales) como tratamiento dietético de la enfermedad hepática alcohólica.[68, 69]

De todos los órganos del cuerpo, el hígado probablemente es el que recibe el mayor beneficio del aceite de coco. El hígado está sometido a un estrés constante, filtrando desechos, neutralizando toxinas, deshaciendo y reconstruyendo grasa y proteínas, almacenando y produciendo energía, y realizando un centenar de funciones distintas. Los gérmenes causantes de enfermedad y los perjudiciales radicales libres atacan constantemente al hígado afectando a su función. Los AGCM del aceite de coco ayudan a aliviar el estrés deteniendo a los radicales libres y eliminando los gérmenes perjudiciales. El aceite de coco también funciona como un agente desintoxicante natural neutralizando los efectos de los venenos. Tomar aceite de coco proporciona un descanso al hígado, reduciendo su carga de trabajo, protegiéndolo de radicales libres y suministrándole la energía que necesita. Recuerda, el hígado usa los AGCM como fuente de combustible para energizar y estimular el metabolismo. Al parecer los TCM mejoran su función.[70]

El aceite de coco también impide que el hígado se obstruya con el colesterol. Las dietas con AGCM bajan significativamente los niveles de colesterol del hígado al compararlas con las que consisten en AGCL. Esto puede sonar contrario a lo que se suele creer, pero los aceites compuestos de AGCL, como el de soja y el de canola, producen un nivel significativamente más alto de colesterol en el hígado que el de coco.[71]

Aunque el consumo de aceites vegetales insaturados está asociado con la disminución de los niveles de colesterol en la sangre, incrementan el colesterol de los tejidos, entre ellos el del hígado. El consumo de aceite vegetal poliinsaturado reduce el colesterol de la sangre. Pero ¿a dónde va el colesterol cuando deja la sangre? No desaparece por arte de magia. Lo que sucede es que se lo saca de la sangre y se lleva a los tejidos. Aunque la sangre puede tener un nivel inferior de colesterol, los tejidos circundantes tendrán un nivel superior. Tomar demasiado aceite vegetal compuesto de AGCL puede obstruir el hígado con colesterol. Por el contrario, los AGCM disminuyen el nivel de colesterol en el hígado. De hecho, tienden a reducirlo en todos los tejidos.[72]

A. B. Awad comparó los efectos de las dietas que contenían un 14% de aceite de coco, un 14% de aceite de cártamo o un 5% de aceite de control (principalmente de soja) sobre la acumulación de colesterol en tejidos de ratas. Las dietas sintéticas tenían un 2% de aceite de maíz añadido con un total de grasa del 16%. La acumulación total de colesterol en los tejidos de los animales sometidos a la dieta de cártamo era seis veces mayor que la de los alimentados con el aceite de coco, y el doble que la de los alimentados con el aceite de control bajo en grasas.[73]

ENFERMEDAD DEL RIÑÓN

Los riñones realizan muchas funciones que son vitales para la salud. La principal es filtrar la sangre y expulsar los productos de desecho. Además, regulan los electrolitos, el pH y la presión sanguínea, y mantienen el equilibrio de los líquidos. A medida que envejecemos la eficiencia de los riñones decrece. Si la función de estos órganos disminuye mucho puede causar una deficiencia renal y la muerte. Por eso, mantener los riñones sanos te ayuda a conservar la salud.

Las pruebas sugieren que el aceite de coco puede ayudarte a proteger los riñones impidiendo que se dañen y a mantenerlos funcionando adecuadamente. En un estudio, por ejemplo, en el que se había inducido deficiencia renal en los animales de la prueba, aquellos a los que se administró aceite de coco tuvieron menos lesiones y de carácter más leve y sobrevivieron durante más tiempo. Los investigadores concluyeron que el aceite de coco tiene un efecto protector en los riñones.[74]

La nefropatía diabética es una forma de enfermedad renal que se da en los diabéticos. La insuficiencia renal es una de las causas principales de fallecimiento en ellos. Cuando los niveles de azúcar no se controlan durante un largo periodo de tiempo, pueden producirse problemas circulatorios, lo que causa daños a los pequeños vasos capilares de los riñones. He visto a diabéticos con problemas de circulación graves obtener un alivio de sus síntomas tras empezar a usar aceite de coco. Si el daño no es excesivamente grave, la recuperación es posible. Si ya se ha producido un daño permanente, el aceite puede impedir que los riñones empeoren.

Selina Sayong conoce los beneficios del aceite de coco. En 1991 sufrió una deficiencia hepática y renal. Se sometió a diálisis durante dos años y tuvo un trasplante en 1994. En 2000 su riñón nuevo fue rechazado. Acudió a otro médico, interesada por las propiedades curativas del aceite de coco. Con su permiso y sabiendo que no la iba a perjudicar en lo más mínimo, la empleó como una especie de conejillo de Indias para comprobar los beneficios del aceite. Comenzó a notar cambios en solo dos semanas, empezando por tener regularidad en las deposiciones (los pacientes de diálisis padecen estreñimiento) y siguiendo con una sensación general de limpieza y desintoxicación. Aunque Selina sigue sometida a diálisis, ahora está llena de vida y de energía. Está tan contenta con su nueva vida que además de trabajar a tiempo completo como asesora de publicidad y *marketing* ha empezado un nuevo negocio vendiendo productos de coco. Como si esto no fuera suficiente para mantenerla ocupada, en su tiempo libre imparte seminarios motivacionales y sobre bienestar. Aunque el aceite de coco no ha podido revertir su daño permanente, le ha aportado la energía y la motivación necesarias para vivir la vida al máximo.

DESINTOXICACIÓN

Estamos expuestos a infinidad de contaminantes y toxinas en el aire que respiramos, en los alimentos que comemos y en el agua que bebemos. Estamos rodeados veinticuatro horas al día de sustancias químicas perjudiciales, tanto naturales como artificiales, así como de gérmenes causantes de enfermedades. Hagamos lo que hagamos no podemos impedir el contacto con todas las sustancias dañinas. Ni podemos impedir que todas las toxinas entren en nuestros cuerpos. Afortunadamente nuestros organismos son capaces de neutralizar y de eliminar una gran cantidad de estas sustancias tóxicas para mantener una buena salud.

Sin embargo, cuando la exposición a las toxinas es alta, lo normal es que se depositen en el cuerpo más rápido de lo que pueden ser eliminadas. Conforme estas toxinas se acumulan, nos envenenan lentamente. El resultado es la degeneración, el envejecimiento prematuro, el malestar y las enfermedades crónicas. El cáncer es un ejemplo perfecto de las consecuencias de la acumulación tóxica. Conforme las sustancias carcinógenas se almacenan en el cuerpo, envenenan las células, haciendo que enfermen o experimenten mutaciones. El resultado es el cáncer.

La acumulación de tóxicos puede afectar a cualquier parte del cuerpo y contribuye a una diversidad de problemas de salud que van desde el asma hasta las infecciones de levadura. Además, las toxinas generan radicales libres que nos sobrecargan todavía más. Cuando las toxinas y los radicales libres se acumulan, el sistema inmunitario se sobrecarga y se vuelve menos eficaz. Nos volvemos más vulnerables a la enfermedad. Surgen molestias, dolores, y problemas crónicos de salud. Por eso es por lo que un buen programa de desintoxicación puede mejorar enormemente la salud general e incluso revertir problemas graves de salud.

Una de las armas de la medicina alternativa es la desintoxicación. Si las toxinas pueden eliminarse del cuerpo, el sistema inmunitario funcionará más eficientemente y mejorará la salud. La mejoría puede ser tan drástica que incluso pueden superarse problemas crónicos o graves de salud.

Hay muchas sustancias naturales que pueden ayudar a limpiar el exceso de toxinas. El aceite de coco es una de ellas. Una de las cosas que oigo a menudo de gente que empieza a añadir aceite de coco a su dieta es que experimentan reacciones de depuración. ¿Por qué tiene el aceite de coco un efecto depurador? Se me ocurren cuatro razones:

1. Los AGCM que contiene destruyen las bacterias, los virus, los hongos y los parásitos causantes de enfermedades. Estos microorganismos no solo causan infección sino que también generan subproductos tóxicos que son carcinógenos o venenosos.

2. El aceite de coco es muy estable químicamente; por eso funciona como antioxidante, protegiendo contra los radicales libres destructivos que las toxinas suelen generar.[75]

3. Los AGCM del aceite de coco son utilizados por el cuerpo como fuente de energía para estimular el metabolismo. Cuando este aumenta, también lo hacen los mecanismos naturales de desintoxicación, reparación y crecimiento. Incluso el sistema inmunitario pasa a un nivel más elevado de eficacia.[76]

4. El aceite de coco neutraliza los efectos perjudiciales de muchas toxinas, entre ellas la letal aflatoxina.[77]

Por razones que aún no entendemos plenamente, el aceite de coco neutraliza o bloquea los efectos perjudiciales de muchas sustancias químicas nocivas. Los estudios demuestran que al dar aceite de coco a los animales expuestos a un conjunto de sustancias químicas carcinógenas diversas se los protege del posible desarrollo de un cáncer.[78] Kono y sus colegas descubrieron que los TCM refuerzan el sistema inmunitario y reducen la inflamación cuando se les administran toxinas a los animales.[79]

Los problemas causados por el ácido glutámico, una neurotoxina que afecta a la función del cerebro y de los nervios, están mitigados por los monoglicéridos del aceite de coco.[80] Este ácido es el componente principal del glutamato monosódico (GMS), un aditivo común en los alimentos. En los animales el ácido glutámico causa lesiones cerebrales y trastornos neuroendocrinos. En los seres humanos puede hacer lo mismo. Algunos de los síntomas asociados con él son los ataques al corazón, el infarto y las irregularidades cardiacas, entre otros.[81]

Reddy y sus colegas alimentaron a ratas con diversos tipos de grasa. El cáncer de colon fue inducido en los animales con la sustancia química azoximetano. El equipo de investigación descubrió que los aceites de maíz y cártamo promovían el desarrollo del cáncer mientras que el aceite de coco lo impedía.[82]

Igualmente Cohen y Thompson descubrieron que el cáncer de mama inducido por el agente químico N-nitrosometilurea fue promovido por el aceite de maíz pero inhibido por una mezcla de 75%

de aceite derivado TCM y un 25% de aceite de maíz. Curiosamente el aceite de maíz promueve el cáncer y sin embargo los TCM de la mezcla eliminaron este efecto negativo y siguieron impidiendo el desarrollo de tumores en los animales de la prueba.[83]

El doctor Lim-Sylianco y sus colegas demostraron los efectos antimutagénicos del aceite de coco contra seis potentes mutacarcinógenos: benzopireno, azaserina, dimetilhidrazina, dimetilnitrosamina, metilmetanosulfonato y tetraciclina. Administrar aceite de coco en bolos o como parte de la dieta protegía a los animales del efecto tóxico de los seis mutágenos. También se llevaron a cabo pruebas de fertilidad y se demostró que el aceite de coco protegía a las hembras de los ratones fertilizadas contra los efectos esterilizantes y abortivos de los carcinógenos. El doctor Lim-Sylianco declaró que el aceite de coco era «fuertemente positivo» contra las seis sustancias químicas.[84, 85]

Los estudios han demostrado que los efectos perjudiciales de las exotoxinas y las endotoxinas (bacterias que producen veneno) pueden también ser neutralizados o reducidos por el uso del aceite de coco y sus monoglicéridos. Los monoglicéridos del aceite de coco se emplean normalmente en el campo de la alimentación y la cosmética para inhibir la producción de exotoxinas producidas por los estreptococos y los estafilococos.[86, 87] Es interesante resaltar que, además de neutralizar estos venenos, los AGCM y sus monoglicéridos son potentes agentes antimicrobianos que pueden destruir tanto a los estreptococos como a los estafilococos, otra ventaja contra las enfermedades infecciosas.

Los monoglicéridos y los AGCM del aceite de coco neutralizan los efectos de estos venenos dentro del cuerpo. Por ejemplo, en un estudio se separó en dos grupos a unos conejillos de Indias. A uno se le dio una mezcla de TCM y aceite de pescado en la dieta. El otro grupo recibió aceite de cártamo. Tras seis semanas con esta dieta, se les inyectó una endotoxina a los animales. El grupo alimentado con aceite de cártamo desarrolló una grave conmoción metabólica y respiratoria. El grupo que recibió los TCM mostró solo ligeros síntomas.[88]

En otro estudio se examinó el efecto protector del aceite de coco en 180 ratas con conmoción de endotoxina *E. coli.*[89] Se separó a los animales en tres grupos iguales. El primer grupo recibió aceite de coco en una proporción del 5% (del total de calorías ingeridas en su dieta diaria); el segundo en una proporción del 20%, y el tercero no recibió aceite de coco y sirvió como control. Tras un mes con esa dieta, los ratones recibieron, oralmente a través de un tubo, una dosis de la endotoxina *E. coli*. Se supervisó el número de supervivientes en intervalos de noventa y seis horas. Los resultados demostraron que las ratas del grupo de control habían tenido solo un promedio de supervivencia de un 48%. Las que recibieron aceite de coco en un 5 y en un 20% del total de calorías presentaban promedios de supervivencia del 77 y el 72% respectivamente. Ambos grupos alcanzaban casi el mismo nivel de supervivencia. Esto indica que incluso una pequeña cantidad de aceite de coco (5% de las calorías) ofrece el mismo grado de protección contra la endotoxina *E. coli* que una cantidad mayor (20% de calorías). En los seres humanos que consumen la dieta habitual de dos mil calorías, un 5% de estas equivaldría aproximadamente a una cucharada de aceite de coco.

Nuestro entorno está lleno de toxinas. La contaminación atmosférica suscita una gran preocupación. No solo estamos expuestos a los escapes de los coches y a la polución de las fábricas sino que incluso el aire de nuestras propias casas puede ser tóxico. Los productos químicos usados en persianas, alfombras, barniz, pintura, cola, insecticidas, etc, y también el moho son contaminantes habituales del aire interior. La contaminación interior puede ser incluso peor que la exterior. Cuando me mudé de mi antigua vivienda a una casa nueva, entendí lo perjudicial que podía ser la contaminación interior. La casa estaba recién pintada y enmoquetada. Acababan de aplicar tinte y barniz a las superficies de madera. La casa olía como una fábrica de cola. Tras vivir en ella durante unos cuantos días, desarrollé un dolor de cabeza crónico, mareos y fatiga constante. Me sentía fatal. Durante la mudanza guardé el aceite de coco, de manera que no había tomado nada durante un par de semanas. Comprendiendo que mis síntomas se debían a las emanaciones tóxicas y conociendo el efecto desintoxicante del aceite de coco, eché un par de cucharadas en una taza de infusión caliente. En un par de horas se me despejó la cabeza y empecé lentamente a recuperar la energía. Al día siguiente me sentía estupendamente. Tras esta experiencia me aseguré de no saltarme mi dosis diaria de aceite de coco.

Los estudios sugieren que el aceite de coco puede ofrecer protección contra varias toxinas naturales y artificiales de nuestro entorno. Mi propia experiencia personal parece verificar esto. Por esta razón puede ser una ayuda valiosa como medio de desintoxicar y limpiar. Usar aceite de coco habitualmente puede ayudar a neutralizar muchas de las toxinas perjudiciales a las que estamos expuestos cada día. La experiencia ha demostrado que los efectos desintoxicantes del aceite de coco pueden ser tan potentes que es capaz de causar intensas reacciones depurativas en algunos individuos. Este tema se tratará más a fondo en el capítulo 7.

LA VITAMINA DEL SOL

Vivimos en la oscuridad, por así decirlo. Los médicos nos recomiendan que evitemos el sol a toda costa porque causa cáncer de piel. Nuestro miedo a esta temible enfermedad nos ha apartado del sol. Nos han enseñado a salir corriendo y cubrirnos cada vez que asoma la cabeza. Nos pasamos la mayor parte del tiempo protegidos bajo techo. Cuando salimos al exterior, nos aconsejan que cubramos cada trozo de piel y que nos embadurnemos de protector solar, cubriendo cada célula para protegerla de los terribles rayos del sol. Nos han contado que la radiación UV produce cáncer. En los Estados Unidos se diagnostica anualmente cerca de un millón de casos de cáncer de piel. La forma más mortal de cáncer de piel, el melanoma, es diagnosticada anualmente a alrededor de 55.000 estadounidense. Suena terrible. No es de extrañar que le tengamos miedo al sol.

Toxinas mitigadas por el aceite de coco

Los estudios han demostrado que el aceite de coco mitiga o bloquea los efectos nocivos de muchas toxinas, entre ellas las siguientes:

- Etanol
- Dimetilnitrosamina
- Ácido glutámico/GMS
- Metilmetanosulfonato
- N-nitrosometilurea
- Tetraciclina
- Azoximetano
- Estreptococos endotoxina/exotoxina

- Benzopireno estafilococos endotoxina/exotoxina
- Azaserina
- E. coli endotoxina
- Dimetilbenzoantraceno
- Aflatoxina
- Dimetilhidrazina

Lo creas o no, en realidad las radiaciones ultravioleta te benefician, al menos con moderación. Aunque pueden favorecer el desarrollo del cáncer tomadas en exceso, a niveles razonables te ayudan a protegerte de esta enfermedad. De hecho, alejarte del sol aumenta tus probabilidades de contraer cáncer. La mayoría de los casos de melanoma se producen en la espalda y en las piernas, áreas que normalmente están protegidas del sol. La cara, las manos y los brazos, que reciben la mayor parte de la exposición al sol, son los puntos en los que es menos probable desarrollar un melanoma.

Un estudio llevado a cabo por la Marina estadounidense comparó el riesgo de melanoma según las diferentes ocupaciones. Se descubrió que quienes trabajaban a cubierto tenían la incidencia más elevada de melanoma, mientras que quienes trabajan al menos parte del tiempo al aire libre presentaban el promedio más bajo. Además, un promedio superior de melanoma se daba en el tronco, cubierto de ropa, en lugar de en la cabeza y los brazos, que tenían más probabilidades de estar expuestos a la luz solar. Los autores del estudio declararon que la localización de los melanomas sugería una función *protectora* en la exposición habitual a la luz del sol.[90] La luz solar parece ofrecer

Desintoxicación

Soy enfermera y tengo un centro alternativo de bienestar natural en Misuri. Utilizo el aceite de coco como producto fundamental para todos mis clientes. Es uno de los suplementos más potentes con los que he trabajado (llevo treinta años en el mundo de las artes curativas y veinte en el de los enfoques naturales) y he descubierto que funciona de maravilla con todos los tipos sanguíneos y en todo tipo de cuerpos. Mi única advertencia es que es muy potente y tiene la capacidad de desintoxicar el cuerpo rápidamente. Unos pocos de mis clientes han tenido que empezar tomando una cucharadita y a partir de ahí ir subiendo la dosis debido a una reacción de desintoxicación más intensa de la que querían experimentar. La mayoría de los pacientes con los que trabajo consumen de tres a cuatro cucharadas al día con resultados sorprendentes desde el principio en la mejora del sistema inmunitario, nivel de energía, estabilización del nivel de azúcar en la sangre, mejoría de la función tiroidea, adelgazamiento, mayor claridad mental y una mejoría de la estabilidad emocional y mental. Además de ser un suplemento maravilloso, es un alimento básico que debería remplazar a todos los aceites con los que uno cocina. ¡No conozco ningún otro producto que abarque tantos aspectos, y que además sepa tan bien!

MARIE

protección no solo contra el melanoma sino contra todos los tipos de cáncer. Los estudios han demostrado que reduce el riesgo de al menos diecisiete tipos de cáncer, entre ellos el de pecho, colon, recto, pulmón y próstata.

La luz solar, además de protegernos del cáncer, tiene una gran influencia en otros aspectos de nuestra salud. Uno de sus principales beneficios, más específicamente los de la luz ultravioleta, es la producción de vitamina D. A esta vitamina se la suele llamar la vitamina del sol porque se fabrica en nuestros cuerpos cuando la luz ultravioleta llega a nuestra piel. Debido al miedo que le tenemos a la luz solar y al cáncer de piel, se estima que hasta un 70% de los estadounidenses tienen deficiencia de vitamina D. Esto es grave porque esta vitamina influye en nuestra salud de muchas formas.

Durante décadas se ha sabido que la vitamina D es esencial para metabolizar el calcio y necesaria para el crecimiento y desarrollo adecuados de los huesos. Sin una cantidad apropiada de vitamina D los huesos se vuelven finos, tiernos y deformes. Los niños que sufren de deficiencia de esta vitamina desarrollan raquitismo. Los huesos no calcifican normalmente y pueden volverse tan débiles que se deforman con el peso del cuerpo. Las piernas arqueadas son características de este trastorno. En los adultos a esta afección se la llama osteomalacia. Los síntomas son dolor en la pelvis, la zona lumbar y las piernas, y propensión a las fracturas. La osteoporosis y el dolor en la zona lumbar que actualmente son habituales en nuestra sociedad pueden ser una señal de advertencia de deficiencia de vitamina D.

Recientemente la investigación médica ha identificado muchos problemas de salud asociados a la deficiencia de vitamina D. Entre ellos:

- Cáncer
- Enfermedad cardiovascular
- Hipertensión
- Esclerosis múltiple
- Diabetes
- Osteoporosis

- Artritis
- Dolor muscular y de espalda
- Enfermedad inflamatoria del intestino
- Psoriasis
- Enfermedad autoinmune

Estas no son relaciones casuales. Las investigaciones demuestran, por ejemplo, que la vitamina D puede reducir el riesgo de cáncer de colon y el de diabetes tipo I en un 80% y la esclerosis múltiple en un 40%. Esto es significativo. El mero hecho de recibir más luz solar y más rayos ultravioleta puede disminuir tus probabilidades de desarrollar estas enfermedades y ayudarte a mejorar o a eliminar totalmente los síntomas si ya están presentes.

La vitamina D es una de las razones principales por las que la luz del sol ofrece protección contra el cáncer. Modera el crecimiento celular y frena la proliferación celular hiperactiva, ayudando así a mantener el cáncer bajo control.[91] La deficiencia de vitamina D está también asociada con la deficiencia de insulina y la resistencia a la insulina.[92-94] Es un factor principal del desarrollo de la diabetes tipo I en los niños.[95] Como su deficiencia favorece la resistencia a la insulina, puede ser también una causa de la diabetes tipo II. La resistencia a la insulina, la hipertensión y la inflamación crónica son factores principales de riesgo para la enfermedad cardiovascular, y cada uno de ellos puede estar causado por una deficiencia de vitamina D. Pienso que puedes lograr un grado de protección mucho mayor contra la enfermedad cardiovascular simplemente exponiéndote de forma habitual al sol de la que obtendrías supervisando tus niveles de colesterol y tomando fármacos para reducirlo. Y el sol no te cuesta nada.

Entre las fuentes dietéticas de vitamina D están los huevos, el pescado, las vísceras y la grasa animal. La vitamina D se almacena en la grasa de los animales que están expuestos al sol. Con la excepción de la grasa de pescado, el aceite de hígado de bacalao y la manteca de cerdo, la vitamina D de los alimentos es muy pequeña y sería difícil conseguir una cantidad adecuada basándonos solo en las fuentes alimenticias. La luz del sol es esencial. Puedes conseguir toda la vitamina D que necesitas del sol. De hecho, es la mejor fuente.

El mejor momento para exponerse al sol es entre las diez de la mañana y las cuatro de la tarde. Este es el periodo en el que la luz ultravioleta, que estimula la producción de vitamina D, está en su mayor intensidad. En las horas anteriores o posteriores se reduce drásticamente la exposición a la luz ultravioleta. Esta se filtra a través de la atmósfera. Cuanta más atmósfera tiene que atravesar la luz ultravioleta, más se debilita. Por la mañana temprano y en las últimas horas de la tarde llega tan poca luz ultravioleta a la Tierra que básicamente no se crea nada de vitamina D.

Asimismo, en invierno el sol puede estar en un ángulo que hace que poca luz ultravioleta alcance la superficie terrestre. Por debajo de los 35° latitud (0° es el ecuador), el sol se encuentra en un ángulo en que la síntesis de la vitamina D puede darse durante todo el año. Sin embargo, por encima de los 35° el ángulo del sol es tan oblicuo durante los meses de invierno que la mayor parte, si no toda, de la luz ultravioleta es absorbida por la atmósfera, lo que reduce o impide por completo la producción de vitamina D en la piel. Por ejemplo, los estadounidenses de Boston (42° N), los canadienses de Edmonton, (52° N) y los finlandeses de Helsinki, (61° N) no pueden producir suficientes cantidades de vitamina D en su piel durante cuatro, cinco y seis meses respectivamente.

La recomendación general de quince a veinte minutos al día de exposición directa al sol en la cara y en los brazos es suficiente para producir de 200 a 400 IU de vitamina D, lo que satisface la cantidad diaria recomendada. Esto es suficiente para prevenir el raquitismo, pero no para muchas de las demás enfermedades asociadas con la deficiencia de vitamina D. Los investigadores están recomendando ahora que consigamos un mínimo de 1.000 IU y un máximo de 2.000 IU al día.

Obtener de 1.000 a 2.000 IU al día requeriría de treinta a sesenta minutos o más al sol exponiendo tanta piel como sea posible. El tiempo necesario variaría dependiendo de la hora del día, la época del año, la latitud, la altitud y el clima. Como expliqué antes, el mejor momento es a mediodía. En invierno tienes que exponerte más que en verano. Cuanto mayor sea la elevación del lugar en el que te encuentres, mayor será la intensidad del sol y más luz ultravioleta recibirás. Las nubes bloquearán los rayos ultravioleta. Necesitas una exposición directa al sol al aire libre. Sentarte en un lugar soleado cubierto no sirve. Los cristales filtran y eliminan la luz ultravioleta, que es esencial para la síntesis de la vitamina D.

Puedes complementar lo que obtienes del sol con alimentos o con suplementos dietéticos. El aceite de hígado de bacalao es una de las fuentes más ricas de vitamina D pero no te conviene obtenerla toda de esta fuente porque también contiene una gran cantidad de vitamina A. Mucha vitamina A puede ser tóxica. De hecho, mucha vitamina

D también puede ser tóxica. Por eso debes tener cuidado con cuánta consumes de los suplementos.

No tienes que preocuparte de obtener demasiada vitamina D del sol. Quienes toman el sol pueden obtener toda la luz solar que necesitan en veinte o treinta minutos. Nuestros cuerpos tienen un sistema autorregulable que limita la cantidad que fabrica, que es 20.000 IU. Esto es más de lo que el cuerpo necesita en un día pero el exceso se almacena para los días lluviosos. Puedes conseguir toda esta cantidad exponiendo por completo al sol todo tu cuerpo en el verano durante una o dos horas. En invierno puede ser imposible conseguir incluso la cantidad diaria necesaria por mucho que te expongas al sol. Quienes tienen la piel oscura fabrican menos vitamina D. Necesitarían tres horas de exposición al sol para conseguir el mismo efecto que una persona de piel clara consigue en treinta minutos.

Tomar mucho el sol no te hará daño siempre y cuando no te quemes ni te pongas demasiado rojo. Las quemaduras de sol dañan la piel y promueven el cáncer, por eso es mejor que evites la exposición excesiva. Lamentablemente, no es fácil percatarse de que has tenido bastante hasta que ya es tarde. Los bronceadores no son la solución. Los que cuentan con un factor de protección de ocho como mínimo bloquean el 94% de los rayos ultravioleta, impidiendo así la síntesis de la vitamina D. Algunos estudios demuestran que las sustancias químicas presentes en estas cremas pueden promover el cáncer; por tanto, más que ayudar, podrían estar perjudicando.

Los tipos de grasa que comemos afectan a cómo responden nuestros cuerpos a la luz solar. Las grasas de la dieta están incorporadas en los tejidos de la piel. Las poliinsaturadas se oxidan fácilmente con la luz solar, causando reacciones destructivas de los radicales libres que inician el proceso cancerígeno. Quienes comen gran cantidad de aceites poliinsaturados son más proclives a las quemaduras solares y el cáncer de piel.

La asimilación y la utilización de la vitamina D también resultan afectadas por la ingesta de grasa dietética. Tanto las grasas poliinsaturadas como las monoinsaturadas disminuyen el vínculo de la vitamina D a las proteínas que se le asocian y por tanto hacen que la vitamina resulte menos aprovechable para su utilización en el cuerpo.[96] De hecho, las grasas insaturadas como los aceites de soja y canola fomentan la deficiencia de vitamina D. Las grasas saturadas como el aceite de coco no tienen este efecto. Así que si quieres obtener el máximo beneficio de tomar el sol, el aceite de coco debería ser la fuente principal de grasa en tu dieta.

EQUILIBRIO ÁCIDO-ALCALINO

Uno de los requerimientos para la buena salud es el mantenimiento del equilibrio ácido-alcalino o pH de los líquidos del cuerpo. La mayoría de los líquidos corporales tienen un pH neutral o casi neutral. La sangre, por ejemplo, es ligeramente alcalina. Los líquidos del estómago son una excepción. En este órgano los jugos son fuertemente ácidos, algo esencial para realizar una digestión adecuada. Si los ácidos gástricos no fueran lo bastante fuertes, incluso en un grado mínimo, el cuerpo no podría digerir o asimilar determinados alimentos. Del mismo modo, si el pH sanguíneo varía mínimamente, todas las funciones corporales podrían resultar afectadas, dando lugar a enfermedades. Debido a la importancia de mantener el pH a niveles normales, el cuerpo se esfuerza constantemente en mantener un equilibrio ácido-alcalino.

Nuestras dietas afectan al pH del cuerpo. Algunos alimentos tienen un efecto acidificante y otros un efecto alcalinizante. Unos cuantos son neutrales. El equilibrio de nuestro pH y consecuentemente nuestro estado de salud, depende en gran medida de los tipos de alimentos que consumimos.

Cuando el alimento está completamente metabolizado en el organismo, deja un residuo parecido a la ceniza. Este residuo tiene un efecto acidificante, alcalinizante o neutral en la composición química corporal. Los alimentos que contienen cantidades elevadas de minerales acidificantes, como el azufre, el cloro, el nitrógeno y el fósforo,

Molestias y dolores

No podía imaginar que el aceite virgen de coco me ayudaría con mi bursitis de cadera, ¡pero en menos de una semana el nivel del dolor disminuyó enormemente! Me dolía tanto que tomaba cuatro pastillas de ibuprofeno cada cuatro o cinco horas. Por la noche solo podía dormir sobre un lado y me hacía daño. Tuve que usar una almohadilla térmica para aliviarme un poco y poder dormir. Ahora he dejado las pastillas y la almohadilla térmica.

GERRI

El dolor que tenía en el hombro por dormir sobre un lado más de dos horas prácticamente ha desaparecido. El dolor al estirar el brazo cruzando el pecho, que he tenido durante al menos diez años, ha DESAPARECIDO. Es sorprendente.

ROGER

Tengo lo que hace un año y medio me diagnosticaron como un disco degenerativo en la zona lumbar. Un hueso montado sobre otro que era tan doloroso que tenía que dormir sobre una almohadilla térmica todas las noches, y tenía problemas al sentarme y al tumbarme. Estar de pie era lo único que me aliviaba. El fisioterapeuta no me ayudó. Los calmantes me sirvieron, pero el médico no me renovó la receta; dijo que la cirugía sería el último recurso, de manera que lo mejor que podía hacer era aprender a vivir con esto y cambiar mi estilo de vida. Empecé a usar aceite de coco y hace aproximadamente un mes el dolor empezó a disminuir y ahora prácticamente no me duele nada.

ROX

Durante varios meses he estado sintiendo un poco de dolor con hinchazón en una de las rodillas. Tras obtener aceite de coco extraído a presión, empecé a tomar dos cucharaditas al día para ver cómo podía reaccionar. También me froto la rodilla con el aceite de coco extraído a presión y desde hace dos o tres días no he sentido ningún dolor ni hinchazón en esa rodilla.

CHRIS

Mi marido ha recuperado el uso completo de los hombros y han dejado de dolerle las articulaciones por primera vez en doce años. Toma de una a dos cucharadas de aceite de coco en el café cada mañana. Ha perdido casi siete kilos y sintió un incremento de energía desde el primer día en que lo tomó.

BELINDA

tienen un efecto acidificante. Los alimentos ricos en minerales alcalinizantes, como el sodio, el calcio, el potasio y el magnesio, tienen un
efecto alcalinizante. Un alimento puede tener un gusto ácido, como
el limón o el tomate, y sin embargo provocar un efecto alcalinizante
en el cuerpo. Esto es así porque los alimentos que contienen minerales alcalinizantes dejan un residuo de ceniza alcalina al metabolizarse.

La mayor parte de todas las frutas y verduras frescas tienen un
efecto alcalinizante. Los alimentos ricos en proteínas, en particular
la carne, poseen un efecto acidificante. Los productos preparados
o «comida rápida» suelen ser también acidificantes porque con frecuencia el procesamiento al que se les somete elimina minerales alcalinizantes y añade otros que son acidificantes. La consecuencia es que
la alimentación occidental tradicional con pocos alimentos frescos y
mucha carne y alimentos preparados es acidificante.

Un cuerpo excesivamente ácido crea un entorno interno altamente susceptible al desarrollo de cáncer, artritis, psoriasis, fatiga
crónica, fibromialgia y muchos otros problemas degenerativos de salud. Muchos profesionales de la salud creen que el incremento de la
incidencia de estas enfermedades en el siglo pasado se debe principalmente a una alimentación demasiado ácida.

El coco integral se considera un alimento alcalinizante.[97] Las nueces, almendras, avellanas, cacahuetes y casi todos los demás frutos secos son acidificantes.

En general, se considera que las grasas y los aceites tienen un
efecto neutral sobre el pH del cuerpo porque cuando se han metabolizado no dejan un residuo ácido o alcalino parecido a la ceniza. Sin
embargo, influyen en el pH. Las grasas poliinsaturadas son muy inestables y se oxidan con facilidad. Por esta razón agotan las reservas de
antioxidantes del cuerpo y generan un alto nivel de radicales libres.
Esto ha sido demostrado claramente en numerosos estudios.[98-102] Los
radicales libres promueven la acidez en el interior del organismo. Por
tanto, las grasas poliinsaturadas tienen un efecto general acidificante.

Las grasas monoinsaturadas como el aceite de oliva son menos propensas a la oxidación y a la generación de radicales libres que las poliinsaturadas y, por tanto, tienen un efecto bastante neutral en el pH. El aceite de coco, al ser muy estable y altamente resistente a la oxidación, ayuda a proteger contra la generación de radicales libres. Protege a otros aceites de la oxidación, reduciendo así sus efectos acidificantes. Además, mejora la absorción por parte del cuerpo de calcio y magnesio, ambos minerales alcalinizantes. Por consiguiente, el aceite de coco tiene un efecto alcalinizante en el cuerpo, al igual que la pulpa y la leche de coco.

UN TÓNICO PARA LA SALUD

A menudo oigo testimonios de cómo el aceite de coco ha ayudado a la gente a perder el exceso de peso, incrementar la energía, mejorar la digestión, recuperarse de enfermedades estacionales, etc. Sé que es beneficioso para estas afecciones porque existen estudios médicos publicados que ofrecen un fundamento científico para respaldarlos. Cuando empecé a aprender acerca de los poderes curativos del aceite de coco, me sorprendía oír las declaraciones de pacientes que afirmaban que habían encontrado alivio para afecciones como la artritis, el dolor de espalda, la fibromialgia, los dolores de cabeza, la irritabilidad, el insomnio, el síndrome premenstrual y otros muchos problemas para los que aún no existen investigaciones médicas que respalden la eficacia del aceite. Al principio no sabía cómo interpretar esto. Pensé que quizá se trataba del efecto placebo y que era solo una cuestión mental. Pero había muchísima gente que afirmaba haber encontrado alivio para las mismas afecciones. Conforme seguía estudiando los efectos del coco sobre la salud he descubierto con el transcurso de los años una explicación razonable y científica a por qué la gente encuentra alivio para esa gran variedad de problemas.

El aceite de coco actúa sobre la causa raíz de muchos problemas de salud. Si la causa se elimina, todos los síntomas asociados con ella desaparecerán también. La mayor parte de los malestares de los que

Equilibrio hormonal

Llevo dos meses tomando aceite de coco. Lo que he observado en relación con las menstruaciones anteriores es que esta no fue tan dolorosa. Normalmente me siento cansada, malhumorada e irritable más o menos un día antes de que me llegue el periodo, y esta vez no he tenido ningún síntoma de aviso.

MARTHA

Tengo que decir que he visto varios cambios muy agradables durante las últimas dos semanas desde que empecé a tomar el aceite virgen de coco. He dejado de tener el síndrome premenstrual. Esto para mí es increíble, ya que por lo general ovulo muy pronto (alrededor del décimo día) y luego tengo el síndrome premenstrual durante dos semanas. Justo en estos momentos debería estar afectándome, y sin embargo no siento nada, ¡NADA! Estoy durmiendo toda la noche, mi piel está mejor, el nivel de energía elevado. Además estoy perdiendo peso (o al menos centímetros): con pantalones que hace dos o tres semanas no podía ponerme me siento cómoda ahora mismo.

TERESA

nos quejamos son solo síntomas de una enfermedad subyacente. Por ejemplo, la función tiroidea baja puede ser la causa raíz de docenas de problemas habituales de salud que van desde la fatiga crónica hasta el síndrome premenstrual. Las infecciones de grado menor pueden provocar afecciones tan variadas como la fatiga crónica, el cáncer, y la enfermedad cardiovascular. Del mismo modo, los trastornos digestivos, el nivel de antioxidantes, la acumulación de tóxicos, el nivel de vitamina D y el equilibrio ácido-alcalino pueden influir en nuestra salud de múltiples maneras y ser la raíz de muchos problemas. El aceite de coco parece tener la capacidad única de normalizar la función corporal. Por ejemplo, si alguien tiene exceso de peso, puede ayudarla a perder grasa corporal excesiva; si la persona está excesivamente delgada, puede ayudarla a engordar. El aceite de coco intensifica el metabolismo y si lo consumes a altas horas de la noche puede proporcionarte tanta energía que tendrás dificultades para dormir. Sin embargo, mucha gente que padece de insomnio afirma que desde que empezó a usarlo

---

Fibromialgia

Sufro una fibromialgia muy dolorosa desde hace unos quince años, por eso llevo un par de meses usando aceite virgen de coco y no tengo ningún dolor, ¡ninguno! Y un montón más de energía. Y mi piel nunca ha tenido tan buen aspecto.

DANNE

El aceite de coco es lo único que me ha ayudado con la fibromialgia. Estaba bastante enferma cuando empecé a tomarlo, y se lo recomiendo a todo el mundo que tenga dolor corporal de cualquier tipo o solo para desarrollar la inmunidad. Diría que comencé a tener efectos positivos con tres cucharadas al día.

EILEEN

---

duerme mejor. También afecta a las hormonas. La función tiroidea, por ejemplo, mejora. Quienes tienen una función tiroidea baja experimentan un aumento del metabolismo. No obstante, quienes tienen una tiroides hiperactiva (el metabolismo es muy elevado) no experimentan un incremento de la actividad tiroidea. El sistema hormonal no va muy lejos en una dirección ni en la otra, va hacia donde debería estar en un equilibrio apropiado. En los mayores puede hacer retroceder los efectos de la edad, haciéndoles sentir más jóvenes. De hecho, muchos han declarado la inversión de cambios hormonales relacionados con la edad. La menopausia se revierte. Las funciones corporales se revitalizan. Para algunos es como una fuente de juventud. Como el aceite de coco puede influir favorablemente sobre una gran variedad de enfermedades y como además es inocuo incluso en grandes dosis, puede llamarse con propiedad «tónico para la salud». Sea cual sea tu estado de salud, el aceite de coco puede beneficiarte. No es extraño que haya sido usado con éxito en la medicina tradicional durante generaciones y que a la palmera del coco se la reverencie como «el árbol de la vida». Por estas razones muchos lo consideran el aceite más sano de la Tierra.

Capítulo

4

JUICIO AL ACEITE DE COCO

En años recientes ha vuelto a resurgir el interés por el aceite de coco. Muchos médicos y también gente no relacionada con el mundo de la medicina están empezando a afirmar ahora que el aceite de coco es una de las grasas «buenas» y que no fomenta la enfermedad cardiovascular. Durante las últimas tres décadas este aceite ha sido injustamente acusado de ser una grasa saturada que obstruye las arterias. Muchos, entre ellos gran parte de los medios de comunicación, aún siguen criticándolo ciegamente. Como consecuencia la gente está confusa. ¿Es bueno o es malo? ¿Cuál es la verdad? Va siendo hora de despejar la confusión y dejar las cosas claras.

Si te acusaran de cometer un asesinato, esperarías recibir un juicio justo. Tanto la acusación como la defensa presentarían sus pruebas. Tras escuchar las pruebas, un juez imparcial decidiría si eres culpable o inocente. Esta es la manera justa de determinar la verdad del asunto. Si te negaran un abogado defensor y solo se permitiera a la acusación exponer su caso, el juicio sería unilateral y serías declarado culpable y condenado. Llevarías durante toda tu vida la etiqueta de asesino. Ese juicio sería injusto y la *verdad* no se sabría nunca. El aceite de coco ha sido víctima de esa clase de juicio. Ha sido acusado de asesinato por causar ataques al corazón a víctimas inocentes. Hasta ahora mismo el aceite de coco no ha tenido un juicio justo. Solo ha hablado la acusación. Ha llegado el momento de que la defensa intervenga.

Repasemos brevemente las «pruebas» usadas para demostrar la acusación de que el aceite de coco fomenta la enfermedad cardiovascular. Podemos plantearnos esto como un tribunal en el que se juzga al aceite de coco acusándolo de provocar la enfermedad cardiovascular. Para probar dicha acusación, los hechos deben ser irrefutables o tan abrumadores que han de convencer a un jurado más allá de toda duda razonable. Recuerda, el acusado siempre es *inocente* hasta que se demuestre que es *culpable*. En este caso tú eres el jurado. Veamos cómo se sostienen las pruebas contra el aceite de coco.

En este «juicio» primero la acusación presentará sus pruebas, y a esto le seguirá la réplica de la defensa. Para evitar el sesgo, las afirmaciones carentes de fundamento o los comentarios de gente sin conocimientos, las únicas pruebas aceptadas en este juicio serán las investigaciones publicadas, los datos históricos y los testimonios de testigos fiables.

Una vez que se hayan presentado todas las pruebas de cada parte, se hará una breve exposición resumida. Tras esto vendrá el veredicto.

LAS GRASAS SATURADAS Y EL COLESTEROL
Acusación

El aceite de coco está compuesto principalmente de ácidos grasos saturados. De hecho el 92% de los ácidos grasos del aceite de coco son saturados, lo que lo convierte en la grasa alimenticia con un nivel de saturación más alto. Se ha demostrado que las grasas saturadas elevan el colesterol, un factor reconocido de riesgo para la enfermedad cardiovascular. Por tanto, el aceite de coco incrementa los riesgos de contraer una enfermedad cardiovascular.

Defensa

Es verdad que algunas grasas saturadas elevan el colesterol de la sangre, pero el aceite natural de coco, cuando se usa en una dieta normal, no tiene un efecto negativo sobre el colesterol. Este descubrimiento ha sido descrito de modo consistente en varias investigaciones durante las últimas cuatro décadas. Ya en el año 1959, Hashim y sus colegas demostraron que añadir aceite de coco hasta formar un máximo del 21% de las calorías diarias en las dietas de hombres hipercolesterolémicos (con un nivel alto de colesterol) *no* elevaba sus niveles totales de colesterol.[1] Por el contrario, el colesterol de la sangre de los sujetos *bajaba* en una media de un 29%. Esto, ciertamente, no es un efecto elevador del colesterol.

Es significativo el hecho de que el 21% de la ingesta total de calorías de los participantes en el estudio procediera del aceite de coco. La Asociación Norteamericana del Corazón afirma que debemos limitar el total de la ingesta de grasa a un 30% de las calorías ingeridas y no más de 10% debería proceder de las grasas saturadas. Sin embargo, estos sujetos recibieron un 21% de aceite de coco altamente saturado, y aun así sus niveles de colesterol en la sangre bajaron.

Bierenbaum y sus colegas obtuvieron resultados parecidos. Durante cinco años siguieron a 100 hombres con un historial documentado de enfermedad cardiovascular. Durante este tiempo su consumo de grasa fue restringido al 28% del total de calorías. Los sujetos fueron divididos en dos grupos de tratamiento y un grupo de control. Uno de los grupos de tratamiento recibían una mezcla de un 14% de aceite de maíz y un 14% de cártamo, y el otro una mezcla de un 14% de aceite de coco y un 14% de cacahuete. Al final de los cinco años ambos grupos tenían un nivel de colesterol total *más bajo* que cuando empezaron y más bajo que el grupo de control, que no había recibido ningún tratamiento.[2]

Prior y sus colegas midieron los niveles de colesterol de la totalidad de las poblaciones de dos islas polinesias. Eligieron estas islas por su elevado consumo de coco. Hasta el 50% de sus calorías diarias procedía del aceite de coco. Incluso con este nivel tan extraordinariamente alto de aceite de coco en su dieta no tenían niveles elevados de colesterol.[3]

Un repaso a la bibliografía médica revela muchas investigaciones que indican que el aceite natural, consumido de manera habitual como parte de la dieta cotidiana, no tiene un efecto adverso en los niveles de colesterol.[4-7]

EL COLESTEROL EN LAS INVESTIGACIONES CON ANIMALES
Acusación

Hay estudios que demuestran que el aceite de coco eleva los niveles de colesterol. La bibliografía médica describe muchas investigaciones sobre los efectos del aumento de colesterol en conejos, pollos y otros animales.[8]

De hecho, los investigadores usan este aceite para inducir hipercolesterolemia (colesterol alto) en los animales empleados en la investigación médica.

Defensa

Con frecuencia se juzga al aceite de coco como hipercolesterolémico basándose en las investigaciones con animales. Ciertamente, muchas investigaciones con animales demuestran que alimentarlos con aceite de coco tiene el efecto de elevar el colesterol. Sin embargo, existen varios problemas en relación con estas investigaciones.

En la mayoría de ellas los animales no reciben una alimentación natural sino preparaciones de laboratorio. Estas preparaciones contienen una mezcla de grasas, proteínas, almidón, azúcar, fibra y otros componentes con objeto de manipular y controlar la dieta. Algunos de estos componentes, como la grasa y el azúcar, pueden constituir una gran parte de la dieta, mucha más de lo que el animal obtendría comiendo alimentos naturales. Cuando empiezas a alimentar a los animales con dietas artificiales, puede suceder cualquier cosa, y esto no es un reflejo fidedigno de lo que ocurre en el mundo real.

Otro problema es que no siempre puedes usar los estudios con animales como ejemplos de la fisiología humana. Lo que sucede en el laboratorio con los animales que comen alimentos experimentales no siempre puede extrapolarse a los seres humanos que ingieren una alimentación natural. Los animales procesan, digieren y metabolizan los alimentos de una manera distinta a la de los humanos. Cuando los conejos, que son herbívoros, son alimentados con productos cárnicos, colesterol o grasas saturadas, no puedes esperar que su reacción sea la misma que la de los seres humanos, que son omnívoros y tienen una fisiología que les permite digerir el colesterol y las grasas saturadas. Por ejemplo, se piensa que en los seres humanos, los aceites de pescado ricos en ácidos grasos omega-3 proporcionan una protección contra la enfermedad cardiovascular. Sin embargo, en los hámsteres elevan el colesterol en comparación con el aceite de coco.[9] Si extrapolaras este resultado a los seres humanos, significaría que los aceites de pescado, comparados con el de coco, promueven la enfermedad cardiovascular porque son hipercolesterolémicos. Si quieres inducir un nivel elevado de colesterol en un hámster, aliméntalo con aceite de pescado, pero ¿eso significa que el aceite de pescado eleva el colesterol o el riesgo de enfermedad cardiovascular en los seres humanos? No necesariamente. De manera que no puedes decir que el aceite de coco provoca niveles altos de colesterol en los seres humanos porque lo haya hecho en un conejo o en un pollo.

Otro problema frecuente en muchas investigaciones con animales es que el aceite de coco que se usa no es natural. Es aceite de coco *hidrogenado*. Cualquier resultado que obtengas usando aceite de coco hidrogenado no refleja la reacción que lograrías con aceite de coco natural sin adulterar.

EL COLESTROL EN LAS INVESTIGACIONES CON SERES HUMANOS
Acusación

Hay muchos estudios realizados con sujetos humanos que también demuestran el efecto hipercolesterolémico del aceite de coco.

Ahrens y sus colegas realizaron una de las primeras investigaciones que documentan los efectos del aceite de coco en el colesterol de la sangre en 1957.[10] Ahrens proporcionó una alimentación controlada a nativos bantús del sur de África. Los sujetos recibían 100 g (media taza) de una de las grasas de una dieta mixta. Descubrió que el aceite de coco elevaba los niveles de colesterol mientras que el de maíz los bajaba. Este fue el experimento que desató la alarma contra el aceite de coco. Desde entonces muchas investigaciones han respaldado los descubrimientos de Ahrens.

Defensa

La investigación de Ahrens tiene un defecto grave, que se ha repetido en otros estudios que respaldan la idea de que el aceite de coco eleva el colesterol total en los seres humanos. El problema es que Ahrens no usó aceite de coco natural. Usó aceite *hidrogenado* de coco. Cada uno de los sujetos consumía media taza de aceite hidrogenado de coco diariamente. No es de extrañar que sus niveles de colesterol se elevaran. *Todos* los aceites vegetales hidrogenados elevan el colesterol, entre ellos los de soja y maíz. Por eso estas investigaciones *no* prueban que el aceite de coco, el aceite natural de coco que no está hidrogenado, contribuya al desarrollo de la enfermedad cardiovascular.

La hidrogenación es un proceso por el que los ácidos grasos insaturados son transformados en ácidos grasos más saturados. A través de la hidrogenación los ácidos grasos insaturados pueden volverse altamente saturados. El problema con este proceso es que cuando los aceites vegetales (entre ellos el de coco) son hidrogenados, muchos de los ácidos grasos se transforman en los artificiales ácidos grasos trans, que son ajenos al cuerpo y causan toda clase de problemas de salud. Todos los aceites vegetales hidrogenados contienen ácidos grasos trans. Ahora disponemos de una enorme cantidad de investigaciones que demuestran que los aceites hidrogenados de cualquier procedencia incrementan el riesgo de desarrollar una enfermedad cardiovascular.[11, 12]

Los estudios sugieren que el riesgo de enfermedad cardiovascular se incrementa más por el consumo de aceites hidrogenados que por el consumo de cualquier otro tipo de grasa.[13] De Roos y sus colegas demostraron que el consumo de aceite de palmiste, que es muy parecido al de coco, reduce el riesgo de enfermedad cardiovascular comparado con el aceite hidrogenado de soja.[14] Incluso recomienda el uso de aceites tropicales como una alternativa más segura a los aceites hidrogenados.

ATEROSCLEROSIS Y DEFICIENCIA DE ÁCIDOS GRASOS ESENCIALES

Acusación

Ahrens y otros investigadores descubrieron en estudios realizados con seres humanos y con animales que la alimentación con aceite de coco no solo eleva el colesterol sino que además causa aterosclerosis. Estos estudios ofrecen pruebas de que el coco es hipercolesterolémico y aterogénico (causa el endurecimiento de las arterias) y, por tanto, contribuye al desarrollo de la enfermedad cardiovascular.

Defensa

De nuevo, no podemos confiar en estas investigaciones porque en todas ellas se empleó aceite hidrogenado de coco, no aceite de coco natural. Otro problema muy serio que tenían muchos de los primeros estudios realizados sobre el aceite de coco es que los investigadores solían dar a los animales de las pruebas una alimentación carente por completo de ácidos grasos esenciales (AGE). Como resultado, los animales enfermaban gravemente debido a la deficiencia de AGE. Se interpretó erróneamente que esta enfermedad era causada por el aceite de coco.

Los investigadores proporcionaban a los animales una alimentación en la que la única fuente de grasa era el aceite hidrogenado de coco. El aceite de coco tiene una pequeña proporción de AGE, solo el 2,5%. Cuando se hidrogena, estos ácidos grasos esenciales son destruidos, dejando al aceite carente por completo de ellos. Cuando los animales de las pruebas reciben durante un periodo de tiempo una alimentación en la que no están presentes todos los AGE, la consecuencia es que enferman. Entre los síntomas asociados con la deficiencia de ácidos grasos esenciales figuran el colesterol alto y la aterosclerosis (endurecimiento de las arterias). La deficiencia de ácidos grasos esenciales puede ser provocada por *cualquier* aceite hidrogenado, entre ellos los aceites vegetales poliinsaturados, cuando este constituye la fuente única de grasa de la dieta.[15] La deficiencia de ácidos grasos esenciales es incluso más perjudicial para las arterias que los ácidos grasos trans que aparecen en los aceites hidrogenados.

El daño causado por la deficiencia de AGE no tiene ninguna relación con el aceite de coco. Este hecho fue demostrado claramente por Morin y sus colegas. Realizó una prueba con dos grupos de ratas. Un grupo recibió una dieta sin grasas carente de ácidos grasos esenciales. El otro fue alimentado con una dieta que contenía una cantidad adecuada de ácidos grasos esenciales. Tras dieciséis semanas ambos grupos recibieron una misma dieta que contenía aceite de coco hidrogenado como fuente única de grasa. Todos los animales que inicialmente fueron alimentados con la dieta deficiente en AGE al principio de la investigación desarrollaron aterosclerosis de la arteria coronaria. Sin embargo, ninguna de las ratas que recibieron los ácidos grasos esenciales al principio de la investigación la desarrollaron, ni siquiera tras consumir aceite hidrogenado de coco.[16] Si el aceite de coco causara aterosclerosis, ambos grupos habrían sufrido esta enfermedad.

En otra investigación unos perros recibieron el 16% de su dieta, basándose en el peso, en forma de aceite hidrogenado de coco al que se había añadido un 5% de colesterol. Todos ellos desarrollaron una aterosclerosis grave. Un segundo grupo de perros fue alimentado con una dieta idéntica excepto que un 4% del aceite hidrogenado de coco fue reemplazado por aceite de cártamo, que aportó una pequeña cantidad de ácidos grasos esenciales. Los investigadores declararon que el segundo grupo de perros quedó completamente protegido del proceso aterogénico. Obviamente el aceite de coco no causó la aterosclerosis en el primer grupo. La causa de la aterogenicidad se atribuyó a la deficiencia de ácidos grasos esenciales.[17]

Gradualmente, conforme iban tomando conciencia de las deficiencias de ácidos grasos esenciales, los investigadores trataron de corregir el problema. Sin embargo, en lugar de utilizar aceite de coco natural, que contiene una pequeña cantidad de ácidos grasos esenciales, siguieron empleando aceite de coco hidrogenado pero añadiendo una pequeña cantidad de aceite poliinsaturado a las dietas de las pruebas. Las diferencias entre ácidos grasos cis (normales) y ácidos grasos trans (transformados) no fueron reconocidas a nivel general durante muchos años. Ahora los investigadores usan a propósito aceite hidrogenado de coco para inducir una deficiencia de AGE en las pruebas con animales.[18]

Tras años de usar aceite hidrogenado de coco en la investigación sobre el colesterol, el aceite natural de coco, no hidrogenado, se ha ganado una mala reputación inmerecida. Estas investigaciones inadecuadas suelen citarse como «prueba» de que el aceite de coco causa enfermedad cardiovascular o al menos contribuye a ella. Incluso ahora se sigue usando el aceite hidrogenado en muchos estudios, lo que continúa enturbiando el asunto y causando confusión. La mayoría de los investigadores lo hacen a propósito para inducir un efecto elevador del colesterol al evaluar otros parámetros dietéticos. No tienen que usar aceite hidrogenado de coco. Pueden optar por el de soja o el de cártamo y dependiendo del grado de hidrogenación pueden conseguir los mismos efectos elevadores del colesterol y aterogénicos. Generalmente se prefiere el aceite hidrogenado de coco porque sus TCM, más pequeños, tienden a combinar mejor con las dietas de las pruebas.

Con frecuencia los estudios no especifican si los investigadores usaron aceite de coco hidrogenado o natural. Este descuido causaba más problemas en el pasado, cuando no se sabía que la diferencia era importante. En investigaciones más antiguas si no se especificaba lo contrario, probablemente se había usado aceite hidrogenado. Incluso cuando los autores indicaban si empleaban aceite de coco hidrogenado o no hidrogenado en una investigación, si leías solo las conclusiones no podías saber cuál se usó porque con frecuencia no se recogía esta información. Tendrías que leer el artículo entero para descubrirlo.

ACEITE DE COCO FRACCIONADO
Acusación

Incluso las investigaciones que no utilizan aceites hidrogenados sugieren que el aceite de coco es hipercolesterolémico. Cuando los ácidos grasos saturados individuales del aceite de coco se evalúan, con frecuencia muestran un efecto elevador del colesterol. Por ejemplo, investigadores de la Universidad de Texas Southwestern han demostrado en estudios con seres humanos que al suministrar aceite TCM a los voluntarios se elevaba su nivel de colesterol LDL (colesterol malo).[19] El aceite TCM está compuesto enteramente de ácido cáprico y ácido caprílico, dos ácidos grasos saturados de cadena media del aceite de coco. Los investigadores llegaron a la conclusión de que su estudio indica que los triglicéridos de cadena media afectan negativamente al colesterol, al contrario que estudios previos que indicaban que no lo afecta.

Defensa

No podemos decir que el aceite de coco tenga un efecto elevador del colesterol basándonos solo en la evaluación de uno o dos ácidos grasos. Como el aceite hidrogenado, el aceite TCM no es lo mismo que el aceite natural de coco. El aceite TCM es aceite fraccionado de coco. Es artificial y contiene solo dos ácidos grasos (caprílico y cáprico). El aceite de coco natural contiene al menos once ácidos grasos diferentes. La mayoría de ellos son de cadena media, pero también hay ácidos grasos de cadena corta y larga, así como ácido oleico (un ácido graso monoinsaturado) y ácido linoleico (un ácido graso poliinsaturado esencial). Cuando el aceite TCM se usa como única grasa alimenticia en la dieta de una prueba, también puede producir unos efectos que no sean los deseables, lo mismo que el aceite hidrogenado de coco.

El estudio citado anteriormente, como muchos otros, es inadecuado. Analizaba a 9 hombres de mediana edad con un nivel ligeramente elevado de colesterol. Tenían que someterse a una dieta *baja en grasas*, que había sido preparada y controlada meticulosamente en una sala metabólica del Centro Médico para Veteranos de Dallas. Se examinaba a los sujetos cada tres semanas. El aceite TCM era la única grasa añadida a la dieta baja en grasas. La comida en sí contenía muy poca grasa, de manera que el aceite TCM suplía esencialmente todas las grasas de la alimentación de los participantes. Este tipo de aceite, como el hidrogenado, carece por completo de ácidos grasos esenciales. Por tanto, los resultados no fueron ninguna sorpresa cuando se elevó el colesterol LDL, porque dicha dieta provocaba los síntomas de la deficiencia de ácidos esenciales.

Los resultados que se obtuvieron eran contrarios a los de muchos otros estudios, que habían sido diseñados para evitar el problema de la deficiencia de AGE. En realidad, cuando en una dieta con un nivel alto de TCM están presentes los ácidos grasos poliinsaturados esenciales, disminuye el riesgo de enfermedad cardiovascular. Calabrese y otros han demostrado que cuando se añade aceite TCM a una dieta normal que proporciona los ácidos grasos esenciales adecuados, tiene un efecto favorable en los lípidos de la sangre y reduce el riesgo general cardiovascular.[20] Ni siquiera las grandes cantidades de TCM en la dieta son perjudiciales cuando se incluyen los AGE adecuados. De hecho, son beneficiosas. Bourque y sus colegas demostraron que una dieta que contenga hasta un 50% de grasa de triglicéridos de cadena media *disminuye* el riesgo cardiovascular.[21]

LA HIPERCOLESTEROLEMIA ES RELATIVA
Acusación
Cuando comparas el aceite de coco con el resto de los aceites vegetales, es el que tiene el efecto más perjudicial sobre el colesterol

de la sangre. Incluso el aceite de coco natural es hipercolesterolémico comparado con los otros.

Defensa

Muchos estudios sobre el colesterol han comparado el aceite de coco *natural* con los otros aceites vegetales. La forma en que los autores de estos estudios enuncian sus resultados a menudo provoca malentendidos y confusión. Los aceites dietéticos suelen ser etiquetados como «hipercolesterolémicos», que significa que elevan el colesterol, o «hipocolesterolémico», que significa que bajan el colesterol.

El aceite de coco se suele decir que es *hipercolesterolémico* en *comparación* con los aceites poliinsaturados. La palabra clave aquí es «comparación». Los estudios que supuestamente demuestran que el aceite de coco tiene un efecto hipercolesterolémico en realidad demuestran que el aceite no era tan eficiente a la hora de bajar el colesterol sérico como lo eran los aceites vegetales poliinsaturados con los que es comparado.

Por ejemplo, si vieras a una persona que mide 1,82, dirías que es alta porque está por encima de la media de altura. Sin embargo, en comparación con la mayoría de los jugadores de baloncesto profesional, muchos de los cuales miden más de 2 metros, alguien de 1,82 sería considerado bajo. Si estuviera en un equipo profesional de baloncesto, lo considerarían «bajito». Sin embargo, el hecho de que sea más bajo que unos cuantos no le hace bajo. Sigue siendo más alto que la media.

Veamos el aceite de oliva. El aceite de oliva tiene un efecto reductor del colesterol. El de cártamo tiene un mayor efecto reductor del colesterol que el de oliva. Podemos decir que, en comparación con el aceite de cártamo, el de oliva tiene un efecto elevador del colesterol. Esta afirmación haría que pareciera que el aceite de oliva aumenta el colesterol de la sangre cuando en realidad no es así.

La misma situación se produce con el aceite de coco en relación con otros aceites vegetales en lo que al colesterol total se refiere. Se dice que el aceite de coco es *hipercolesterolémico* (eleva el colesterol) solamente en comparación con los aceites poliinsaturados. Sin embargo, al compararlo con otras grasas saturadas y aceites vegetales hidrogenados, que elevan el colesterol sérico, el de coco es *hipocolesterolémico* (baja el colesterol). La verdad es que el aceite de coco no es ninguna de las dos cosas. Por lo general tiene poco efecto en el colesterol total de los seres humanos.

FACTORES DE RIESGO DE ENFERMEDAD CARDIOVASCULAR
Acusación

Ciertas investigaciones realizadas con seres humanos sugieren que el aceite de coco natural incrementa el colesterol total de la sangre. Por ejemplo, Ng y sus colegas suministraron aceite de coco a un grupo de voluntarios y el colesterol total se incrementó hasta un 17%.[22] Tholstrup y sus colegas declararon un aumento de 16,2 mg/dl cuando el aceite de palmiste, que es muy parecido al de coco, se añadió a las dietas de los voluntarios.[23] Según estas investigaciones, el consumo de aceite de coco incrementa el colesterol total, y por tanto aumenta el riesgo de desarrollar una enfermedad cardiovascular.

Defensa

El aceite de coco puede tener efectos ligeramente variables sobre el colesterol total. Las investigaciones citadas por la acusación muestran que parece elevar el colesterol de la sangre. Otras, algunas de ellas citadas anteriormente, han mostrado un descenso. En general, los efectos sobre el colesterol total son neutrales.

Las investigaciones que muestran un efecto aparentemente negativo son erróneas. Cuando evaluamos *todos* los datos de los estudios vistos con anterioridad, descubrimos que el aceite de coco y el aceite de palmiste tienen un efecto general positivo sobre el colesterol. Aunque el colesterol total puede incrementarse, este incremento es debido principalmente a un aumento del colesterol HDL, el colesterol bueno que *reduce* el riesgo de enfermedades cardiovasculares.

La medición del colesterol total comprende el colesterol HDL (bueno) y el LDL (malo). Si desconocemos qué proporción del colesterol total corresponde al HDL y cuál al LDL, realmente no sabemos cuál es nuestro riesgo de desarrollar una enfermedad cardiovascular. Una medida mucho más exacta del riesgo de enfermedad cardiovascular es la de la tasa de colesterol (colesterol total/HDL). Puedes tener un colesterol total alto pero un riesgo de enfermedad cardiovascular bajo si presentas una tasa baja de colesterol. Así, una persona con una lectura de colesterol total de, por ejemplo, 240 (que se considera alta) puede tener un riesgo más bajo que otra con un colesterol total de 200 (considerado normal) porque la primera tiene más colesterol HDL y una tasa de colesterol inferior. Las investigaciones de Ng y Tholstrup citadas por la acusación muestran que aunque el aceite de coco incrementó el total de colesterol en los voluntarios, también aumentó el HDL y bajó la tasa de colesterol, ¡reduciendo así el riesgo de enfermedad cardiovascular!

En el estudio de Ng la tasa de colesterol disminuyó de 2,51 a 2,42. En el de Tholstrup, de 3,08 a 2,69. Ambos estudios muestran un cambio favorable. La tasa de colesterol se considera un indicador mucho más preciso del riesgo de enfermedad cardiovascular que el colesterol total; por tanto, el aceite de coco no tiene un efecto negativo sobre los niveles de colesterol.

En realidad aquí los niveles de colesterol no tienen sentido. No prueban nada. Incluso si el coco elevara el nivel de colesterol de la sangre, eso no probaría que provocó la enfermedad cardiovascular. ¿Por qué? Porque en contra de lo que se suele pensar, el colesterol alto en la sangre no *causa* la enfermedad cardiovascular. Si el colesterol alto ocasionara infartos, todo el que tuviera el colesterol alto sufriría una enfermedad cardiovascular y moriría de ataques cardiacos o infartos. Pero no es así. Mucha gente con niveles de colesterol bastante superiores a 240 no presenta síntomas ni señales de enfermedad cardiovascular alguna y lleva una vida activa y saludable. Por otra parte, al menos un tercio de quienes sufren un ataque al corazón muestran niveles de colesterol normales o por debajo de lo normal.

Los médicos no saben exactamente qué causa la enfermedad cardiovascular. Si lo supieran, harían algo para detenerlo. Pero la enfermedad cardiovascular es nuestro asesino número uno y sigue atacando con fuerza. No lo hemos detenido a pesar de la educación sobre el colesterol, las dietas bajas en grasas, los fármacos para reducir el colesterol y todas las maravillas de la ciencia médica.

La creencia de que el colesterol causa la enfermedad cardiovascular es un concepto erróneo común perpetuado en gran medida por la industria farmacéutica y alimentaria para impulsar la venta de alimentos bajos en grasa y medicamentos para reducir el colesterol.

La verdad es que el colesterol es solo un marcador o «factor de riesgo» para la enfermedad cardiaca. Otros factores de riesgo son fumar, la edad, la presión sanguínea, la falta de ejercicio y la diabetes. Incluso el sexo lo es, ya que los hombres tienen mayores tasas de enfermedad cardiovascular, pero eso no significa que ser hombre *cause* dicha enfermedad. Ninguno de estos factores de riesgo origina necesariamente la enfermedad cardiovascular. Su presencia solo indica un incremento del riesgo o la probabilidad de contraerla. Mucha gente cree que el colesterol tiene poco o ningún efecto en la enfermedad del corazón y es meramente un testigo inocente. Es como ir al lugar donde se cometió un delito. Solo porque los policías estén allí no significa que ellos lo cometieran. De manera que una medición del nivel de colesterol total de la sangre no puede considerarse una prueba.

Lo verdaderamente importante aquí no es cómo afecta el coco al colesterol sino si esto causa la enfermedad cardiovascular. Recuerda que no se está juzgando al aceite de coco por sus efectos sobre el colesterol, se le está juzgando por provocar la enfermedad cardiovascular. Incluso si eleva el colesterol, eso no significa que sea culpable de causar la enfermedad cardiovascular.

Todas las pruebas proporcionadas hasta ahora contra el aceite de coco se basaban en los niveles de colesterol. Este enfoque ha sido improductivo ya que no hay pruebas suficientes para demostrar un efecto negativo sobre el colesterol.

Prácticamente la única manera de probar que el aceite de coco causa la enfermedad cardiovascular es ver si quienes lo consumen sufren más de arterias obstruidas y ataques al corazón. Me gustaría ver si la acusación ofrece alguna prueba real que demuestre que el aceite de coco es origen de la enfermedad cardiovascular.

TASAS DE MORTALIDAD POR ENFERMEDAD CARDIOVASCULAR

Acusación

Las investigaciones indican que quienes comen más grasas saturadas tienen las tasas superiores de mortalidad por enfermedad cardiovascular. Ancel Keys demostró en su investigación que cuanta más grasa consumía la gente más elevada era su tasa de mortalidad por esta enfermedad.[24]

Defensa

No podemos comparar el aceite de coco con otras grasas, ni siquiera con las saturadas, porque no son lo mismo. Los estudios en poblaciones demuestran que quienes consumen aceite de coco como parte de su alimentación diaria tienen una menor incidencia de enfermedades cardiovasculares. De hecho, quienes más lo consumen son los que presentan los menores índices de enfermedades cardiovasculares del mundo. En Filipinas, por ejemplo, el coco y el aceite de coco son alimentos básicos en la dieta de mucha gente. La tasa de mortalidad por enfermedad cardiovascular en este país es una de las más bajas, incluso menor que la de Japón, con la esperanza de vida más alta de todo el primer mundo. La región de Bicol, en Filipinas, tiene el consumo más alto de coco del país y la tasa más baja de mortalidad por enfermedades cardiovasculares.[25] En Sri Lanka, donde el aceite de coco ha sido tradicionalmente la grasa dietética predominante, la tasa de mortalidad debida a la enfermedad vascular ha sido solo de 1 persona por cada 100.000.[26] El mismo patrón se observa en Tailandia, Indonesia, Fiji y otras comunidades del mundo donde se consume coco. Los estudios en poblaciones muestran claramente que el consumo de aceite de coco no contribuye a la enfermedad cardiovascular.

Según la acusación, si el coco provoca la enfermedad cardiovascular, cualquier población que ingiera grandes cantidades tendrá una alta tasa de mortalidad por este motivo. Desafío a la acusación a que me muestre una población así.

Acusación

La enfermedad cardiovascular ha ido aumentando por todo el mundo incluso en los países en donde se cultiva el coco.

Defensa

La razón de que esto sea así es que el consumo de aceite de coco ha ido disminuyendo en todo el mundo debido a la creencia errónea de que contribuye al desarrollo de la enfermedad cardiovascular. Ha aumentado el consumo de aceite vegetal procesado y de aceite hidrogenado. Aunque las tasas de enfermedades cardiovasculares en lugares como Filipinas se han incrementado, los efectos se ven más en los habitantes de las zonas urbanas, que comen una gran cantidad de alimentos importados, entre ellos aceites vegetales procesados. En conjunto, la tasa de mortalidad por enfermedades cardiovasculares en Filipinas sigue siendo bastante más baja que en los Estados Unidos y en la mayor parte de Europa. Mientras esta población consuma aceite de coco como su fuente principal de grasas, esa tasa de mortalidad permanecerá relativamente baja.

TESTIMONIO DE TESTIGOS EXPERTOS
Juez

¿La acusación desea aportar más pruebas?

Acusación

Tenemos a numerosos profesionales de la medicina, facultativos y científicos, que pueden testificar que el aceite de coco contribuye a la enfermedad cardiovascular. Recomiendan consumir de forma habitual aceites vegetales poliinsaturados como parte de una dieta saludable para el corazón y evitar las grasas saturadas, particularmente el aceite de coco. Como profesionales del cuidado de la salud sus opiniones son altamente respetadas.

Defensa

El problema con los testigos de la acusación es que no son expertos en bioquímica de los lípidos y tampoco tienen experiencia clínica o de laboratorio trabajando con el aceite natural de coco. Como la mayoría de quienes se dedican a la profesión médica, sus opiniones están influenciadas por estudios inadecuados que usan aceite hidrogenado de coco. La mayoría de los médicos saben poco, o nada, acerca de los TCM y su efecto en la fisiología humana. Gran parte de ellos ni siquiera sabe que hay más de un tipo de grasas saturadas. Los médicos reciben muy poca formación sobre dietas y nutrición en la facultad y, por tanto, no son expertos en este campo. Por estas razones no se consideran testigos expertos de los aspectos del aceite de coco relativos a la salud.

Juez

¿La defensa desea aportar más pruebas?

Defensa

Sí. Nos gustaría llamar a varios testigos expertos, investigadores de los lípidos y médicos, que tienen una experiencia directa con el aceite de coco natural en la investigación con seres humanos. Estos hombres y mujeres han estudiado los efectos de este aceite como parte de una alimentación natural. Dejaremos que cada uno de ellos realice una declaración:

Los seres humanos tienden a consumir mezclas de grasas; sin embargo, en muy raras ocasiones se han examinado como mezclas los lípidos alimenticios. Los primeros experimentos con animales tienen un valor limitado porque estos animales desarrollaron una deficiencia de ácidos grasos esenciales. Esto se podría haber evitado alimentándolos con mezclas de grasas, ya que la interacción de diversos ácidos grasos puede no ser solamente aditiva. En las escasas pruebas de aceite de coco como parte de una dieta de mezcla de grasas, no se observó una reacción hipercolesterolémica... Históricamente se ha creado una mala impresión del aceite de coco, y por tanto, hay que educar a la comunidad científica sobre su verdadero proceso metabólico y su efecto en la aterogénesis.

> GEORGE L. BLACKBURN, doctor en medicina; EDWARD A. MASCIOLI, médico; MARILYN KOWALCHUK, cirujana; VIGEN K. BABAYAN, doctor; BRUCE R. BISTRIAN, doctor en medicina. Equipo de investigación de la Facultad de Medicina de Harvard, Boston

Los estudios de población demuestran que el aceite de coco dietético no provoca un colesterol sérico elevado ni una tasa elevada de mortalidad o morbilidad por enfermedad coronaria.

> HANS KAUNITZ, doctor en medicina y profesor clínico de patología de la Facultad de Medicina y Cirugía de la Universidad de Columbia

Los datos epidemiológicos no muestran ningún efecto colesterogénico o aterogénico provocado por el consumo elevado de aceite de coco en las poblaciones humanas. No hay ninguna evidencia de que quienes consumen coco sufran de enfermedad cardiovascular como consecuencia del aceite de coco. De hecho, incluso parece que los consumidores de aceite de coco tienen tasas de enfermedad cardiovascular inferiores a las de quienes no lo consumen. Ciertamente, el aceite de coco parece aumentar los niveles de HDL (colesterol bueno) para mantener la proporción LDL/HDL convenientemente baja.

CONRADO S. DAYRIT, doctor en medicina, profesor emérito, Facultad de Medicina de la Universidad de Filipinas

Lo que contribuye a la producción de colesterol en el hígado son los ácidos grasos de cadena larga presentes en los productos lácteos y animales; a este respecto el aceite de coco se considera un aceite neutral. Ni incrementa el nivel de colesterol sérico ni reduce el nivel de colesterol sérico.

D. P. ATUKORALE, doctor en medicina

El coco se emplea extensamente en la alimentación de muchos lugares del mundo. Estas poblaciones están en los países en desarrollo, donde la enfermedad coronaria es infrecuente o excepcional.

IAN A. PRIOR, doctor en medicina

La incorporación del aceite de coco en la dieta aumentará los niveles de lipoproteínas de alta densidad (HDL) en la sangre. Como sabes, el HDL es el complejo formado por el colesterol bueno y debería ser alto mientras que el LDL debería ser bajo. Es una buena idea emplear aceite de coco y mantequilla de coco para cocinar.

LASZLO I. BELENYESSY,
doctor en medicina

Acusación

Viendo que los testigos de la defensa están cualificados y tienen una amplia experiencia en bioquímica de los lípidos y en investigación relacionada con el consumo de aceite de coco, no tenemos más preguntas.

ALEGATOS FINALES
Acusación

La mayoría de los profesionales de la medicina son de la opinión de que las grasas saturadas elevan el colesterol de la sangre y promueven la aterosclerosis y la enfermedad cardiovascular. Entre todas las grasas dietéticas, el aceite de coco es la que presenta el contenido de grasas saturadas más elevado. Por tanto, por su naturaleza debería tener un efecto negativo en el colesterol. Como el colesterol es un factor de riesgo conocido para la enfermedad cardiovascular, el consumo de aceite de coco promueve, si no causa, el desarrollo de esta enfermedad.

Defensa

La acusación acaba de hacer el típico razonamiento por el que la mayoría de la gente cree equivocadamente que el aceite de coco provoca enfermedades cardiovasculares.

Es verdad que el aceite de coco contiene un nivel elevado de grasa saturada, pero esta grasa saturada consiste predominantemente en TCM. Los triglicéridos de cadena media son procesados y metabolizados por el cuerpo humano de manera distinta a otras grasas saturadas, y por tanto no tienen el mismo efecto que otras grasas. Los TCM se transforman en AGCM y son usados por el organismo como fuente de combustible para producir energía. No se almacenan en lipoproteínas (por ejemplo, colesterol VLDL y LDL) en la medida en que lo hacen otras muchas grasas ni, como ellas, circulan por la corriente sanguínea. Por tanto, no elevan el colesterol de la sangre ni causan aterosclerosis.

Las investigaciones del pasado que le han dado una mala reputación al aceite de coco eran inadecuadas o estaban malinterpretadas. Los estudios con animales no son fiables porque el metabolismo de la grasa en ellos es con frecuencia muy diferente del de los seres humanos. Tanto los estudios con animales como con seres humanos usaban con frecuencia aceite hidrogenado de coco; por ese motivo, no son fiables, porque los ácidos grasos trans de cualquier fuente elevan el colesterol. Se reconoce a los aceites vegetales hidrogenados como una amenaza mayor que las grasas saturadas en lo referente a promover la enfermedad cardiovascular. Las dietas donde el aceite hidrogenado o fraccionado es la única fuente de grasa ocasionan una deficiencia de ácidos grasos esenciales que se caracteriza por un colesterol elevado y por la formación de aterosclerosis. Al compararlo con otros aceites vegetales, el de coco ha sido etiquetado como hipercolesterolémico porque no disminuye el colesterol de la sangre tanto como esos otros aceites. Eso no significa que tenga un verdadero efecto hipercolesterolémico, solo un efecto relativo en comparación con los otros aceites vegetales. Incluso si el aceite de coco elevara el colesterol, esto no probaría que causa la enfermedad cardiovascular. Los estudios sugieren que el aceite de coco incrementa el colesterol HDL al tiempo que baja la proporción de colesterol, reduciendo así el riesgo de enfermedad cardiovascular.

Los estudios con seres humanos que emplean el aceite natural de coco como parte de una dieta normal no muestran efectos adversos sobre el colesterol de la sangre. Las poblaciones que consumen cantidades significativas de aceite de coco en sus dietas diarias presentan tasas bajas de enfermedad cardiovascular.

Finalmente, los testimonios de los testigos expertos han coincidido con la defensa para proclamar la inocencia del aceite.

¿Hay suficientes pruebas para demostrar que el aceite de coco causa enfermedad cardiovascular? A juzgar por las pruebas presentadas, no las hay. Las investigaciones usadas por la acusación son todas inadecuadas o malinterpretadas. Es más, la acusación no ha encontrado una sola población en todo el mundo que dependa del coco o del aceite de coco para su alimentación diaria que tenga una alta incidencia de enfermedad cardiovascular. Cuando consideramos todos los hechos, no hay absolutamente ninguna prueba real de que el consumo de aceite de coco cause la enfermedad cardiaca o contribuya a ella de alguna manera.

CULPABLE O INOCENTE

Juez

Has visto las pruebas contra el aceite de coco. Como jurado debes decidir si es culpable de causar la enfermedad cardiovascular o no. Ten presente que en un tribunal se presume siempre inocente al acusado hasta que se demuestre lo contrario. ¿Hay suficiente evidencia contra el aceite de coco para probar que es culpable? Tú decides.

De las pruebas presentadas anteriormente, debería ser obvio que no hay evidencia lo bastante creíble para declarar culpable al aceite de coco de ser una grasa mortalmente obstructora de las arterias, como con frecuencia se ha considerado. Como verás en el siguiente capítulo, el aceite de coco no solo es inocente de causar la enfermedad cardiovascular sino que en realidad protege contra ella. El alimento que ha sido condenado durante tantos años como causante de la enfermedad cardiovascular en realidad ayuda a prevenirla.

Colesterol

Tras cinco meses tomando tres cucharadas diarias, mi colesterol permaneció igual a 187, LDL 68, HDL 93, y VLDL 24.

NANCY

Hace dos semanas me hice una prueba en la clínica local y mi colesterol total ascendía a 175, los triglicéridos a 71 y el azúcar en la sangre a 85. La enfermera se quedó impresionada con mi respuesta cuando me preguntó qué clase de aceites usaba. ¡Se quedó de verdad con la boca abierta cuando le mencioné el aceite de coco! Dijo que debería cambiar mis hábitos alimentarios. Entonces le pregunté cuántos hombres de cincuenta y dos años había visto con resultados tan buenos como estos y sin medicación de ningún tipo.

CHUCK

Capítulo

5

EL ACEITE DE COCO ES BUENO PARA EL CORAZÓN

LA ENFERMEDAD CARDIOVASCULAR

Existen muchas probabilidades de que mueras de algún tipo de enfermedad cardiovascular. Esto es lo que le sucede a la mayor parte de la gente. Desgraciadamente, aunque la mayoría de las enfermedades cardiovasculares se pueden prevenir, una vez que la afección ha avanzado hasta el punto en que te das cuenta de que la tienes suele ser demasiado tarde. Es muy poco lo que se puede hacer con medios convencionales para salvarte. La mejor protección contra este conjunto de dolencias es la prevención. En la mayoría de los casos puede prevenirse.

Enfermedad cardiovascular o enfermedad del corazón, como suele llamársele, es un término general para todos los trastornos del corazón y de los vasos sanguíneos. La aterosclerosis (endurecimiento de las arterias) es con mucho la más común. Es muy preocupante porque prepara el terreno para la hipertensión (presión sanguínea alta), el ataque cardiaco y la apoplejía. La enfermedad cardiovascular es y ha sido la causa principal de muerte en el mundo occidental durante décadas.

La enfermedad del corazón no avisa, y la mayoría de quienes la padecen ni siquiera saben que la tienen. El primer signo o síntoma es con frecuencia el ataque al corazón, un tercio de los cuales son mortales. Los ataques al corazón pueden presentarse sin ningún síntoma ni advertencia previos. Muere más gente debido a ellos –7.2 millones de personas al año– que por ninguna otra causa. Es la causa número uno de muerte. En los Estados Unidos cada cuarenta segundos muere alguien de un ataque al corazón.

Aunque pueden ocurrir sin aviso, no se sufren porque sí. El estado que conduce a un ataque al corazón se va formando lentamente durante muchos años. Los ataques al corazón, los infartos y otros trastornos cardiovasculares graves son normalmente consecuencia de la aterosclerosis, es un proceso en el que el material de grasa endurecida conocido como placa se deposita en las paredes internas de las arterias.

Si le preguntaras a la gente lo que causa la aterosclerosis, probablemente la mayoría te diría que tener mucho colesterol en la sangre. El colesterol no viene fluyendo libremente por la arteria y de repente decide pegarse en algún sitio. De hecho, no es ni siquiera necesario para la aterosclerosis o para la formación de la placa. Al contrario de lo que se suele pensar, el componente principal de la placa arterial no es el colesterol o la grasa sino la proteína. Algunas arterias ateroscleróticas contienen poco o ningún colesterol.

La aterosclerosis se desarrolla inicialmente por una lesión del revestimiento interno de la pared de la arteria. La lesión puede ser el resultado de varios factores, como la presión sanguínea alta, una infección, los radicales libres, etc. Pequeñas proteínas en la sangre, conocidas como plaquetas, hacen que se formen coágulos cuando se encuentran una lesión en los vasos sanguíneos. La coagulación es necesaria para detener el sangrado y facilitar la cicatrización. Las células dañadas liberan factores de crecimiento proteicos que estimulan el crecimiento de las células musculares en las paredes de la arteria para reparar el daño. Si la causa de la lesión persiste o se vuelve crónica, una mezcla compleja de tejidos cicatrizantes, plaquetas, calcio, colesterol y triglicéridos se incorpora al punto dañado en un esfuerzo por curar la lesión. Este material se llama placa. El tejido fibroso, que es principalmente proteína, no colesterol, forma el componente principal de la placa. El depósito de calcio la endurece, haciendo que las arterias se vuelvan quebradizas —una característica de la aterosclerosis—. Por eso a la aterosclerosis se la describe como «endurecimiento de las arterias». Cuando se forma la placa, el conducto de las arterias se estrecha, y el flujo de la sangre queda restringido.

Al contrario de lo que suele pensarse, la placa no está simplemente pegada a lo largo del interior del canal de la arteria. Crece por dentro y se incorpora a los tejidos de la pared arterial. Las paredes arteriales contienen una capa de fuertes músculos circulares que impiden que la placa se expanda hacia fuera. Cuando la placa crece tiene solo una manera de expandirse, y es introducirse en la abertura de un canal arterial. La arteria se estrecha lentamente, sofocando el flujo de la sangre.

Las arterias dañadas por la placa estimulan la formación de coágulos. Un coágulo, una vez formado, puede permanecer adherido a la placa en la arteria y agrandarse gradualmente hasta que bloquea por completo el flujo de la sangre. Pero también puede soltarse y ser arrastrado por la sangre hasta vasos sanguíneos más pequeños en donde puede acumularse, bloqueando el flujo de la sangre. Las arterias que ya están estrechadas por la placa son fácilmente obstruidas por coágulos. Al bloquearse el flujo sanguíneo de la arteria coronaria, que irriga el corazón, se produce un ataque al corazón. Cuando el bloqueo ocurre en la arteria carótida, que va al cerebro, causa un infarto cerebral. La obstrucción en otras arterias puede provocar insuficiencia renal y gangrena.

POR QUÉ LOS ISLEÑOS DEL PACÍFICO NO DESARROLLAN ENFERMEDADES CARDIOVASCULARES

Hace un siglo la enfermedad cardiovascular era algo de lo que apenas se oía hablar. En 1950 se había convertido en la causa principal de fallecimiento en los Estados Unidos así como en muchos países europeos. Se extendió como una plaga por todos los rincones de la Tierra y ahora es la enfermedad mortal más importante. Tradicionalmente las islas del Pacífico han sido relativamente inmunes a esta amenaza. En aquellos lugares en los que la gente todavía depende de la dieta tradicional basada en el coco, la enfermedad cardiovascular sigue siendo algo excepcional.

La mayoría de los profesionales de la medicina cree que la enfermedad cardiovascular es consecuencia de una alimentación y un estilo de vida. Por tanto, si comes la clase adecuada de alimentos, puedes prevenir un ataque cardiaco. En este aspecto el coco y particularmente su aceite parecen ser un arma eficaz contra la enfermedad cardiovascular.

Los estudios epidemiológicos han demostrado que las poblaciones de todo el mundo que consumen coco presentan una inmunidad notable frente a la enfermedad cardiovascular. Esta inmunidad no es genética, sino que está relacionada con la dieta. Shorland y sus colegas demostraron que las poblaciones polinesias con un consumo elevado de coco tienen niveles más bajos de colesterol en la sangre y una menor incidencia de aterosclerosis que los europeos y los habitantes de las islas que consumen una dieta occidentalizada.[1]

Se realizó un estudio a gran escala con las poblaciones de dos islas remotas del Pacífico, Pukapuka y Tokelau.[2] Todos los habitantes tomaron parte en él. Se analizaron cuidadosamente los alimentos que consumían y se evaluó su salud. Se eligieron estas poblaciones porque habían permanecido relativamente aisladas de las influencias occidentales y mantenían su alimentación tradicional basada en el coco. Era su fuente principal de alimento y lo ingerían de una manera u otra en todas las comidas, y como aperitivo entre unas y otras. Las dos poblaciones obtenían del coco el 63 y el 34% de sus calorías. El aceite de coco que consumían en su alimentación suponía más de 100 g al día, el equivalente a media taza. Los investigadores descubrieron que no había evidencia de enfermedades coronarias ni tampoco de diabetes, cáncer, hipotiroidismo u otros problemas de salud frecuentes en la sociedad occidental.

A pesar de la elevada cantidad de grasas saturadas en la alimentación de los isleños, sus niveles de colesterol eran mucho más bajos de lo esperado. Usando la ecuación de Key, que calcula los niveles de colesterol en función de la ingesta diaria de grasa, se preveían que fuesen elevados. Sin embargo, los niveles reales fueron inferiores a los valores previstos en una media de 76 mg/dl, una enorme diferencia.

El coco juega un papel importante en la dieta de los habitantes de Papúa Nueva Guinea, en el Pacífico Sur. Lo mismo que sucede con las poblaciones de otras islas, esta gente había estado comiendo coco durante generaciones sin que se declarara un solo caso de ataque cardiaco. Si el coco contribuye a la enfermedad cardiovascular, tal y como se ha hecho creer a mucha gente, los habitantes de esta isla deberían estar acosados por ataques al corazón e infartos; sin embargo, este tipo de enfermedad era completamente desconocida hasta 1964, cuando se declaró el primer caso.[3] A medida que el país se volvió más occidentalizado, el consumo de coco declinó y aumentaron los casos de enfermedad cardiovascular. Todos estos casos se han confinado a las áreas urbanas principales, donde los hábitos alimentarios se han occidentalizado.

En una serie de investigaciones sobre poblaciones relativamente aisladas de Papúa Nueva Guinea que han mantenido sus dietas tradicionales basadas en el coco se ha descubierto que los sujetos están totalmente libres de cualquier signo de enfermedad cardiovascular. Por ejemplo, en uno de los estudios con 203 individuos, los investigadores declararon que «no existen infartos ni enfermedades cardiovasculares isquémicas» ni siquiera en ancianos de ochenta y seis años.[4]

En Kitava, en Papúa Nueva Guinea, el coco es el alimento básico. Sus habitantes representan la población tradicional de una isla del Pacífico. Un total de 1.816 sujetos, con diferentes edades hasta un máximo de noventa y seis años, participaron en el estudio. Los investigadores comunicaron que «el infarto y la enfermedad cardiovascular isquémica parecían no existir entre esta población».[5]

Todos los habitantes, entre ellos los más ancianos, que se aproximaban a los cien años, tenían la presión sanguínea baja. El colesterol total y el colesterol LDL durante el ayuno era de un 10 a un 30% más bajo entre el sexo masculino en Kitava comparado con la población de Suecia, que consume una dieta ligeramente más baja en grasas saturadas, pero superior en las grasas monoinsaturadas y poliinsaturadas llamadas «cardiosaludables».[6]

A tenor de los estudios citados, el consumo elevado de coco no parece tener un efecto perjudicial; por el contrario, según todos los indicadores, parece proteger a la población de la enfermedad cardiovascular incluso a una edad avanzada. Los isleños del Pacífico no son los únicos que están protegidos de los estragos de la enfermedad cardiovascular; todas las poblaciones repartidas por el globo que dependen fuertemente del coco como parte de su dieta presentan una incidencia muy baja de esta enfermedad.

En Sri Lanka, el coco ha sido la fuente principal de grasa alimenticia durante miles de años. En 1978 el consumo per cápita de coco era equivalente a ciento veinte cocos al año. En ese tiempo el país tenía la tasa más baja de enfermedad cardiovascular del mundo. Solo 1 de cada 100.000 muertes se atribuía a ella. En los Estados Unidos, donde apenas se consume coco, ¡la tasa de enfermedad cardiovascular en la misma época era al menos doscientas ochenta veces superior!

Con el paso de los años el consumo de coco en Sri Lanka ha disminuido mientras que la incidencia de ataques al corazón ha aumentado; en 1952 el consumo per cápita de coco era de ciento treinta y dos, y en 1991 bajó a noventa. Generalmente la enfermedad cardiovascular se ha visto confinada a las áreas urbanas, donde más ha disminuido el consumo de coco. En las áreas rurales sigue siendo la fuente principal de grasa alimenticia. Entre la población indígena de Sri Lanka el coco constituye una fuente principal de alimento y la enfermedad coronaria es completamente desconocida.[7]

En las regiones del sur de la India en donde se cultiva el coco y se han consumido tradicionalmente grandes cantidades de coco y de su aceite, una media de 2,3 personas de cada 1.000 sufrían de enfermedad cardiovascular en 1979. Una campaña contra el uso del aceite de coco, aduciendo que era una grasa saturada «mala para la salud» y causaba enfermedad cardiovascular, hizo que disminuyera el consumo durante los años ochenta. Los aceites vegetales y la margarina lo reemplazaron en el uso doméstico. Como resultado, ¡en 1993 la tasa de enfermedad cardiovascular se había triplicado!

Muchos estudios han demostrado que los japoneses tienen una de las mayores esperanzas de vida del mundo. Parte de esto se debe a sus bajas tasas de cáncer y de enfermedad cardiovascular. Partiendo de los datos suministrados por la Asociación Norteamericana del Corazón, he elaborado una lista (en la página 156) con la tasa de mortalidad cardiovascular de treinta y cinco países (más Filipinas, añadido por mí), desde la más alta a la más baja. De entre todos los listados, Japón es el que presenta las tasas más bajas de mortandad por enfermedad cardiovascular. Sin embargo, ninguno de los de la lista son grandes consumidores de coco. Ni siquiera los japoneses consumen mucho coco, pero sí en Filipinas. Este país no se incluyó en la lista principal porque el AHA no tenía datos disponibles de él.

En un estudio realizado por el doctor en medicina Conrado Dayrit, publicado en la *Philippine Journal of Cardiology*, la tasa de mortandad por enfermedad cardiovascular en Filipinas es de 120 por 100.000.[8] Esta tasa es incluso más baja que la de Japón. De hecho, se vio que es menos de una cuarta parte de la de Japón. En Filipinas, donde se consume más coco que en ningún otro país, la tasa de enfermedad cardiovascular es asimismo la menor. La región de Bicol tiene el consumo más alto de grasa de coco porque cocinan casi todos los alimentos en leche de coco; el 62,5% de la grasa de su dieta procede del coco. Los habitantes de Bicol muestran la incidencia más baja de enfermedad cardiovascular del país.

Los estudios han demostrado que en poblaciones donde el consumo de alimentación occidental es insignificante y el de coco es elevado, el derrame cerebral y la enfermedad cardiovascular no se producen o son excepcionales.[9] Con el paso de los años se ha visto que cuando las poblaciones de las islas abandonan su alimentación nativa

Muertes por país*

Ciudad	Muertes
Federación Rusa	1.802
Hungría	1.330
Rumanía	1.283
Bulgaria	1.250
Polonia	1.136
República Checa	997
Argentina	993
México	973
Colombia	957
China	931
Escocia	906
Dinamarca	874
Corea	840
Irlanda	815
Estados Unidos	814
Portugal	773
Bélgica	758
Irlanda del Norte	743
Alemania	732
Finlandia	729
Países Bajos	703
Inglaterra/Gales	702
Canadá	701
Nueva Zelanda	683
Israel	683
Francia	679
Noruega	656
Austria	653
Grecia	646
España	640
Italia	610
Suecia	596
Australia	577
Suiza	559
Japón	548
Filipinas	120**

Edades 35-74
Tasa por 100.000 habitantes

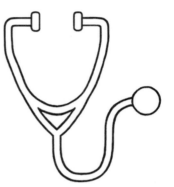

* Las tasas de mortandad por el total de enfermedad cardiovascular, enfermedad coronaria e infarto en países seleccionados (año más reciente disponible: 2004). Fuente: Asociación Norteamericana del Corazón.

** Fuente: C. S. Dayrit, «Coconut oil: atherogenic or not?», *Philip J Cardiology*, 2003, 31(3): 97.

rica en coco y adoptan la alimentación y forma de vida occidentales, desarrollan los mismos tipos de dolencias que se ven en Occidente y se elevan las tasas de enfermedades cardiovasculares. Cuanto más se occidentaliza una población, más se asemejan sus enfermedades a las que se dan habitualmente en Occidente.

El doctor en medicina Ian Prior, cardiólogo y director de la unidad de epidemiología del hospital Wellington, de Nueva Zelanda, señala que este patrón se ha demostrado claramente con los habitantes de las islas del Pacífico: «Cuanto más adopta el isleño la forma occidental de vivir, más propenso es a sucumbir a nuestras enfermedades degenerativas». Afirma que cuanto más se alejan los nativos del Pacífico de la alimentación de sus antecesores, «más se acercan a la gota, la diabetes, la aterosclerosis, la obesidad y la hipertensión».[10]

¿Es el coco el secreto que protege a los habitantes de las islas del Pacífico contra la enfermedad cardiovascular o hay algo más? Podrías alegar que es la alimentación tradicional en conjunto lo que los protege, no solo el coco. Este es un argumento razonable. Sin embargo, hay suficiente evidencia para sugerir de forma convincente que el coco es una de las razones principales por las que los isleños del Pacífico no desarrollan enfermedad cardiovascular. Aquellos que comen más coco que otros tienen un riesgo menor de sufrirla. Esto fue demostrado en un estudio que comparaba dos poblaciones polinesias de las islas Cook. Las dos islas del estudio eran Pukapuka y Rarotonga. Ambas poblaciones comparten origen étnico. Aunque los habitantes de Rarotonga estaban más influenciados por la cultura occidental, las dos poblaciones comían básicamente los mismos tipos de alimentos y vivían en entornos y condiciones similares. La diferencia principal de su dieta era la cantidad de coco que ingerían. Los habitantes de Pukapuka consumían más coco y una mayor cantidad de grasas. El 75% de la grasa de la dieta de los habitantes de esta isla procedía del aceite de coco —esta cifra bajaba al 25% en los habitantes de Rarotonga—. Aunque los habitantes de Pukapuka consumían más aceite de coco y más grasa en total, sus niveles de colesterol eran considerablemente más bajos que los de Rarotonga. Los niveles de colesterol de los nativos de Pukapuka eran de una media de 175 mg/dl, que se considera dentro del ámbito del bajo riesgo.[11] Aparentemente la mayor cantidad de coco en su dieta mejoraba las lecturas de colesterol, reduciendo así el riesgo de enfermedad cardiovascular. Las pruebas que demuestran que el aceite de coco es uno de los secretos que mantienen a los isleños del Pacífico libres de enfermedad cardiovascular se presentarán más detalladamente a lo largo del resto de este capítulo.

CÓMO NOS PROTEGE EL ACEITE DE COCO CONTRA LA ENFERMEDAD CARDIOVASCULAR

Al coco se le ha llamado el rey de los alimentos. Lo consumimos como nutriente para mantener la vida y también como medicina. Según la tradición, comer el fruto del cocotero es uno de los secretos para gozar de una buena salud y una larga vida. En la actualidad la investigación médica nos está revelando las propiedades restaurativas de este rey de los alimentos.

Lo curioso es que el aceite de coco, que en su día fue acusado de fomentar la enfermedad cardiovascular, se nos revela ahora como una poderosa arma contra esta afección. ¿Qué tiene este aceite que nos protege contra ella?

Tras décadas de investigación, la causa de la enfermedad cardiovascular sigue siendo desconocida. Sin embargo, los investigadores han identificado varios factores de riesgo. Cuantos más factores de riesgo tenemos, mayores son las probabilidades de morir de un ataque al corazón o de un derrame cerebral. Los doce factores de riesgo reconocidos suelen ser:

1. Edad
2. Pertenecer al sexo masculino.
3. Tabaquismo
4. Estrés
5. Falta de ejercicio

6. Predisposición genética
7. Niveles altos de colesterol en la sangre
8. Obesidad y sobrepeso
9. Diabetes
10. Hipertensión
11. Niveles elevados de homocisteína
12. Inflamación arterial

Los seis primeros (edad, pertenecer al sexo masculino, tabaquismo, estrés, falta de ejercicio y predisposición genética) no están relacionados con la alimentación. De manera que el hecho de que alguien consuma aceite de coco, no afectará a estos factores. Los otros seis (niveles altos de colesterol en sangre, obesidad, diabetes, hipertensión, niveles elevados de homocisteína e incluso inflamación arterial) están relacionados con la alimentación. Por tanto, estos son los factores en los que puede influir el consumo de aceite de coco. Veamos cómo afecta este aceite a cada uno de estos factores.

Niveles altos de colesterol en la sangre

En el capítulo anterior se cubrió ampliamente la relación entre el colesterol y el aceite de coco. Vimos que el aceite natural de coco apenas influye en el colesterol total. Cuando se altera el aceite de coco por medio de la hidrogenación o el fraccionamiento, el colesterol total puede verse afectado adversamente, pero el aceite natural de coco no produce los mismos resultados.

El colesterol *total* de la sangre es la cifra que aparece normalmente como resultado del examen. Suele expresarse en miligramos por decilitro de sangre (mg/dl). El colesterol total no es una medida muy exacta del riesgo de enfermedad cardiovascular. Solo alrededor de la mitad de quienes mueren de una enfermedad cardiovascular tienen niveles elevados de colesterol. A veces gente con niveles bajos fallece de un ataque al corazón. La investigación demuestra que el «80% de los individuos que desarrollan la enfermedad arterial coronaria tiene un valor de colesterol total en plasma que se encuentra dentro de los mismos parámetros de quienes no la desarrollan».[12] Por tanto, no podemos basarnos en los valores del colesterol total para contar con un indicador preciso del riesgo de enfermedad.

Un indicador mucho más preciso del riesgo es la proporción de colesterol.[13] El colesterol total contiene tanto colesterol bueno como colesterol malo. A la lipoproteína de baja densidad (LDL) se la considera el colesterol «malo» porque es el que se deposita en los tejidos de todo el cuerpo. La lipoproteína de alta densidad (HDL) es considerada el colesterol «bueno» ya que es el que se elimina del cuerpo. De manera que cuanto más colesterol HDL tengamos, menor será nuestro riesgo de enfermedad cardiovascular. La proporción de colesterol se obtiene dividiendo el colesterol total por el HDL. Por ejemplo, si alguien tiene un colesterol total de 200 mg/dl y un nivel de HDL de 50 mg/dl, se diría que tiene una proporción 200/50 o 4. El objetivo es mantener la proporción por debajo de 5; lo óptimo sería 3,2 o menos (ver la tabla a continuación).

PROPORCIÓN DE COLESTEROL	
COL. TOTAL/COL. HDL (MG/DL)	RIESGO
3,2 o menos	Riesgo bajo (óptimo)
3,3-4,9	Menos del riesgo medio
5,0	Riesgo medio
5,1 o mayor	Riesgo elevado

La razón por la cual el colesterol total es un indicador poco fiable del riesgo de enfermedad cardiovascular es que incluye tanto el bueno como el malo. No sabes qué cantidad de cada uno existe en el total. Puedes tener un colesterol total alto y sin embargo un riesgo bajo porque hay una proporción mayor de HDL. Por ejemplo, una lectura de colesterol total de 320 sería considerada extremadamente alta. No obstante, si tu HDL fuera 80, en realidad tendrías un riesgo más bajo de lo normal porque tu proporción de colesterol (col. total/col. HDL) sería 4. Si tu colesterol total fuera solo 180, que en sí se considera un riesgo bajo, pero tu HDL fuera 32, tu proporción sería de 5,6, lo que indica un riesgo alto. Por tanto, no puedes depender del colesterol total para medir con precisión el riesgo de enfermedad cardiovascular. La proporción entre el colesterol total y el colesterol HDL es un indicador mucho más adecuado.

Los niveles de colesterol total pueden variar dependiendo de varios factores, entre ellos la alimentación, los medicamentos y el estilo de vida. Incluso los resultados de los laboratorios que realizan las mediciones difieren unos de otros. He visto a gente ponerse muy contenta porque sus niveles de colesterol bajaron al añadir aceite de coco a sus dietas. También he tenido pacientes que me han expresado su preocupación porque sus niveles de colesterol total se elevaron al empezar a usar aceite de coco. ¿Por qué aumenta el colesterol en un individuo pero disminuye en otro? Creo que la clave en este rompecabezas es que el aceite tiene un efecto equilibrador o normalizador. Si el colesterol total es excesivamente alto, el aceite de coco tiende a bajarlo. Si es excesivamente bajo, tiende a elevarlo. Lo que es excesivamente alto y lo que es excesivamente bajo varía de una persona a otra. Por ejemplo, un nivel de colesterol de 220 puede ser alto para un individuo pero adecuado para otro. Esto explicaría por qué tanta gente con un colesterol elevado no padece ninguna enfermedad cardiovascular mientras que otros con niveles normales de colesterol sufren ataques al corazón.

Este efecto también puede explicarse por el hecho de que el aceite de coco tiende a elevar el HDL en la mayoría de los individuos. Por consiguiente, puede que el colesterol total se incremente. En este caso el aumento del colesterol total puede ser algo positivo porque baja (mejora) la proporción del colesterol, reduciendo así el riesgo de enfermedad cardiovascular.

Las investigaciones que han aislado el ácido láurico del aceite de coco y examinado su efecto sobre el colesterol han mostrado que tiende a elevar el colesterol total. Como el ácido láurico comprende alrededor del 50% de los ácidos grasos del aceite de coco, hay quien ha sugerido que este también debe de elevar el colesterol y, por tanto, aumentar el riesgo de enfermedad cardiovascular. Sin embargo, cuando evaluamos los datos de estas investigaciones, descubrimos que el aumento del colesterol total se debe principalmente a un incremento del HDL. [14-18] Por consiguiente, la proporción de colesterol mejora, reduciendo así el riesgo de enfermedad cardiovascular.

El aceite de coco natural, no solo el ácido láurico, tiende también a elevar el HDL y mejorar la proporción de colesterol. Las investigaciones han demostrado que tiene un efecto más favorable en los niveles de HDL que las grasas monoinsaturadas o poliinsaturadas. [19]

Mendis y sus colegas llevaron a cabo en Sri Lanka un estudio interesante con voluntarios de sexo masculino. [20] Se midieron los niveles de colesterol en sujetos cuya alimentación normal incluía el aceite de coco. Se les dio aceite de maíz para reemplazar al de coco. Tras esto se volvieron a medir los niveles de colesterol.

Cuando los sujetos pasaron del aceite de coco al de maíz, el total de su colesterol sérico descendió una media de un 18,7% –de 179,6 a 146,0 mg/dl–. El LDL bajó un 23,8% –de 131,6 a 100,3 mg/dl–. Ambos cambios se consideran positivos y, por sí mismos, sugieren que el aceite de maíz es superior al de coco en lo que a la salud del corazón se refiere. Sin embargo, al incluir las cantidades de HDL, la perspectiva cambia. El colesterol HDL descendió un 41,4% –de 43,4 a 25,4 mg/dl–, lo cual no es positivo. La proporción de colesterol aumentó de 4,14 a 5,75, que tampoco es positivo, ya que pasaron de un riesgo menor que el medio a un riesgo elevado. Cuando los voluntarios consumían aceite de coco, su riesgo era menor que la media en 4,14 mg/dl. Cuando cambiaron al aceite de maíz, pasaron al rango de riesgo alto, con 5,75 mg/dl. Los resultados de este estudio demostraron que el aceite de coco era mucho más eficaz que el de maíz para reducir el riesgo de enfermedad cardiovascular. Si solo tenemos en cuenta los valores totales de colesterol, como hacemos la mayor parte de las veces, la conclusión sería exactamente la contraria. Al interpretar los valores del colesterol hacen falta lecturas del HDL para tener una visión de conjunto.

VALORES DE COLESTEROL EN HOMBRES DE SRI LANKA		
COLESTEROL	ACEITE DE COCO (MG/DL)	ACEITE DE MAÍZ (MG/DL)
Total	179,6	146,0
LDL	131,6	100,3
HDL	43,4	25,4
Total/HDL	4,14	5,75

Desde hace mucho a los aceites vegetales poliinsaturados y monoinsaturados se los considera cardiosaludables por su tendencia a disminuir los niveles de colesterol total. El aceite de coco no disminuye el colesterol total como hacen otros aceites y por eso ha sido considerado menos conveniente. Lo que sabemos ahora es que tiene un mayor efecto benéfico sobre el HDL y, por consiguiente, sobre la proporción de colesterol.

En las pruebas químicas relacionadas con el LDL y el HDL y sus efectos sobre la aterosclerosis y los ataques al corazón los investigadores descubrieron que incluso pequeños aumentos en colesterol HDL podrían reducir la frecuencia de los ataques al corazón. Por cada aumento de 1 mg/dl de HDL hay una reducción del 2 al 4% en el riesgo de enfermedad coronaria. En la investigación que hemos visto anteriormente, el grupo del aceite de coco tuvo un valor medio de HDL 18 mg/dl superior al grupo de aceite de maíz. ¡De manera que el aceite de coco disminuyó el riesgo de enfermedad cardiovascular más que el aceite de maíz (un aceite poliinsaturado que baja el colesterol) por una increíble diferencia de un 36 a un 72%!

Los estudios que comparan al aceite de coco con los de cártamo y soja han dado resultados similares.[21, 22] Incluso si el consumo de aceite de coco eleva el total de colesterol, tiene un efecto positivo sobre el

Valores de colesterol

Cuando la gente añade aceite de coco a su alimentación, su nivel de colesterol total puede elevarse o descender ligeramente, pero en cualquier caso su HDL suele aumentar y su riesgo de enfermedad cardiovascular disminuye. Vamos a ver unos cuantos ejemplos.

Primer caso

Esta mujer añadió una cucharada de aceite de coco diaria a su alimentación durante tres meses. Antes de usar el aceite de coco su colesterol total era de 168 mg/dl, después aumentó a 187 mg/dl. Su LDL bajó de 96 a 87 mg/dl. Su HDL saltó de 60 a 85 mg/dl. Su proporción de colesterol bajó de 2,8 a 2,2. Aunque su colesterol total subió ligeramente, seguía en un ámbito aceptable. Su proporción de colesterol estaba en el rango óptimo antes y después de usar aceite de coco, pero incluso mejor después. Compara estos valores con los que aparecen en la lista de la página 160.

Colesterol	Antes	Después (mg/dl)
Total	168	187
LDL	96	87
HDL	60	85
Total/HDL	2.8	2.2

Segundo caso

Una mujer empezó a usar aceite de coco como ayuda para bajar el colesterol. Añadió una gran cantidad a su dieta durante dos meses –entre cuatro y ocho cucharadas al día–. Al principio cuando conoció sus cifras de colesterol, se sintió decepcionada. Su colesterol total era de 271 (alto) y su LDL de 168 (también alto). Sin embargo, su nivel de triglicéridos estaba muy bajo, a 80 mg/dl (lo cual es óptimo). Basándose en estas cifras, su médico la presionó para que empezara a tomar un medicamento para bajar el colesterol. Sin embargo, su HDL era de 94 y su proporción de colesterol, solo 2,9, que está en el rango óptimo y, según estas cifras, en un riesgo muy bajo. No tenía que preocuparse por su colesterol total, ni tampoco necesitaba medicamentos para reducir el colesterol.

Tercer caso

Una mujer presentaba un historial familiar de colesterol alto. Los miembros de su familia tenían lecturas de colesterol total por encima de los 400 mg/dl. Tras añadir aceite de coco a su dieta su colesterol total subió de 336 a 376 y su HDL casi se duplicó, de 65 a 120. Su proporción de colesterol bajó de un valor de alto riesgo de 5,2 a un riesgo bajo de 3,1, que se sitúa en el rango óptimo. Aunque tenía una lectura muy alta de colesterol total, su riesgo real era muy reducido. Su presión sanguínea era óptima: 110/60.

Colesterol	Antes (mg/dl)	Después (mg/dl)
Total	336	376
HDL	65	120
Total/HDL	5,2	3,1

HDL, bajando la proporción de colesterol y, por tanto, reduciendo el riesgo de enfermedad cardiovascular.

Obesidad y sobrepeso

La incidencia de enfermedad cardiovascular se incrementa significativamente en quienes padecen sobrepeso u obesidad. Se considera obeso a quien tiene un 20% o más de sobrepeso. Casi el 70% de los casos diagnosticados de enfermedad cardiovascular están relacionados con la obesidad. El riesgo de muerte aumenta con el incremento de peso. Incluso un exceso moderado de peso (entre cuatro kilos y medio y nueve para una persona de altura media) eleva el riesgo de muerte, en particular entre los adultos de edades comprendidas entre treinta y sesenta y cuatro años.

El peso corporal tiene una influencia directa sobre varios factores de riesgo para la enfermedad cardiovascular. La presión sanguínea alta es dos veces más frecuente en adultos obesos que en quienes mantienen un peso saludable. La obesidad está asociada a niveles elevados de grasa en la sangre y a una disminución del HDL. Basta con un aumento de peso de cinco a ocho kilos para duplicar el riesgo de desarrollar diabetes tipo II. La resistencia a la insulina y la hiperinsulinemia (niveles altos de insulina), enfermedades asociadas con la diabetes, se incrementan con el sobrepeso. Alrededor del 80% de quienes padecen diabetes tienen sobrepeso u obesidad.

La obesidad no solo está asociada con estos otros factores de riesgo, sino que es en sí un factor de riesgo independiente. Las investigaciones prolongadas indican que lo es para la enfermedad cardiovascular. Esta relación parece existir tanto en hombres como en mujeres con un incremento mínimo de peso.

Una de las recomendaciones para reducir el riesgo de enfermedad cardiovascular suele ser disminuir el consumo de grasa. Probablemente con muchas grasas esta es una buena idea. Un gramo de grasa proporciona más del doble de calorías que la misma cantidad de hidratos de carbono o de proteínas. Comiendo el doble de alimentos ricos en proteínas e hidratos de carbono que de alimentos grasos obtendrías el mismo número de calorías. Como ponerse a dieta limita el consumo de alimentos, el hambre es un problema habitual. Consumir alimentos que aportan más volumen es más satisfactorio y contribuye a que seguir una dieta sea algo más llevadero. El razonamiento es que si eliminas la mayor parte de la grasa de las comidas, podrás ingerir más alimentos de menos calorías para llenarte. Si no tienes hambre, te sentirás menos inclinado a comer en exceso o a picar entre horas.

¿Cómo encaja el aceite de coco en todo esto? Como vimos en el capítulo 3, el aceite de coco es conocido por ser una grasa baja en calorías que puede ayudar a quienes tienen sobrepeso a perder kilos. Aunque aporta ligeramente menos calorías que otras grasas, aun así aporta más que los hidratos de carbono y las proteínas. Lo que hace que sea útil como ayuda para perder peso es que satisface el hambre mejor que los hidratos de carbono y las proteínas. Cuando se añade aceite de coco a los alimentos, nos saciamos antes y permanecemos saciados durante más tiempo. Por consiguiente, tendemos a comer menos durante el día y a ingerir menos calorías. El aceite de coco tiene además un efecto estimulante sobre el organismo, que incrementa la velocidad a la que se queman las calorías. Debido a este efecto estimulante simplemente con añadirlo a una comida se reduce el número de calorías de esta. Siempre que no comas en exceso, el aceite de coco puede estimular el metabolismo, saciar el hambre y ayudarte a perder peso. El aceite de coco, combinado con una dieta razonable, puede ser un aliado eficaz para adelgazar. Como su consumo ayuda a perder peso, reduce asimismo el riesgo de enfermedad cardiovascular.

Diabetes

Los diabéticos tienen un riesgo muy elevado de enfermedad cardiovascular debido a su circulación sanguínea deficiente y a una tendencia a desarrollar aterosclerosis. Cada célula de nuestro cuerpo necesita un suministro continuo de glucosa o de ácidos grasos que sirva de combustible para las funciones metabólicas y las mantenga vivas. Si las células no pueden conseguir la suficiente glucosa, se debilitan y mueren. A medida que mueren las células, los capilares y los vasos sanguíneos se deterioran y se desarrolla la aterosclerosis. La hormona insulina es importante porque toma la glucosa y los ácidos grasos de la corriente sanguínea y los lleva a las células. Sin insulina la glucosa no puede entrar en ellas. Con diabetes las células no consiguen la nutrición que necesitan.

Los dos tipos más habituales de diabetes son el tipo I y el tipo II. El tipo I se da cuando el páncreas es incapaz de producir suficiente insulina para cubrir las necesidades del cuerpo. En la diabetes tipo II el páncreas puede ser capaz de producir una cantidad normal de insulina, pero las células no responden ya a ella. A esto se le llama resistencia a la insulina.

En ambos tipos de diabetes las células están privadas de nutrición. La falta de nutrición hace que se debiliten y degeneren, causando problemas de circulación. Las paredes arteriales que han sido dañadas desarrollan una placa que obstruye las arterias y que provoca ataques cardiacos y derrames cerebrales, las dos causas principales de muerte entre los diabéticos. El daño de los capilares que riegan los nervios puede dar lugar a neuropatía (lesión del nervio). La neuropatía diabética normalmente afecta a las piernas y a los pies, causando dolor y entumecimiento y, si no se trata, úlceras y gangrena. La falta de circulación en los ojos puede provocar ceguera inducida por la diabetes, y en los riñones enfermedad renal.

Se suele recomendar una dieta baja en grasa porque se cree que las grasas incrementan el riesgo de obesidad y de enfermedad cardiovascular, ambas asociadas con la diabetes. Sin embargo, el aceite de coco puede ser uno de los mejores alimentos para los diabéticos. La glucosa, así como los ácidos grasos de cadena larga, requiere insulina para entrar en las células. Los ácidos grasos de cadena media del aceite de coco no necesitan insulina. Pueden atravesar la membrana celular y entrar sin ella. Los AGCM no solo pasan con facilidad a través de la membrana, sino que además penetran sin ayuda en las mitocondrias —los órganos de las células que producen energía—, que toman la glucosa o los ácidos grasos y los transforman en la energía que requieren las células para llevar a cabo sus procesos metabólicos y mantenerse vivas. Las mitocondrias tienen una membrana doble, que hace imposible que la glucosa y los ácidos grasos entren sin la ayuda de unos transportadores especiales llamados carnitina transferasa. Los ácidos grasos de cadena media pueden penetrar en la membrana doble sin la ayuda de esta enzima.[23] Además, se oxidan más rápido, produciendo dióxido de carbono con la liberación de energía.

Por tanto, pueden proporcionar nutrición a las células con o sin insulina. Cuando tomas aceite de coco, les estás inyectando energía a las células. Si el páncreas no produce la suficiente insulina, o si las células son insulinorresistentes, no importa, aun así los AGCM pueden alimentarlas. Esto mantiene vivos y saludables a los capilares y los vasos sanguíneos y ayuda a impedir el desarrollo de la aterosclerosis. Por esta razón el aceite de coco mejora la circulación y la salud cardiovascular de los diabéticos.

Tras la publicación de mi libro *The Coconut Oil Miracle* (El milagro del aceite de coco), recibí una llamada de un hombre de California. Se presentó como Bill S. y me contó que era diabético. El motivo de su llamada era agradecerme que le hubiese dado a conocer el aceite de coco. Leyó mi libro y se animó a probarlo. Me explicó que debido a la falta de circulación causada por la diabetes había perdido la mayor parte de la sensibilidad en los pies (neuropatía). Durante meses sentía los pies como si fueran trozos de madera muerta.

—¡Al empezar a usar el aceite de coco mis pies revivieron! —exclamó entusiasmado.

Su circulación mejoró hasta el punto de que que sus pies volvieron literalmente a la vida.

Desde entonces he oído relatar experiencias similares a muchos otros:

> Me diagnosticaron diabetes tipo II y mi nivel de azúcar en la sangre estaba en torno a 600. Tuve un pequeño rasguño en la parte inferior de la pierna derecha que llevaba un par de meses intentando curar. Mi esposa decía que la herida tenía mal aspecto. Hace seis años que los pies se me empezaron a entumecer, comenzando por el pulgar, y con el paso de los años se habían vuelto cada vez más insensibles. Comencé tomando alrededor de tres a cuatro cucharadas de aceite de coco al día. A los diez días la herida de la pierna se curó por completo. Estoy muy contento porque vuelvo a tener sensibilidad. El entumecimiento está desapareciendo. Ahora siento más los pies. Diría que en cinco semanas he perdido unos nueve kilos. Todavía sigo, y quiero perder incluso más. Mi piel tiene un tacto maravilloso y mejor aspecto que nunca. Esos pies escamosos, de los que antes me avergonzaba tanto, ahora tienen un aspecto mucho más agradable.
>
> EDWARD K.

Obviamente el aceite de coco mejora la circulación. No obstruye las arterias sino que las abre. Que yo sepa, es lo único que puede curar la neuropatía diabética. Y es un producto seguro y natural.

Los AGCM del aceite de coco no solo pueden alimentar a las células sin necesidad de insulina, además ayudan a mejorar la secreción de dicha hormona, la sensibilidad a ella y la tolerancia a la glucosa.[24, 25]

Los ácidos láurico y cáprico, que constituyen la mayoría de los ácidos grasos del aceite de coco, mejoran la capacidad del páncreas para segregar insulina. Todos los AGCM del aceite de coco estimulan el metabolismo, incrementando por tanto la producción de insulina y la absorción de glucosa en las células. Esta es una buena noticia para los muchos diabéticos que dependen de las inyecciones diarias. El aceite de coco también puede ayudar a reducir su dependencia de la medicación.

Además, ayuda a regular el nivel de azúcar en la sangre. En parte es porque hace que el vaciado del estómago se realice más despacio, con lo que los azúcares se liberan a un ritmo más lento en la corriente sanguínea. Otro de los motivos es que contribuye a la mejora de la secreción de insulina y la sensibilidad a ella. Muchos diabéticos afirman que cuando añaden aceite de coco a su alimentación, sus niveles de azúcar en la sangre son mejores, incluso comiendo alimentos azucarados. Algunos pacientes, si sus niveles de azúcar se elevan excesivamente, en lugar de tomar más medicamentos ingieren un par de cucharadas de aceite de coco y los niveles de azúcar bajan a la normalidad aproximadamente en una media hora.

Uno de los factores principales implicados en el desarrollo de la diabetes tipo II es la resistencia a la insulina. Los AGCM pueden revertir esta afección. También pueden mantener bajo control los niveles de glucosa de la sangre. Cuando no se permite que la glucosa entre en las células, porque son insulinorresistentes, estas mandan señales de que necesitan alimento. En respuesta a estas señales el páncreas, si puede hacerlo, segrega más insulina. Se elevan los niveles de insulina en la sangre. Como la glucosa no se absorbe eficientemente, los niveles de glucosa también se elevan. Este incremento de insulina y glucosa provoca lo que se conoce como síndrome X, así como muchos problemas adicionales de salud, entre ellos un aumento del riesgo de enfermedad cardiovascular. Cuando los AGCM entran en las células, cesan las señales del páncreas para que produzca más insulina y los niveles de esta hormona se estabilizan. Se reducen las complicaciones y los riesgos asociados con los problemas de la diabetes y el azúcar en la sangre.

Diabetes

El aceite virgen de coco tiene un efecto sustancial sobre los niveles de azúcar en sangre. Mi esposa e hija tienen diabetes tipo II, y miden sus niveles al menos tres veces al día. Cuando toman alimentos inapropiados y sus niveles de azúcar suben de ochenta a cien puntos por encima de lo normal, no toman una medicación extra sino dos o tres cucharadas de aceite de coco directamente del tarro. A la media hora los niveles vuelven a la normalidad.

ED

Me diagnosticaron diabetes tipo II e inmediatamente me pusieron un tratamiento de Amaryl RX. He estado buscando una manera de revertir esta enfermedad desde que me la diagnosticaron. He descubierto que existe una gran cantidad de información sobre varios suplementos y dietas. En cambio, mi médico se había limitado a decirme «bienvenido al club» y a recetarme medicamentos... La cuestión es que poco a poco he conseguido dejar el RX y ¡ahora me controlo el azúcar en sangre solo con la dieta, los suplementos y el aceite de coco! No está mal, ¿verdad? Sigo midiéndome los niveles una o dos veces al día y están tan bien como cuando tomaba Amaryl RX, ¡y normalmente MEJOR que entonces!

SHARON

Conozco a muchos diabéticos tipo I y tipo II a quienes les ha beneficiado usar aceite virgen de coco. Empezaron lentamente y, mientras hacían un seguimiento de sus niveles de azúcar, fueron aumentando poco a poco la cantidad consumida en las comidas. Si tenían algún problema para conseguir la cantidad suficiente de aceite con la alimentación, lo usaban como hidratante de la piel. Yo mismo he tenido la maravillosa experiencia de ayudar al cachorro de keeshond MUY ENFERMO de un amigo a dejar la insulina. Añadimos aceite virgen de coco y un par de suplementos alimenticios más, sin productos químicos ni tóxicos, a su alimentación diaria y ahora ese dulce cachorro que estaba a punto de morir es el remolino de energía que se supone que deben ser los perros.
La diabetes fue provocada por las vacunas y además había desarrollado alergias cutáneas. Tenía una piel muy áspera, con muchas manchas, donde el pelo se le había caído (un keeshond parcialmente calvo es bastante patético). Mi amigo le frotó el aceite por la piel, además de añadir una pequeña cantidad a su comida, con MARAVILLOSOS resultados en la piel y en los niveles de azúcar, que bajaron. Con nuestro tratamiento redujimos su demanda de insulina en un 85% en tres o cuatro días, y a partir de ahí, a las dos semanas, dejó de necesitarla. Fue de verdad un milagro.

DEBBY

Cuando comemos alimentos que se convierten en glucosa, se elevan los niveles de azúcar. Algunos elevan el azúcar en sangre más que otros. Un sistema para medir el efecto que determinados alimentos tienen en el nivel de azúcar en sangre es el llamado índice glucémico. Los alimentos dulces y ricos en almidón, como el pan y el azúcar, presentan un índice glucémico alto y, por tanto, elevan rápidamente el nivel de azúcar en sangre. Incluso las frutas como los plátanos tienen un índice glucémico alto. Los diabéticos deben controlar y limitar cuidadosamente la cantidad que consumen de estos alimentos. El aceite de coco no tiene ningún efecto adverso sobre el azúcar en la sangre, ya que su índice glucémico es muy bajo. Cuando se añade a otros alimentos, *baja* el índice de estos, incluso cuando se añade a alimentos ricos en almidones o en dulces.[26] Agregar aceite de coco a las comidas es una forma eficaz de ayudar a controlar el azúcar en los diabéticos.

Las poblaciones isleñas que consumen coco habitualmente no padecen diabetes.[27] Esto es interesante porque en su alimentación abundan las frutas dulces (como los plátanos y la piña) y las verduras ricas en fécula, alimentos que normalmente los diabéticos deben restringir por su efecto sobre el azúcar en la sangre. Al parecer el coco ayuda a equilibrar los niveles de insulina y glucosa en sangre y a prevenir la resistencia a la insulina. Por ejemplo, en un estudio se comparó a 164 isleños de Kitava de veinte a ochenta y seis años con un grupo de control seleccionado al azar de 472 suecos de veinticinco a setenta y cuatro años. Los niveles de insulina de los primeros eran significativamente inferiores a los de los segundos en todas las edades. La concentración media de insulina en los habitantes de Kitava era solo el 50% de la de los sujetos suecos. Los niveles reflejan el grado hasta el que se ha desarrollado la resistencia a la insulina. Los investigadores observaron que la alimentación de los isleños (que dependía enormemente del coco) y su estilo de vida fueron las razones principales de sus niveles inferiores de insulina.[28]

Por estas razones el aceite de coco es, con diferencia, la mejor grasa que los diabéticos pueden tomar y debería formar parte de su alimentación diaria. Como el aceite de coco ayuda a reducir los trastornos asociados con la diabetes, entre ellos los problemas de circulación y la aterosclerosis, también disminuye el riesgo de enfermedad cardiovascular.

Hipertensión

«Hipertensión» es un término médico que se utiliza para referirse a la presión sanguínea alta. El cuerpo transporta la sangre por medio de las arterias. La presión sanguínea es la fuerza con la que la sangre empuja contra las paredes arteriales. El corazón bombea la sangre en las arterias cada vez que late (aproximadamente de sesenta a setenta veces por minuto durante el descanso).

A la presión sanguínea alta se la conoce como «el asesino silencioso» porque normalmente no muestra síntomas obvios. Puede que algunos no sepan que la tienen hasta que sufran problemas de corazón, cerebro o riñones. La hipertensión ejerce una presión excesiva sobre el corazón, provocando su agrandamiento, lo que puede causar una insuficiencia cardiaca. La presión excesiva contra las paredes de las arterias provoca lesiones minúsculas que ocasionan la inflamación crónica y el desarrollo de la aterosclerosis. Y esta puede provocar un ataque cardiaco o un derrame cerebral.

La hipertensión crónica es la forma más frecuente de enfermedad cardiovascular; en los Estados Unidos se considera que afecta a más de un tercio de la totalidad de la población adulta. Contribuye a medio millón de derrames cerebrales y a más de un millón de ataques cardiacos al año. Cuanto más se eleva por encima del nivel normal, mayor es el riesgo de enfermedad cardiovascular. La presión sanguínea alta es uno de los factores principales de riesgo para la enfermedad cardiovascular.

La aterosclerosis se caracteriza por una placa —consistente en una mezcla de tejido cicatrizante, calcio y depósitos de grasa— que se forma en las paredes de las arterias. Dicha placa se va desarrollando gradualmente, estrechando el pasaje por el que fluye la sangre. Los depósitos de calcio endurecen la arteria y reducen su elasticidad. Normalmente las arterias se van expandiendo con cada latido para adaptarse a las pulsaciones de la sangre que fluye por ellas. Pero cuando están endurecidas y constreñidas por la placa, no pueden expandirse, así que la presión sanguínea se eleva. El aumento de presión provoca tensión en el corazón y daña aún más a la arteria. Se producen lesiones en la pared arterial. Ahí es donde hay más probabilidades de que se formen placas, así que el desarrollo de la aterosclerosis entra en un proceso de autoaceleración.

En la presión sanguínea influyen muchos factores. Uno de ellos son las grasas alimenticias, particularmente las poliinsaturadas. Los ácidos grasos poliinsaturados se clasifican en dos grupos principales, omega-6 y omega-3. Ambos se convierten en prostaglandinas, sustancias parecidas a las hormonas que influyen en la manera en que funciona nuestro cuerpo. Los ácidos grasos omega-6 son las grasas que aparecen en la mayoría de los aceites vegetales, como el de soja, maíz, cártamo, etc. El cuerpo convierte estas grasas en prostaglandinas, que constriñen los vasos sanguíneos, aumentan la respuesta inflamatoria e incrementan la adhesividad de las plaquetas, todo lo cual eleva la presión de la sangre y fomenta la aterosclerosis.

Los ácidos grasos omega-3, que se encuentran abundantemente en los aceites de linaza y de pescado, se convierten en prostaglandinas que tienen justo el efecto contrario. Estas prostaglandinas dilatan los vasos sanguíneos, reducen la reacción inflamatoria y disminuyen la adhesividad de las plaquetas, todo lo cual ayuda a disminuir la presión sanguínea. Por eso es por lo que los aceites de linaza y de pescado son considerados cardiosaludables.

Los ácidos grasos de cadena media del aceite de coco *no* se transforman en prostaglandinas. Por tanto, no tienen los efectos negativos de los ácidos grasos omega-6 ni los efectos positivos de los omega-3. Y es bueno que sea así, voy a explicarte por qué. La gran mayoría de las grasas de nuestra alimentación moderna están compuestas por ácidos grasos omega-6. Si tomas cualquier tipo de aceite de cocina, margarina, manteca o cualquier alimento congelado, estás consumiendo ácidos grasos omega-6. La alimentación tradicional occidental está repleta de ellos. Como las prostaglandinas producidas por los ácidos grasos omega-6 promueven la presión sanguínea alta, no es de extrañar que un tercio de la población tenga este problema.

Los ácidos grasos omega-3 de los aceites de linaza y de pescado pueden ayudar a equilibrar o revertir los efectos perjudiciales de los omega-6. Sin embargo, los omega-3 son muy sensibles a la oxidación y se vuelven rancios rápidamente. El calor, el oxígeno y la luz del sol oxidan muy pronto estos delicados ácidos grasos, creando subproductos tóxicos que son peores que los efectos del exceso de omega-6. Esa es la razón por la que no se usan para cocinar y deben consumirse a las pocas semanas de comprarlos. Los ácidos grasos omega-3 suelen tomarse como suplementos dietéticos más que como alimento. Por consiguiente, la mayoría de la gente no toma los suficientes omega-3 para contrarrestar los efectos de los omega-6 que se consumen prácticamente en cada comida.

El aceite de coco, al estar compuesto predominantemente por AGCM, puede diluir los efectos de los ácidos grasos omega-6. Al usarlo en lugar de otros aceites en la preparación de las comidas, la cantidad de omega-6 en la alimentación se reduce. El aceite de coco es muy resistente a la oxidación y a la rancidez, y por tanto es ideal para cocinar.

Usar aceite de coco siempre que cocinas o preparas alimentos reduce la cantidad de ácidos grasos omega-6 de tu dieta, disminuyendo los efectos de las prostaglandinas que elevan la presión de la sangre. Si la presión sanguínea sube por el consumo excesivo de omega-6, basta con eliminar estas grasas de la dieta para que baje. Eso es justamente lo que experimentas al sustituir los otros aceites que empleabas en tu alimentación por el de coco.

Esto explica una observación contradictoria que les hemos oído a algunos de los consumidores de aceite de coco. Mucha gente con hipertensión afirma haber experimentado una bajada significativa de

Presión sanguínea

Pongo un poco de aceite virgen de coco en el té que tomo por la mañana y dejo que se diluya. Luego abro una cápsula de 100 mg de CoQ10 y vierto su contenido en el té, donde se disuelve. A continuación me bebo el té como siempre. Esto me ha bajado la presión sanguínea enormemente, de manera que ya no necesito tomar las pastillas.

HANS

Déjame decirte que este asunto del coco tiene fundamento... Esta mañana tuve la revisión médica que me hago cada tres meses... Mi presión sanguínea había pasado de 210/142 a 134/77. ¡Y eso después de empezar a reducir la medicación para disminuir la presión sanguínea!

ALICE

la presión sanguínea al empezar a usar este aceite. Otros hablaron de poco efecto o ninguno. La pregunta es por qué afecta a alguna gente y a otra no. La respuesta es que si comes una gran cantidad de alimentos precocinados o si utilizas un aceite corriente en tu alimentación, el aceite de coco puede tener un efecto significativo al bajar tu presión sanguínea. Si no comes estos tipos de alimentos, el efecto será menor.

Los aceites poliinsaturados no son los únicos que afectan negativamente a la presión sanguínea. Las grasas monoinsaturadas, como los aceites de canola y de oliva, también la elevan, incrementando la adhesividad de las plaquetas.[29] Nuestra sangre contiene unas proteínas especiales llamadas plaquetas. Cuando estas plaquetas entran en contacto con heridas de la pared arterial, se vuelven viscosas, haciendo que las células se junten y formen coágulos. Esto es positivo si tenemos una herida, porque impide que sangremos excesivamente y ayuda a la curación. Sin embargo, si la sangre está continuamente viscosa, se vuelve «densa», lo que dificulta la circulación por los estrechos conductos de las arterias y las venas y la presión sanguínea aumenta.

El aceite de coco no afecta directamente a la viscosidad de las plaquetas de ninguna forma. Incluso cuando es hidrogenado demuestra menos efecto que el de maíz.[30] El aceite de pescado reduce la viscosidad de las plaquetas, mientras que los aceites vegetales poliinsaturados, como el de maíz, la incrementan. El aceite de coco se sitúa entre ambos.[31]

Sin embargo, el aceite de coco puede tener más de un efecto benigno en la presión sanguínea. Otro factor que afecta a la presión es la resistencia a la insulina. A medida que esta aumenta, lo hace la gravedad de la hipertensión.[32] El aceite de coco, como hemos visto en la explicación sobre la diabetes, ayuda a mejorar la sensibilidad a la insulina, haciendo que las células respondan más y sean menos resistentes y, por tanto, ayudando a protegerlas contra la presión sanguínea alta.

Los estudios sobre poblaciones que se alimentan a base de coco muestran una ausencia de hipertensión. En un estudio con dos grupos de polinesios se descubrió que el grupo que consumía el 89% de su grasa en forma de aceite de coco tenía unos valores de presión sanguínea inferiores a quienes consumían solo un 7%.[33] En los países desarrollados, la presión de la sangre suele aumentar con la edad. En las poblaciones isleñas donde el coco es aún una parte muy importante de la alimentación, no se incrementa significativamente con la edad.[34] La presión sanguínea permanece en un nivel saludable durante toda la vida incluso cuando se llega a los ochenta y noventa años de edad.

De esta exposición se deduce que el aceite de coco no contribuye a la presión sanguínea elevada y que en muchas situaciones puede ayudar a bajarla, reduciendo así el riesgo de enfermedad cardiovascular.

Niveles elevados de homocisteína

Recientemente los niveles sanguíneos elevados de homocisteína (un aminoácido que contiene azufre) han ido ganando reconocimiento como nuevo factor de riesgo importante de enfermedad cardiovascular. Se ha establecido su conexión con el incremento del riesgo de enfermedad cardiovascular y derrame cerebral, incluso entre quienes tienen niveles normales de colesterol. Al parecer los niveles elevados de homocisteína dañan a las células que revisten el interior de las arterias. Las investigaciones indican que a la hora de predecir

La historia de una doctora

Por Marieta Jader-Onate, doctora en medicina, fundadora y directora ejecutiva del hospital del Buen Pastor, en Lucena City (Filipinas).

Tengo cuarenta y cuatro años. Soy médica desde, aproximadamente, los veinticinco. Mi profesión me ha llenado siempre de entusiasmo, dedicación y estrés. Con el tiempo llegué a estar demasiado ocupada para comer, frecuentemente me saltaba comidas y no prestaba atención a la clase de alimentos que ingería.

A pesar de mis malos hábitos de alimentación y de mi vida ajetreada, la salud no me dio problemas hasta que cumplí los cuarenta, cuando empecé a tener una presión sanguínea elevada acompañada de dolores de cabeza y mareos. Para paliar la hipertensión tomaba fármacos que al principio aliviaban los síntomas. Al cabo de un mes comencé a tener dificultades para respirar y fiebre acompañada por dolor de pecho, dolor de articulaciones y entumecimiento de la pierna izquierda. Me hice una tomografía, pero no mostró nada fuera de lo normal. Una ecografía 2-D reveló un prolapso de la válvula mitral, y los resultados de las pruebas del laboratorio dieron un ASO (examen para la detección de títulos de antiestreptolisina O) elevado y un nivel alto de colesterol (LDL), y me diagnosticaron hipertensión y fiebre reumática con carditis.

A los pocos meses empecé a sufrir un fuerte dolor abdominal y estreñimiento. Un examen con ultrasonidos de todo el abdomen mostró colecistitis y colelitiasis (inflamación y numerosas piedras en la vesícula). Me extirparon la vesícula. La recuperación de la intervención quirúrgica fue larga y dolorosa. Todavía tenía, de manera intermitente, presión sanguínea elevada, dolor de pecho, dificultades ocasionales para respirar, indigestión y estreñimiento.

Con la esperanza de encontrar solución a estos problemas de salud, repasé mis libros de medicina e investigué en las publicaciones médicas. Descubrí que durante miles de años las dietas basadas en el coco habían mantenido aparentemente con buena salud a poblaciones enteras y que las últimas investigaciones revelaban que consumir coco, en particular el aceite de coco, aportaba muchos beneficios a la salud. Formulé un plan detallado de alimentación e incluí principalmente productos de coco en las comidas. También añadí una cucharada de aceite virgen de coco tres veces al día. A veces la tomaba directamente seguida de un vaso de agua, o la ponía en el arroz.

Tras pasarme a una dieta basada en el coco noté que la presión sanguínea se estabilizaba y que ya no tenía dolor en el pecho, dificultades para respirar, indigestión ni estreñimiento. Mis niveles de energía aumentaron.

la enfermedad cardiovascular la homocisteína es un indicador mucho más preciso que el colesterol elevado, la presión sanguínea alta y el tabaquismo. Un análisis de todas las investigaciones publicadas sobre la homocisteína indica que probablemente sea el más importante entre los factores independientes de riesgo de aterosclerosis. Por cada elevación del 10% de homocisteína se produce un aumento correspondiente del riesgo de desarrollar una enfermedad coronaria grave. [35]

Hace unos treinta años se empezó a sospechar que podría haber una conexión entre la homocisteína y la enfermedad cardiovascular al observar que quienes sufrían una rara enfermedad genética llamada homocistinuria tenían tendencia a desarrollar enfermedades cardiovasculares graves. Uno de los primeros casos registrados fue el de un niño de ocho años que exhibía todos los signos de una enfermedad aterosclerótica avanzada y que murió de un derrame cerebral, una muerte extraña para alguien tan joven. La aterosclerosis y el derrame cerebral son considerados enfermedades provocadas por el envejecimiento.

La homocisteína es un aminoácido derivado de la descomposición metabólica de la metionina, uno de los aminoácidos esenciales obtenidos de la proteína de nuestra alimentación. Es particularmente abundante en la carne. Cuando comemos alimentos ricos en proteínas, la metionina se convierte en homocisteína. El hígado vuelve a convertir la homocisteína en metionina o en otras sustancias, por eso la concentración suele ser muy baja. En la homocistinuria, un defecto genético del hígado impide la formación de enzimas que son necesarias para la metabolización de la homocisteína y, por consiguiente, las concentraciones de esta se acumulan en el cuerpo. El problema es que resulta tóxica para las arterias. Un nivel elevado de homocisteína inicia y acelera la aterosclerosis.

Las enzimas que metabolizan la homocisteína dependen de las vitaminas B_6, B_{12} y del ácido fólico. La elevación anormal de homocisteína puede producirse en cualquiera cuya dieta contenga cantidades inadecuadas de estas vitaminas. Una combinación de una dieta alta en proteínas animales (una fuente de metionina y homocisteína) y baja en vitaminas B conduce a niveles elevados de homocisteína. Nuestra alimentación moderna es rica en proteínas animales y baja en los alimentos que proporcionan una buena fuente de vitaminas B (frutas frescas, verduras y cereales integrales). Lamentablemente, los alimentos envasados procesados, los productos elaborados con harina refinada y los dulces son deficientes en vitaminas B.

Comer más fruta fresca, verduras y cereales integrales, y reducir la cantidad de carne y de alimentos procesados que comes, puede disminuir el riesgo de desarrollar una enfermedad cardiovascular al bajar los niveles de homocisteína. También se ha demostrado que tomar un suplemento diario que te proporcione las vitaminas B necesarias es útil para reducir estos niveles.

Consumir aceite de coco diariamente también puede ser beneficioso. Cuando se toma con otros alimentos, disminuye la velocidad a la que se vacía el estómago. Esto permite que los alimentos permanezcan durante más tiempo en contacto con las enzimas digestivas y los ácidos gástricos, incrementando así la cantidad de nutrientes, entre ellos las vitaminas B, que se extraen del alimento. Además, el aceite de coco aumenta el ritmo al que se absorben muchas vitaminas y minerales. Por estas razones se ha recomendado su uso para tratar la desnutrición. La homocisteína excesiva en la sangre está causada por una deficiencia vitamínica y es básicamente una forma de desnutrición. El aceite de coco puede ayudar a corregir esta enfermedad y, al hacerlo, reducir el riesgo de enfermedad cardiovascular.

Inflamación arterial

En años recientes ha surgido un nuevo factor de riesgo de enfermedad cardiovascular que parece ser un indicador más fiable que cualquiera de los demás. Este nuevo factor de riesgo es la inflamación crónica de las arterias. La inflamación crónica daña los tejidos, causando un desarrollo de la placa arterial y la aterosclerosis. Mientras que la mayor parte de los demás factores de riesgo solamente indica una asociación con la enfermedad cardiovascular, la inflamación arterial puede estar implicada activamente en su causa. La relación entre inflamación arterial crónica y enfermedad cardiovascular es un indicador mucho más fiable del riesgo de padecer esta última que el colesterol.[36]

La inflamación arterial puede determinarse midiendo una sustancia de la sangre llamada proteína C reactiva. El doctor Paul Ridker, del hospital Brigham and Women, de Boston, evaluó muestras de sangre de más de 28 000 enfermeras sanas. Aquellas con los niveles más altos de proteína C reactiva tenían cuatro veces mayor riesgo de sufrir problemas cardiovasculares. Ridker señala: «Pudimos descubrir que la proteína C reactiva es un factor más fiable para predecir el riesgo que los niveles periódicos de colesterol, y eso es muy importante porque casi la mitad de los ataques cardiacos se dan entre quienes tienen niveles normales de colesterol».

La inflamación de las arterias puede explicar la enfermedad cardiovascular en quienes no dan muestra de otros factores de riesgo, individuos con un colesterol normal y una presión sanguínea baja que no son diabéticos y que se encuentran en buena forma física. Estos pacientes conforman una tercera parte de todos los casos de ataques cardiacos. Los investigadores han sabido desde hace años que debe de haber otros factores implicados en la enfermedad coronaria.

¿Qué es lo que provoca la inflamación de las arterias? Aunque puede haber varios factores, los tres principales asociados con la enfermedad cardiovascular son unos niveles altos de homocisteína, estrés oxidativo e infección crónica de grado menor. Un nivel elevado de homocisteína en la sangre es tóxico para los tejidos arteriales y causa lesiones que ocasionan la inflamación. Este tema ha sido tratado con cierto detalle anteriormente. Vamos a hablar sobre los otros dos.

Estrés oxidativo

El estrés oxidativo se produce cuando el cuerpo contiene insuficientes antioxidantes para protegerse adecuadamente de los radicales libres que se están generando. La naturaleza destructiva de los radicales libres se comentó en el capítulo 3. Creemos que el estrés oxidativo es importante para el desarrollo de la enfermedad coronaria arterial debido a que los lípidos (grasa y colesterol) dañados por los radicales libres pueden volverse tóxicos y dañar al corazón y a las paredes arteriales.

El colesterol LDL, producido en el hígado, en un principio es inocuo, y en realidad es beneficioso porque el cuerpo lo usa como material de construcción para las paredes celulares, para fabricar vitamina D y para sintetizar numerosas hormonas vitales. El colesterol LDL es el que se conoce como colesterol «malo» porque está asociado con la placa arterial. Solo se vuelve malo cuando se oxida. El colesterol oxidado daña las paredes de las arterias. El colesterol sin oxidar no las daña. Los triglicéridos (grasas) oxidados también dañan las paredes arteriales. De hecho, la grasa oxidada y el colesterol oxidado son los únicos lípidos que se encuentran en la placa arterial. Los lípidos sin oxidar no van allí.

Las grasas insaturadas (poliinsaturadas y monoinsaturadas) son altamente vulnerables a la oxidación. Cuando las grasas son expuestas al calor, la luz o el oxígeno durante un periodo de tiempo, pueden oxidarse, volverse rancias y crear radicales libres. Las grasas pueden volverse rancias dentro y fuera del organismo. Algunas grasas de tu cuerpo están volviéndose rancias en este momento. Es parte del proceso metabólico. Lo único que impide que se oxiden todas las grasas insaturadas y el colesterol son los antioxidantes, que bloquean la acción destructiva de los radicales libres y detienen el proceso de oxidación.

Cuando estamos expuestos a niveles altos de contaminantes que actúan como pro oxidantes y no comemos suficiente cantidad de frutas y verduras frescas, nuestras reservas de antioxidantes se agotan. Se incrementa el ritmo al que las grasas y el colesterol se transforman en grasas destructivas que lesionan las arterias.

Aumentar la cantidad de antioxidantes de la dieta puede elevar la protección contra la oxidación. Las dietas ricas en vitaminas antioxidantes han sido recomendadas específicamente para pacientes con enfermedades cardiovasculares.[37]

El beneficio del aceite de coco es que está compuesto por un 92% de grasas saturadas, la mayor parte de las cuales está formada por AGCM. Estas grasas son muy estables y altamente resistentes a la oxidación. De hecho, son tan resistentes que actúan como antioxidantes. Al igual que otros antioxidantes, los AGCM pueden proteger de la oxidación a las grasas insaturadas y al colesterol. El aceite de coco reduce el estrés oxidativo y ayuda así a proteger contra la enfermedad cardiovascular.

Lo irónico del asunto es que quienes tienen fobia a las grasas saturadas han intentado demonizar el aceite de coco clasificándolo como grasa «que obstruye las arterias». Sin embargo, el aceite de coco no obstruye las arterias, pero las grasas poliinsaturadas sí. El análisis de la placa arterial efectuado por Felton y sus colegas muestra que los ácidos grasos oxidados de la placa arterial son principalmente *insaturados*, no saturados.[38] De hecho, el 74% de los ácidos grasos de la placa arterial son insaturados (el 41% poliinsaturados y el 33% monoinsaturados). En la placa no apareció ni un solo ácido graso de cadena media. La verdad es que las grasas que realmente obstruyen las arterias son las insaturadas, en especial las poliinsaturadas.

Infección crónica

La infección crónica de grado menor es el tercer factor de nuestra lista. Puede ser ocasionada por diferentes bacterias o virus patógenos (que provocan una enfermedad). Algunos de estos microorganismos

pueden vivir indefinidamente en el cuerpo. Una vez que has sido in-
fectado de varicela, por ejemplo, el virus permanece contigo de por
vida, ocultándose en el sistema nervioso. Si tu sistema inmunitario se
encuentra estresado o debilitado, el virus podrá multiplicarse y volver
a infectar el cuerpo. Esta vez se manifestará en forma de culebrilla,
una afección habitual en la tercera edad. Si los microorganismos patógenos descubren una entrada al sistema circulatorio, pueden infectar las paredes de las arterias, causando infecciones de grado menor e
inflamación crónica. De esta manera, es concebible que las bacterias
y los virus puedan causar aterosclerosis y enfermedad cardiovascular.

Hace algunos años el gobierno finlandés patrocinó un estudio
en profundidad sobre los riesgos de salud. Evaluaron los porcentajes
de numerosas enfermedades y llevaron a cabo un análisis estadístico
para ver si había alguna correlación entre ellas. Inesperadamente, descubrieron una conexión entre la enfermedad dental y la enfermedad
cardiovascular. Quienes padecían afecciones periodontales o de las
encías tenían una incidencia superior de enfermedad cardiovascular.
Investigaciones adicionales en los Estados Unidos y Europa confir-
maron los resultados. Estas investigaciones descubrieron que quienes
padecen la enfermedad periodontal tienen el doble de riesgo de morir
de enfermedad cardiovascular.[39] En comparación, los fumadores solo
tienen un aumento del riesgo del 60%. La presencia de la enfermedad
periodontal es un indicador mucho más fiable del riesgo de enfermedad cardiovascular que el tabaquismo. Últimamente se reconoce que
parámetros de salud oral como la placa dental, la caries y la enfermedad de las encías tienen una relación más estrecha con la enfermedad
coronaria que otros factores reconocidos de riesgo habituales como
los niveles de colesterol en la sangre, el sobrepeso, la diabetes, la falta
de ejercicio y el tabaquismo.[40]

La enfermedad periodontal está causada por una infección bacteriana crónica en la boca. Si el sistema inmunitario es incapaz de controlar adecuadamente la infección, puede extenderse por la corriente sanguínea y afectar a las arterias. Quienes padecen la enfermedad

periodontal tienen además niveles elevados de proteína C reactiva, el indicador de inflamación arterial. El doctor Efthymios Deliargyris y otros investigadores de la Universidad de Carolina del Norte en Chapel Hill estudiaron a 38 supervivientes de ataques cardiacos y descubrieron que el 85% tenía periodontitis crónica y niveles altos de proteína C reactiva, en comparación con solo el 29% de los voluntarios sanos.

Desde los estudios iniciales sobre la enfermedad periodontal, se ha comprobado la conexión entre la enfermedad cardiovascular y otros procesos infecciosos. La investigación sugiere que la sinusitis, la bronquitis, las úlceras de estómago, el herpes y las infecciones del conducto urinario podrían jugar también un papel en la enfermedad cardiovascular.[41] Los tres microorganismos que más se suelen asociar con la inflamación arterial son *Helicobacter pylori, Chlamydia pneumoniae,* y Ctomegalovirus (CMV). *Helicobacter pylori* es una bacteria que constituye la causa principal de las úlceras de estómago. *Chlamydia pneumoniae,* otra bacteria, origina la enfermedad periodontal, la conjuntivitis y la neumonía. El CMV es un virus herpes sumamente común. Aproximadamente el 80% de los adultos tiene anticuerpos de este virus en la sangre, lo que es una indicación de una infección pasada o presente. Los síntomas suelen ser tan ligeros que la infección pasa inadvertida.

Las bacterias y los virus que causan estas infecciones pueden penetrar en el sistema circulatorio. Si el sistema inmunitario es incapaz de controlar adecuadamente estos microorganismos, pueden incrustarse en las paredes de las arterias, causando una infección crónica de grado menor. La infección irrita los tejidos circundantes, lo que causa inflamación y, como consecuencia, el desarrollo de la aterosclerosis. La conexión entre infecciones y aterosclerosis se ve reforzada por el hecho de que con frecuencia aparecen fragmentos de bacterias en el interior de la placa arterial. Brent Muhlestein, cardiólogo del hospital LSD, de Salt Lake City, y de la Universidad de Utah, ha descubierto que el 79% de los especímenes de la placa tomados de arterias coronarias de 90 pacientes con enfermedad cardiovascular contenían evidencias de clamidia.

Debido a la contundente evidencia que vincula las infecciones crónicas de grado menor con la enfermedad cardiovascular, se ha sugerido el uso de antibióticos como tratamiento. Sin embargo, el problema de este enfoque es que no todas las infecciones de grado menor son causadas por bacterias. Los antibióticos solo son efectivos contra las bacterias. No afectan a los virus. Además, su uso excesivo ha causado un nuevo problema al hacer que las bacterias desarrollen resistencia a ellos. Por eso los antibióticos no son la solución.

¿Qué papel desempeña en todo esto el aceite de coco? Como viste en el capítulo 3, los AGCM poseen propiedades antimicrobianas poderosas capaces de destruir las bacterias y los virus que causan la enfermedad. Se da la circunstancia de que los principales microorganismos vinculados a la inflamación arterial —*Helicobacter pylori, Chlamydia pneomoniae* y CMV— son vulnerables a los AGCM. Los ácidos grasos de cadena media pueden librar al cuerpo de estos organismos perjudiciales sin dañar a las bacterias benignas del intestino ni fomentar la resistencia antibiótica. Los antibióticos no pueden hacer esto. En este punto ningún fármaco ni ningún procedimiento médico son capaces de destruir de manera segura y efectiva a los microorganismos implicados en la inflamación arterial. La investigación ha demostrado que la inflamación arterial es uno de los factores de riesgo más determinantes de los asociados con la enfermedad cardiovascular. Reducir este riesgo servirá para prevenirla más que cualquier otra cosa que hagas, como tomar fármacos para bajar el colesterol.

Lo único que tienes que hacer es añadir aceite de coco a tu alimentación diaria. Como los AGCM eliminan a los microorganismos que causan la inflamación arterial, el aceite de coco disminuye el riesgo de enfermedad cardiovascular.

Otros factores de riesgo

Los factores de riesgo de enfermedad cardiovascular enunciados con anterioridad son los más reconocidos generalmente. Los investigadores han identificado otros posibles factores de riesgo que están influenciados por la dieta y por el estilo de vida. Entre ellos, los siguientes:

- Deficiencia de vitamina E
- Deficiencia de vitamina C
- Deficiencia de selenio
- Deficiencia de magnesio
- Deficiencia de proteína
- Excesivo consumo de azúcar
- Hipotiroidismo

Necesitamos un suministro continuo de antioxidantes en nuestra alimentación para protegernos de la acción destructiva de los radicales libres. Una deficiencia de vitaminas antioxidantes, como las vitaminas E y C, y del mineral selenio puede provocar estrés oxidativo, lo que a su vez fomenta la enfermedad cardiovascular. Al repeler a los radicales libres, los antioxidantes se consumen, y se reducen nuestras defensas antioxidantes. El aceite de coco actúa asimismo como antioxidante protector, bloqueando las reacciones de los radicales libres. Así evita que otros antioxidantes sean destruidos y ayuda a prevenir las deficiencias de estos importantes nutrientes.

Se ha demostrado que el aceite de coco, además de proteger a los antioxidantes de los radicales libres, mejora la absorción de numerosos nutrientes de nuestra dieta. De esta manera nos ayuda a protegernos contra las deficiencias de vitamina E, vitamina C, selenio, magnesio y proteína.

El azúcar y los hidratos de carbono tienen un efecto adverso en los niveles de azúcar e insulina de la sangre. Se ha sugerido que el consumo excesivo de estos productos es un factor que contribuye a diversos problemas de salud, entre ellos la diabetes, el síndrome X y la enfermedad cardiovascular. El aceite de coco amortigua los efectos del azúcar y el almidón en los niveles de azúcar e insulina en la sangre, ayudándonos así a protegernos contra estos problemas.

Los datos indican que la función tiroidea baja contribuye a la enfermedad cardiovascular. La disfunción tiroidea ni siquiera tiene que ser grave para que afecte al corazón. En un estudio reciente, por ejemplo, se descubrió que la enfermedad cardiaca se desarrollaba con una frecuencia 2,6 veces superior en quienes padecen hipotiroidismo subclínico que en aquellos con una función tiroidea normal.[42] Uno de los síntomas del hipotiroidismo es la temperatura corporal baja debido a un descenso del metabolismo. Muchas de las enzimas que controlan los procesos químicos son altamente sensibles a las variaciones de la temperatura. Cuando la temperatura corporal está por debajo de lo normal, estas enzimas se ralentizan. Por consiguiente, los procesos químicos vitales también reducen su velocidad. Esto conduce a un metabolismo anormal de la grasa. Al combinar esto con la reducción de la capacidad para sanar y autorregenerarse debida a un metabolismo inferior a lo normal, las arterias son más proclives a acumular placa.

De nuevo el coco viene al rescate. El aceite de coco acelera el metabolismo e incrementa la temperatura del cuerpo. Esto permite que las enzimas dependientes de la temperatura y la curación funcionen a un nivel más normal.

El aceite de coco reduce el riesgo de enfermedad cardiovascular en cada uno de los siguientes casos: deficiencias de vitaminas, minerales y proteínas, consumo excesivo de azúcar e hipotiroidismo.

Cuantos más factores de riesgo presentes, mayor es la probabilidad de desarrollar una enfermedad cardiovascular. Cualquier cosa que incremente alguno de los factores mencionados en este capítulo se considera indeseable porque tiene el potencial de incrementar tu riesgo de sufrir un ataque cardiaco o un derrame cerebral. Cualquier cosa que reduzca estos factores tiene la capacidad de protegerte contra la enfermedad cardiovascular.

Tras analizar todos los factores de riesgo de enfermedad cardiovascular expuestos en este capítulo, ¿a cuántos les afecta negativamente el aceite de coco? La respuesta es a «ninguno». Así es, no hay uno solo de estos factores de riesgo que se vea afectado negativamente por el aceite de coco. El aceite de coco tiene un efecto *positivo* en *todos* estos factores de riesgo. Por esta razón su consumo debería considerarse un medio para reducir el riesgo y protegerse contra la enfermedad cardiovascular.

Existen pocos procedimientos o sustancias (si es que hay alguno) recomendados actualmente para la prevención de la enfermedad cardiovascular que tengan tal impacto positivo sobre tantos factores de riesgo. Se considera que los aceites poliinsaturados nos protegen contra la enfermedad cardiovascular simplemente porque reducen uno de estos factores, el colesterol total de la sangre. Tomar vitaminas B se considera una medida protectora porque ayuda a bajar los niveles de homocisteína. Los fármacos que disminuyen el colesterol, objeto de una agresiva campaña publicitaria que los promueve como medio principal para prevenir la enfermedad cardiovascular, no pueden compararse ni de lejos con el aceite de coco. Aunque ayudan a reducir el colesterol total, no necesariamente mejoran la proporción del colesterol, un indicador de riesgo mucho más importante. Además, tampoco hacen nada para prevenir otros factores de riesgo como la diabetes, la obesidad o los niveles de homocisteína. Sus efectos secundarios pueden incluso ser perjudiciales. Reducen las reservas de antioxidantes del cuerpo, incrementando así el estrés oxidativo, y pueden ser tóxicos para el hígado, los riñones y los tejidos musculares. Por el contrario, el aceite de coco es inocuo. No se le conocen efectos secundarios perjudiciales. Es un alimento que nutre al organismo.

Si el aceite de coco fuera un medicamento desarrollado en algún laboratorio, las empresas farmacéuticas lo anunciarían por todas partes como la mejor protección que existe contra la enfermedad cardiovascular. Saldría destacado en artículos de periódicos y revistas y sería un tema candente en todos los programas populares de entrevistas de la radio y la televisión. ¿Y el coste? El suministro para un mes probablemente te costaría la mitad del sueldo y la pierna izquierda también.

Afortunadamente, el aceite de coco no es un fármaco, no cuesta un brazo ni una pierna y se encuentra disponible para todos, además de ser inocuo. Si te preocupa la enfermedad cardiovascular, el aceite de coco es de las mejores cosas que puedes utilizar para prevenirla.

Capítulo

6

BOTIQUÍN MÉDICO DEL COCO II: PULPA, AGUA Y LECHE DE COCO

En este capítulo se cubre la segunda parte del botiquín médico del coco. Aquí se describen los aspectos de la pulpa, el agua y la leche de coco relacionados con la salud. Aunque muchos de los beneficios de estos productos vienen de la grasa o del aceite que contienen, cada uno posee sus ventajas únicas.

LA PULPA DE COCO

Como te dije anteriormente, el coco ha sido llamado el «rey de los alimentos». Se usa como nutriente para mantener la vida y como medicina para restaurar la salud. Según la tradición, uno de los secretos para gozar de una buena salud es comer la fruta del cocotero. No existe ningún otro alimento, que yo sepa, que ofrezca tantos beneficios como el coco. De hecho, mucha gente ha vivido durante periodos largos de tiempo manteniéndose a base de coco y poco más. Algunas poblaciones viven con una alimentación que consiste predominantemente en el coco. Durante generaciones han resistido sin los achaques y las enfermedades que acosan a la sociedad moderna. Pocos otros alimentos, si es que hay alguno, pueden satisfacer tan adecuadamente las necesidades medicinales y nutricionales del cuerpo humano. El coco es verdaderamente el rey de los alimentos.

La pulpa de un coco totalmente maduro es dura, blanca y ligeramente dulce, con un sabor a fruto seco. En los trópicos, los cocos inmaduros (llamados también cocos verdes o jóvenes) son un bocado exquisito. La pulpa se ha desarrollado solo parcialmente y tiene una textura gelatinosa. Su sabor es marcadamente diferente del de la pulpa de un coco maduro y es lo bastante tierna para que puedas comerla con una cuchara. De hecho, se le suele dar a los bebés como primer alimento tras el destete. Conforme el coco madura, la pulpa se vuelve más gruesa y se endurece. Los cocos jóvenes se echan a perder mucho antes que los maduros y por eso es menos frecuente encontrarlos en el mercado fuera de los trópicos. Si los encuentras en climas templados, se mantienen fríos para prevenir que se estropeen. Conforme el coco madura, aumenta el contenido de aceite y de fibra.

Un alimento funcional

Lo mismo que el aceite, la pulpa de coco es claramente un alimento funcional. Proporciona muchos beneficios que van más allá de su contenido nutritivo. La pulpa de un coco maduro contiene todas las cualidades nutricionales asociadas con el aceite que han sido expuestas en los capítulos previos. Eso significa que mejora la digestión y el estado nutricional, protege contra el cáncer y la enfermedad cardiovascular, ayuda a perder peso, elimina los microorganismos y parásitos que causan enfermedades, así como los demás beneficios asociados con el aceite. La razón de esto es que la pulpa contiene una elevada cantidad de aceite. Es más, el aceite de coco se extrae de la pulpa. Esta, en peso, consiste en un 34% de aceite. Ese es un gran porcentaje y la razón por la que se extrae tan fácilmente de la pulpa.

La pulpa fresca de coco está compuesta por un 47% de agua. Cuando se seca, el contenido de agua se reduce a alrededor del 3%. Sin agua se incrementa la proporción de grasa; el coco seco contiene un 64% de grasa. Comer coco fresco y seco proporciona una buena fuente de este aceite beneficioso para la salud.

COMPOSICIÓN DEL COCO		
(% en peso)		
	Fresco	Seco
Agua	47	3
Grasa	34	64
Fibra	11	15
Proteína	4	9
Almidón y azúcar	4	9

Aparte del agua, los dos ingredientes principales del coco son la grasa y la fibra. El contenido de fibra es importante porque proporciona otros beneficios aparte de los del aceite.

Hay dos tipos de hidratos de carbono en los alimentos: digeribles y no digeribles. Los primeros consisten en almidón y azúcar y proporcionan calorías. Los segundos son sencillamente fibra dietética y como los seres humanos no los descomponemos ni los digerimos, no proporcionan calorías.

El coco contiene muy pocos hidratos de carbono digeribles, lo que lo convierte en una elección excelente para quienes buscan alimentos bajos en hidratos de carbono. Una taza de coco *fresco* rallado (80 g) contiene únicamente 3 g de hidratos de carbono digeribles y 9 g de fibra. El coco seco tiene un contenido ligeramente más elevado de hidratos de carbono digeribles: una taza contiene 7 g de hidratos de carbono digeribles y 12 g de fibra. El coco es una forma estupenda de añadir volumen y sabor a los alimentos sin sumar muchas calorías de hidratos de carbono.

El coco fresco contiene un total de un 15% de hidratos de carbono, un 4% digeribles y un 11% no digeribles. El resto (85%) está compuesto principalmente por agua, grasa y proteína. Contiene muchos más hidratos de carbono no digeribles (fibra) que digeribles, lo que lo

Porcentaje de fibra en los carbohidratos de algunos alimentos

Los hidratos de carbono de los alimentos consisten en hidratos de carbono digeribles (almidón y azúcar) y no digeribles (fibra). La cantidad de cada uno varía según el alimento. La lista que viene a continuación muestra la cantidad de fibra de los alimentos seleccionados como porcentaje de su contenido total en hidratos de carbono. Por ejemplo, el 71% del contenido total de hidratos de carbono del coco fresco viene de la fibra. El restante 29% está compuesto de almidón y azúcar.

Frutos secos
Almendras 56
Anacardos 18
Avellanas 39
Cacahuetes 48
Coco (fresco) 71
Nueces 32
Nuez lisa 35

Verduras
Alga 33
Batata 11
Brócoli 60
Brotes de bambú 75
Calabacín 57
Calabaza 19
Calabaza anaranjada 27
Cebolla 21
Col 50

Coliflor 50
Espárragos 33
Espinacas 57
Garbanzos 24
Guisantes 36
Habas 46
Judías 49
Judías pintas 45
Judías verdes 30
Lentejas 25
Quingombó 33
Patata (con piel) 10
Pimientos dulces 20
Rábano rojo 50
Remolacha 29
Setas 50
Soja 29
Tomate 33
Zanahoria 29

Frutas
Cerezas 9
Ciruela 11
Fresas 36
Kiwi 27
Mango 20
Manzana 14
Melocotón 20
Naranja 20
Papaya 14
Piña 11
Plátano 7
Pomelo 22
Sandía 6
Uvas 11

convierte en una fuente excelente de fibra dietética. De hecho, es con mucho una de las fuentes más concentradas de fibra dietética. Según el Departamento de Agricultura de los Estados Unidos, el 24% de los hidratos de carbono del salvado de avena está compuesto de fibra. El salvado de trigo tiene un 42%. La soja, solo un 29%. El coco los supera a todos. ¡Su contenido en hidratos de carbono está compuesto por un extraordinario 71% de fibra!

Junto con el serrín, el salvado de trigo es una de las fuentes más ricas en fibra que puedas encontrar. Bromas aparte, el coco contiene casi el doble de fibra que el salvado de trigo, y al contrario que este, no sabe a cartón. El coco es una fuente de fibra que verdaderamente sabe bien. Si quieres añadir más fibra a tu dieta, el coco es una manera excelente de hacerlo.

Los nutricionistas recomiendan que consumamos de 20 a 35 g de fibra al día. Esto es el doble o el triple del consumo medio diario en la alimentación occidental, que es de 10 a 14 g. Una taza de coco seco rallado (sin empaquetar) contiene 12 g de fibra. Una porción pequeña —cinco centímetros— de coco fresco contiene 5 g de fibra. Añadir coco fresco o seco a tu dieta puede mejorar significativamente tu ingesta diaria de fibra.

¿Por qué sienta bien la fibra?

Imagina por un momento un alimento, un superalimento, que pueda satisfacer tu apetito, que prácticamente no tenga calorías, que reduzca el colesterol y el nivel de azúcar en la sangre, y que disminuya tu riesgo de contraer una enfermedad cardiovascular, presión sanguínea alta, diabetes y enfermedades intestinales como el síndrome del intestino irritable y el cáncer de colon. La mayoría de los alimentos o suplementos dietéticos que supuestamente proporcionan una gran cantidad de beneficios para la salud suelen tener un sabor horrible. ¿Alguna vez has probado el aceite de hígado de bacalao? ¿Y el salvado de trigo? ¡Asquerosos! Así es como describen mis hijos estos alimentos «saludables». Suponte que este extraordinario alimento tiene un sabor suave, delicioso, que hace que tú y tu familia disfrutéis comiéndolo. ¿Te interesaría añadirlo a tu dieta? ¿A quién no?

Últimamente se oye hablar mucho de la necesidad de tomar fibra. Sin embargo, hasta hace relativamente poco, se consideraba no nutritiva, una parte irrelevante de la dieta. La fibra se encuentra en todos los alimentos vegetales. Es esa porción de la planta que no puede ser digerida por las enzimas del aparato digestivo humano. Como no se digiere, no proporciona nutrientes ni calorías. Por esta razón se pensaba que no tenía importancia para la salud. Ahora sabemos que juega un papel significativo en el proceso digestivo y puede tener un enorme impacto en nuestro estado de salud. Aunque no proporciona calorías ni elementos básicos para el organismo, ahora es considerada un nutriente fundamental. La deficiencia de fibra en la dieta da lugar a muchos problemas de salud. Por esta razón, es tan importante como la vitamina C, el calcio o cualquier otro nutriente esencial.

La importancia de la fibra en nuestra dieta fue observada por primera vez por médicos que trabajaban en África, India y Oceanía a principios y mediados del siglo XX. Advirtieron que quienes seguían la dieta tradicional, que era rica en fibra, disfrutaban de un nivel de salud superior al de los habitantes de los países occidentales. No conocían los problemas de salud que son comunes en Europa y los Estados Unidos. Sin embargo, cuando empezaron a comer alimentos occidentales, ricos en cereales refinados y azúcar, su salud se deterioró y desarrollaron muchos de los mismos problemas que normalmente aparecen en los países occidentales.

Los médicos advirtieron que en las comunidades rurales donde el consumo de fibra era elevado, las enfermedades degenerativas eran infrecuentes. Cuando el consumo de fibra era escaso, debido a la ingesta de alimentos modernos, la incidencia de enfermedades era mucho más elevada. Esta observación llevó a lo que se conoce como la «hipótesis de la fibra», que sugiere que el consumo de alimentos sin refinar, con alto contenido en fibra, protege contra muchos problemas de salud degenerativos frecuentes en los países occidentales.

Uno de los partidarios más importantes de la hipótesis de la fibra es el cirujano y epidemiólogo británico Denis Burkitt. Su investigación fue la responsable principal del cambio de imagen de la fibra dietética, que pasó de verse como un subproducto sin utilidad a ser considerada un agente activo en la promoción y mantenimiento de la salud.

Trabajando en zonas rurales de África a mediados del siglo XX, Burkitt observó que los hábitos de evacuación intestinal de los africanos rurales eran muy distintos de los de los británicos. Los primeros defecaban heces blandas, sin olor, y de un tamaño que era cuatro veces el de las heces de los segundos. En comparación, estas eran pequeñas, secas y malolientes. También observó que en los africanos la comida pasaba por el conducto digestivo y era expelida en el transcurso de un día, comparado con los tres días o más que duraba este proceso en los británicos. La dieta africana consistía principalmente en alimentos ricos en fibra, como cereales, habas, guisantes y hortalizas de raíz como patatas y camotes. Por el contrario, la dieta de los británicos estaba compuesta predominantemente por productos elaborados con harina blanca, ricos en azúcar, y carne. Los investigadores calcularon que los africanos consumían entre 60 y 120 g de fibra al día, y los británicos solo una quinta parte de esa cantidad. La dieta rica en fibra de los africanos obviamente era la responsable de sus evacuaciones intestinales de gran tamaño, blandas y frecuentes. La importancia de sus hábitos de evacuación intestinal fue reconocida al observar que muchos de los problemas digestivos habituales en Gran Bretaña eran completamente inexistentes entre los campesinos africanos. No solo sufrían menos problemas digestivos, sino que también estaban libres de la mayoría de las enfermedades no infecciosas, y entre ellos no existía la obesidad. La conclusión a la que se llegó fue que la fibra dietética debía de tener alguna conexión con la salud general que iba más allá de la mera función intestinal.

No tardaron mucho en darse cuenta de que la consecuencia más llamativa de no tener suficiente fibra en la alimentación era el estreñimiento. Basándose en sus investigaciones en África y en otros lugares del mundo, Burkitt estableció una conexión directa entre el estreñimiento y otros cinco problemas comunes: enfermedad diverticular, apendicitis, hernia de hiato, hemorroides y venas varicosas. Cada una de estas enfermedades, dijo, estaba causada por el esfuerzo realizado para expulsar la materia fecal dura.

La fibra es importante porque regula la actividad intestinal. Absorbe el agua, proporcionando un medio húmedo y móvil que puede barrer rápidamente el interior del intestino y dejarlo limpio. La fibra, básicamente, es el medio que utiliza la naturaleza para mantener los intestinos limpios, saludables y funcionando sin problemas.

El volumen de la materia fecal no está compuesto solo por fibra y alimentos sin digerir. También contiene bacterias, secreciones intestinales y los restos de células intestinales muertas. Las bacterias forman el porcentaje más elevado de la masa fecal, alrededor de un tercio.

La digestión comienza en la boca, continúa en el estómago, y termina en los intestinos grueso y delgado. Por el camino los alimentos se mezclan con líquidos y enzimas que ayudan a descomponerlos y transportarlos por el conducto digestivo. La mayor parte de la digestión y asimilación tiene lugar durante el viaje tortuoso de seis metros a través del intestino delgado. Cuando la comida pasa por él, se liberan nutrientes que son absorbidos en la corriente sanguínea. Para cuando llega al final del intestino delgado, la mayoría de los nutrientes han sido extraídos, y quedan una fibra indigestible, células muertas y otros desperdicios. Este material de desecho entra en el intestino grueso. Aunque esta porción del conducto digestivo es mucho más corta que el intestino delgado (al tener solo un metro y medio de longitud), es mucho más ancha, por eso se le llama intestino grueso (también se le conoce como colon).

En el colon se prepara el material de desecho (llamado heces o materia fecal) para su eliminación. Cuando este material entra en él, es muy líquido, como una sopa. Una de las funciones del colon es extraer el líquido de los desechos para hacerlos más compactos y semisólidos. A medida que las heces pasan por él, el agua se va absorbiendo de manera gradual, produciendo una masa que es más sólida pero aun así lo suficientemente blanda como para ser evacuada con facilidad. La fibra no digerida proporciona volumen y cuerpo a las heces, permitiendo que los músculos intestinales muevan sencilla y rápidamente la masa a través de su conducto y la expulsen del cuerpo sin interrupción.

Cuando la cantidad de fibra dietética disminuye el tiempo del tránsito a través del colon se ralentiza. Cuanto más tiempo permanece esta materia en él, más líquidos se extraen y más dura se vuelve, y por tanto más difícil es para los músculos pasarla a través del colon. Cuanto más dura se vuelve, más lentamente se mueve y más se alarga el tránsito intestinal, llevando a una extracción todavía mayor de líquido y a un tránsito más lento. Se crea un círculo vicioso y el resultado es el estreñimiento. Cuando hay poca fibra dietética presente, el material fecal puede volverse duro y compacto. La evacuación intestinal se convierte en una tarea ardua que implica un esfuerzo prolongado. Las heces son duras, secas e infrecuentes.

Una dieta baja en fibras y, en consecuencia, alta en alimentos refinados, altamente procesados, lleva al estreñimiento, que a su vez puede generar las condiciones para varios problemas de salud. El empuje excesivo causado por la materia fecal endurecida puede dañar los tejidos del colon. Es posible que se ejerza tanta presión para intentar hacer pasar esta masa endurecida por él que los tejidos de la pared intestinal se rompan y empiecen a abultarse formando bolsas que se llenan de desechos endurecidos. Estas bolsas de materia fecal se denominan divertículos. Podemos tener literalmente docenas de divertículos que varían de tamaño, desde el de la punta de un dedo al de una pelota de tenis. Cuando alguien tiene una gran cantidad de bolsas se dice que padece la enfermedad diverticular o diverticulosis. Una vez que el divertículo se forma no hay manera de eliminarla con excepción de la cirugía. A no ser que estén inflamados o infectados, no suelen intervenirse. A partir de los cuarenta años la mitad de los estadounidenses desarrolla la enfermedad diverticular. Durante los veinte años que trabajó en África, el doctor Burkitt no vio ni un solo caso de diverticulosis.

La alta presión ejercida por el lento movimiento de las heces puede debilitar y deformar el colon, causando protuberancias, dilatación y desgarros en el revestimiento del intestino. Estos trastornos pueden provocar no solo diverticulosis sino también apendicitis, hemorroides, hernia de hiato, venas varicosas, prolapso de colon, acidez gástrica e incluso cálculos biliares, y contribuir a la colitis ulcerosa y a la enfermedad de Crohn.

El doctor Burkitt relata que la primera vez que fue a África trabajó en un hospital universitario de seiscientas camas. En todo un año no veía a más de dos pacientes con apendicitis. En comparación, ¡un hospital del mismo tamaño en los Estados Unidos tendría dos casos de apendicitis al día! Cuando los soldados africanos se unieron a las tropas británicas en África del norte durante la segunda guerra mundial y empezaron a comer las raciones que les proporcionaban, comenzaron a padecer apendicitis por primera vez. En la actualidad quienes sufren de apendicitis en África son las personas educadas que han adoptado los hábitos alimentarios occidentales.

Burkitt explica: «Solíamos enseñarles a nuestros estudiantes que no debían diagnosticar nunca apendicitis a un paciente africano fueran cuales fueran sus síntomas, a menos que el paciente supiera hablar inglés. Nadie sufre de apendicitis en África oriental hasta que aprende inglés. Hablar inglés es un exponente del contacto de un africano con la cultura occidental moderna».

La hernia de hiato es una enfermedad en la que una parte del estómago se sale de la cavidad abdominal y entra en la cavidad torácica. Cuando hay estreñimiento y los músculos de la pared abdominal se contraen para ayudar a la evacuación de las heces, se incrementa la presión en el abdomen, y como resultado se oprime la parte superior del estómago, que se sale del abdomen y entra en el tórax. Un síntoma habitual es la acidez gástrica. De hecho, la acidez frecuente es una indicación de excesiva presión abdominal. En los Estados Unidos 1 adulto de cada 4 está afectado por la hernia de hiato. Un estudio radiológico realizado en África occidental citado por Burkitt encontró solo 1 caso en más de 1.000 pacientes en Kenia y 1 en más de 700 en Tanzania.

Las hemorroides y las venas varicosas también están causadas por el estreñimiento y por la presión abdominal excesiva. Alrededor de la mitad de la población de los Estados Unidos sufre de hemorroides. Al menos el 50% de las mujeres de más de cuarenta años tiene venas varicosas. Estas enfermedades habituales en las sociedades desarrolladas son infrecuentes en otras partes del mundo en donde el consumo de fibra dietética es más elevado. Un estudio realizado en Papúa Nueva Guinea examinó a 800 mujeres adultas y descubrieron solo una con pequeñas venas varicosas. Se cree que el gran esfuerzo debido al estreñimiento puede provocar que la sangre se vea obligada a volver a las piernas, haciendo que las válvulas se dilaten. Con el tiempo las venas no son capaces de funcionar apropiadamente y se desarrollan las venas varicosas.

Los cálculos biliares son una de las enfermedades más comunes en las mujeres. En los Estados Unidos aproximadamente 1 de cada 3 los desarrolla. En África, Burkitt prácticamente no encontró cálculos biliares. En el transcurso de veinte años de práctica quirúrgica solo extirpó en dos ocasiones la vesícula biliar a mujeres africanas. La presión excesiva puede también ser la causa subyacente que interfiere en el flujo de bilis, contribuyendo a la formación de cálculos biliares.

Desde que se propuso la hipótesis de la fibra se ha demostrado que muchas otras enfermedades características de la civilización occidental moderna están relacionadas con la duración del tránsito intestinal (la cantidad de tiempo que la comida emplea en atravesar el conducto digestivo). Cuando los investigadores empezaron a estudiar la relación entre fibra dietética y salud, salió a la luz un efecto notable. No importaba si un hombre o una mujer vivían en una pequeña aldea de África o en el piso treinta de un rascacielos de Nueva York, si su alimentación era rica en fibra, no padecían muchos de los problemas de salud frecuentes en nuestra sociedad, entre ellos uno de los azotes de la civilización moderna, la obesidad.

Se piensa que una alimentación carente de la fibra adecuada es responsable de varias dolencias y trastornos. La investigación sugiere que la fibra dietética puede ayudar a prevenir y tratar los siguientes:

- ◆ Acidez gástrica
- ◆ Acumulación tóxica
- ◆ Apendicitis
- ◆ Cálculos biliares
- ◆ Cáncer de colon
- ◆ Cáncer de mama

- Cáncer de ovarios
- Cáncer de próstata
- Candidiasis
- Colesterol alto
- Colitis y enfermedad de Crohn
- Depresión e irritabilidad
- Derrame cerebral
- Diabetes
- Diverticulosis
- Estreñimiento y diarrea
- Hemorroides
- Hernia de hiato
- Hipoglucemia (nivel de azúcar bajo en la sangre)
- Obesidad
- Presión sanguínea alta
- Síndrome del colon irritable
- Venas varicosas

Estreñimiento y duración del tránsito intestinal

El estreñimiento es tan frecuente en estos días que la mayoría de la gente ni siquiera sabe cómo reconocerlo. Defecar cada dos o tres días se considera normal. Incluso los médicos están tan acostumbrados a ver a gente estreñida que juzgan el estreñimiento como lo que es natural o el término medio. Lamentablemente, el término medio no es una buena medida en la que basarse cuando casi todo el mundo tiene el mismo problema. Lo normal y lo sano son dos cosas distintas.

¿Cómo puedes saber si estás estreñido? La mejor manera de saberlo es compararte con alguien que tenga una salud digestiva excelente, por ejemplo los africanos de las zonas rurales, que siguen una dieta rica en fibra y tienen una función digestiva óptima. Defecan después de cada comida. Si ingieres tres comidas al día, deberías defecar al menos tres veces al día. Por lo general, un adulto sano debería al menos defecar una vez al día y como mucho tres, con heces semisólidas (no demasiado líquidas ni duras), y la eliminación tendría que ser fácil y breve.

Si no es así, necesitas añadir más fibra a tu alimentación y disminuir el consumo de alimentos excesivamente elaborados.

Otra manera de determinar si te hace falta añadir más fibra a tu alimentación es medir la duración del tránsito de lo que ingieres. La duración del tránsito intestinal es el tiempo que tarda la comida en atravesar por completo el aparato digestivo. Para comprobarlo, lo único que tienes que hacer es comer algo que normalmente no se digiera por completo, como el maíz fresco. Este alimento sirve como marcador. El almidón del maíz es fácilmente digerible pero el salvado, que forma la parte exterior fibrosa del grano, no lo es. Puede ser visible al defecar. Tan solo tienes que comer maíz fresco o una mazorca de maíz. Examina tus heces y toma nota de cuándo aparecen los granos. Una duración de tránsito saludable es de dieciocho a treinta horas, ni más ni menos. En los Estados Unidos y en Europa la duración del tránsito suele ser de dos a tres días (de cuarenta y ocho a setenta y dos horas). Si el maíz tarda más de treinta horas en pasar por tu cuerpo, te hace falta más fibra. Igualmente, si pasa en menos de dieciocho horas, puede que también tengas un problema. Si los alimentos atraviesan el aparato digestivo muy rápidamente, los nutrientes no se digieren ni se absorben de forma adecuada. Esto puede llevar a deficiencias nutricionales. En este caso la fibra dietética te ayudará a enlentecer la duración del tránsito. De manera que si tu comida atraviesa el conducto digestivo demasiado rápidamente o demasiado lentamente, añadir fibra dietética moderará la duración del tránsito.

Fibra y cáncer

El vínculo entre fibra dietética y cáncer se ve más claramente en el cáncer de colon. La fibra actúa como una escoba, barriendo los contenidos intestinales del conducto digestivo. Va arrastrando parásitos, toxinas y carcinógenos, y los expulsa del cuerpo en un tiempo razonable. Esta acción de limpieza ayuda a impedir que las toxinas que irritan los tejidos intestinales y causan el cáncer se queden incrustadas en el conducto intestinal. El de colon es el segundo tipo más mortal de cáncer, tras el de pulmón. Muchos estudios han demostrado una correlación entre dietas ricas en fibra y baja incidencia de cáncer de colon. Por ejemplo, en uno de los estudios más extensos que se han llevado a cabo hasta la fecha, en el que participaron más de 400.000 personas de nueve países europeos, se descubrió que quienes consumían la mayor cantidad de fibra tenían un 40% menos de probabilidades de contraer cáncer de colon.

La fibra absorbe fácilmente los líquidos. Por eso, al parecer también absorbe sustancias carcinógenas perjudiciales y otras sustancias químicas tóxicas. Investigadores de la Universidad de Lund, en Suecia, descubrieron que la fibra de la dieta puede absorber sustancias como las quinolinas, unos carcinógenos muy potentes. Se examinó la capacidad de absorción de varios tipos de fibra y se descubrió que filtraban del 20 al 50% de estos componentes.

El doctor B. H. Ershoff, de la Universidad de Loma Linda, resumió las investigaciones realizadas por el Comité para la Nutrición en la Educación Médica. Estas investigaciones comparaban grupos de ratas y ratones; algunos recibían dietas ricas en fibra y otros dietas bajas en fibra. A los animales se les administraban varios fármacos, productos químicos y aditivos alimentarios como el ciclamato. Se comprobó que estas sustancias eran tóxicas para los que seguían dietas bajas en fibra; sin embargo, aquellos con una alimentación rica en fibra no mostraban efectos nocivos.[2] Como es lógico, aquí podemos ver la relación entre la fibra dietética y su efecto protector en el colon, pero además los estudios demostraron que también protege contra el cáncer de mama, de próstata y de ovarios. Una explicación sería que las toxinas que permanecen en el colon son absorbidas en la corriente sanguínea y la sangre transporta estas toxinas a otras partes del cuerpo donde causan el cáncer. Otra explicación está relacionada con el estrógeno. El estrógeno es necesario para el crecimiento y desarrollo inicial del cáncer de mama y de ovarios. El hígado acumula estrógeno y lo manda a los intestinos, desde donde vuelve a ser absorbido por la corriente sanguínea. Una dieta rica en fibra interrumpe este proceso. Como se reduce la actividad de las enzimas bacterianas del intestino, vuelve menos estrógeno a la corriente sanguínea. Las investigaciones demuestran que el estrógeno sérico puede reducirse significativamente por medio de una dieta rica en fibra. La progesterona, que es un antagonista del estrógeno y ayuda a proteger contra el cáncer, no se ve afectada ni disminuida por la fibra.[3] Una de las razones principales propuestas para explicar por qué la fibra dietética protege contra el cáncer de colon y otros cánceres es que disminuye la duración del tránsito intestinal. Si las sustancias carcinógenas, las hormonas y las toxinas son transportadas rápidamente a través del conducto digestivo y expulsadas del cuerpo, no pueden irritar los tejidos ni instigar el cáncer. La fibra de coco no solo absorbe y expulsa del conducto intestinal las toxinas carcinógenas, también ayuda a prevenir las enfermedades que fomentan el cáncer. La evidencia sugiere que la fibra de coco puede prevenir además la formación de tumores en el colon al mitigar los efectos perjudiciales de las enzimas que favorecen la aparición de tumores.[4]

Salud intestinal

Aunque la fibra no nos nutre, alimenta a las bacterias benignas de nuestro intestino esenciales para la buena salud. Estas bacterias producen vitaminas y otras sustancias que ayudan a promover la salud y el bienestar. Cuando comemos la cantidad adecuada de fibra, proliferan. Se mantiene bajo control a las bacterias perjudiciales y a las levaduras, como la cándida, que se disputan el espacio en el conducto intestinal.

Una de las razones principales por las que las bacterias benignas son importantes para nuestra salud es que producen ácidos grasos de cadena corta (AGCC). Los ácidos grasos de cadena corta son grasas que las bacterias intestinales sintetizan a partir de la fibra dietética y son vitales para la salud del colon y para nuestra salud general. Los AGCC son muy similares a los AGCM encontrados en el aceite de coco y poseen muchas de las mismas características. Como los AGCM, los ácidos grasos de cadena corta tienen la capacidad de destruir a los microorganismos causantes de enfermedad.[5] Aunque generalmente no son tan potentes como los AGCM, su presencia en el colon ayuda a mantener bajo control a las bacterias y levaduras perjudiciales. Otra semejanza entre ambos es su capacidad para atravesar las membranas celulares y entrar en la mitocondria sin la ayuda de hormonas especiales (insulina) ni enzimas (carnitina).

Por tanto, pueden entrar fácilmente en las células del colon, donde son utilizados como combustible para energizar al metabolismo.

Los AGCC son una importante fuente nutritiva para las células del colon. De hecho, son el alimento preferido de estas células. También causan un impacto significativo en el entorno del interior del colon. Aunque estos son inocuos para nuestros tejidos y para las bacterias benignas, resultan mortales para muchas formas de bacterias y levaduras causantes de enfermedades que pueden infectar el conducto intestinal. Los AGCC pueden destruir estos organismos perjudiciales. Los beneficios que nos proporcionan las bacterias intestinales dependen de la cantidad de fibra que ingerimos. Cuanta más fibra comemos, más proliferarán las bacterias benignas y más AGCC producirán, manteniendo así nuestro colon saludable y a los microorganismos nocivos bajo control.

Los investigadores han descubierto que un nivel anormalmente bajo de AGCC en el colon puede provocar deficiencias nutricionales que pueden causar inflamación y hemorragia. Los AGCC administrados por vía rectal en el colon alivian estas afecciones.[6]

La fibra del coco sirve de alimento a las bacterias intestinales. Por consiguiente, el coco ayuda a prevenir y aliviar los síntomas asociados con la enfermedad de Crohn, el síndrome del intestino irritable, la colitis y otros trastornos digestivos. Mucha gente afirma que incluso comer tan solo dos dulces de coco al día la alivia de sus síntomas. La columna sobre salud de un periódico del King Features Syndicate recogía la carta de un lector que tuvo una experiencia interesante relacionada con el coco:

Hace más de veinte años me diagnosticaron síndrome del intestino irritable (SII). Las pruebas médicas no revelaron ninguna causa. Tenía ataques de diarrea acompañados por un dolor abdominal intenso y rara vez lograba llegar a un baño a tiempo. Sufría estos ataques varias veces a la semana. Mido 1,87 m y pesaba solo 67 kilos, y no lograba engordar, ni siquiera consumiendo cinco mil calorías al día. El Imodium

A-D diario me proporcionaba una mínima ayuda. Hace diez meses leí en tu columna que a un hombre con la enfermedad de Crohn le ayudó comer dos dulces de coco al día. No tenía nada que perder, de manera que lo intenté. ¡ME HA CAMBIADO LA VIDA! En estos últimos diez meses he tenido solo unos pocos ataques ligeros, ninguno de ellos doloroso. Incluso el peor de ellos fue menos doloroso que un buen día de los de antes. Dejé de llevar una muda en el coche, ya que no la he necesitado ni una sola vez. ¡Veinte años de sufrimiento y todo lo que necesitaba era comer un dulce! No hay ningún medicamento en el mercado que pueda presumir de tener menos efectos secundarios. Mi peso se ha estabilizado ahora en 81,5 kg, ideal para mi altura.

Algún tiempo después otro lector escribió:

He leído en tu columna acerca de las galletas de coco como tratamiento para la diarrea crónica. A mi perro le diagnosticaron el síndrome del colon irritable, por lo que le recetaron prednisona. Sabía que aconsejabas comer galletas a los pacientes, y entonces pensé: «¿Y por qué no para mi perro?». Con dos galletas al día y sin prednisona, está mejorando mucho. Ojalá hubiera sabido esto para mi madre, que tenía la enfermedad de Crohn.

El autor de la columna añadió que había recibido varias cartas de gente que aseguraba haber obtenido resultados similares comiendo solo coco y un hombre afirmó que unas barritas de caramelo (Mounds) que contienen coco lo ayudaron con su diarrea provocada por los antibióticos. Comer dos galletas de coco o una barrita de caramelo con coco al día, ¡qué forma tan fácil y tan agradable de calmar el dolor y el malestar causado por el SII y otros trastornos gastrointestinales! Personalmente no recomiendo las galletas ni las barritas de caramelo; hay mejores formas de comer coco sin todo ese azúcar. La mejor manera es sencillamente comer un trozo de coco fresco.

Control del peso

Como la fibra dietética no se puede digerir, no aporta calorías. La fibra dietética carece de calorías. Puedes comer toda la que quieras sin preocuparte por engordar, lo cual es una buena noticia para quienes están preocupados por su peso.

La fibra absorbe el agua como una esponja. Por esta razón ayuda a llenar el estómago y a producir una sensación de saciedad. Aporta volumen sin calorías que luego se convierten en grasa. Además, hace que el estómago tarde más tiempo en vaciarse, manteniendo así la sensación de saciedad durante más tiempo que los alimentos bajos en fibra. Como resultado, se ingiere menos comida y menos calorías.

Los estudios han demostrado que el consumo de 14 g extra de fibra al día (la cantidad que contiene media taza de harina de coco) está asociado con una disminución de un 10% de ingesta de calorías y una pérdida de peso corporal. Los cambios observados ocurren cuando la fibra procede de alimentos naturalmente ricos en ella, como cereales, legumbres o coco, y también cuando procede de un suplemento de fibra, como salvado de trigo o fibra dietética de coco.

Cuando comes alimentos ricos en fibra, que son generalmente bajos en calorías, excluyes otros más ricos en calorías. Basta con añadir alimentos ricos en fibra a tu dieta para disminuir tu ingesta de calorías, incluso si consumes el mismo volumen de alimentos que normalmente. Este hecho fue demostrado por un estudio en el que se pidió a un grupo de hombres con sobrepeso que comieran doce rebanadas de pan de trigo integral al día además de cualquier otro alimento que quisieran. Podían tomar cualquier comida que desearan (postres, carnes grasientas, nata), lo que fuera, siempre que se tratara de algo que comían normalmente. El estudio se prolongó durante tres meses. Al final los voluntarios habían perdido una media de 8,8 kg. Siempre que consumieran la cantidad requerida de pan de trigo integral, se les permitía comer cuanto quisieran. El pan los llenaba tanto que no les apetecían muchos de los otros alimentos.[7]

Los estudios han demostrado que las poblaciones que dependen en gran medida del coco no tienen problemas de peso. Por ejemplo, en uno de ellos se examinó a una población isleña de 203 individuos de edades comprendidas entre los veinte y los ochenta y seis años. Los investigadores observaron que todos estaban delgados pese a comer abundantemente.[8] Esta gente comía tanto como quería, pero no había problemas de sobrepeso porque su dieta era rica en fibra, especialmente de coco.

Azúcar en la sangre y diabetes

La fibra es beneficiosa para los diabéticos y para cualquiera con problemas de azúcar en sangre. Cuando comemos hidratos de carbono (almidón y azúcar), se convierten rápidamente en glucosa y son inyectados en la corriente sanguínea. Esto crea una rápida subida del azúcar (glucosa) en la sangre. Para transferir la glucosa de la sangre a las células hace falta insulina. Si los niveles de azúcar suben demasiado o permanecen elevados durante mucho tiempo, pueden causar numerosos problemas de salud. Esta es la situación a la que se enfrentan los diabéticos. Sus cuerpos no producen suficiente insulina para mantener bajo control los niveles de azúcar. Cualquier salto en el azúcar en sangre puede ser peligroso. Por eso es por lo que deben tener cuidado con los alimentos que comen, revisar sus niveles de azúcar en la sangre y si es necesario inyectarse insulina. En los no diabéticos los niveles de azúcar se reequilibran más rápidamente, por eso los problemas son menos probables.

La fibra ayuda a regular el azúcar en sangre al retrasar la conversión de los hidratos de carbono complejos en azúcar, que va entrando en la corriente sanguínea a un ritmo más pausado y en cantidades más pequeñas. Esto mantiene bajo control los niveles de azúcar y de insulina.

Los doctores Anderson y Gustafson, de la Universidad de Kentucky y la sección endocrino-metabólica del centro médico de la Administración de Veteranos de Lexington, declararon que una dieta rica en fibra ayuda a reducir la necesidad de consumir insulina hasta el punto de que la fibra elimina las inyecciones en dos terceras partes de los pacientes que desarrollaron diabetes en los últimos años. Asimismo declararon que una dieta rica en fibra disminuye en un 25% la cantidad de insulina necesaria para los pacientes cuya diabetes comenzó en la infancia.[9]

La fibra ha demostrado ser muy eficaz para moderar los niveles de azúcar y de insulina en la sangre.[10] Por esta razón el coco es bueno para los diabéticos. Se les recomienda que tomen alimentos con un índice glucémico relativamente bajo. El índice glucémico es una medida de cómo afectan los alimentos a los niveles de azúcar. Cuanto más alto es el valor del índice glucémico, mayor es el efecto de un determinado alimento a la hora de elevar el nivel del azúcar en la sangre. Por eso los diabéticos tienen que comer alimentos con un índice glucémico bajo. Añadir coco a los platos, incluso a los que son ricos en almidón y azúcar, *baja* su índice glucémico. Esto fue demostrado claramente por T. P. Trinidad y sus colegas.[11] En su estudio, sujetos sanos y diabéticos recibieron diversos alimentos. Entre ellos, pan de pasas con canela, barritas de muesli, pastel de zanahoria, alfajores, y pasteles de chocolate y nueces, todos ellos alimentos que normalmente los diabéticos deben restringir debido a su alto contenido en azúcar y almidón. Descubrieron que a medida que aumentaba el contenido de coco de los alimentos, la reacción del azúcar en la sangre se volvía prácticamente idéntica entre los sujetos diabéticos y los no diabéticos. En otras palabras, el coco frenaba la liberación de azúcar en la corriente sanguínea de manera que no había una subida brusca de los niveles de azúcar en la sangre. Cuando disminuía el contenido de coco de la alimentación, se elevaban los niveles de los sujetos diabéticos, como sería de esperar normalmente al comer alimentos ricos en azúcar y en harina blanca. Este estudio demostró que añadir coco a los alimentos baja su índice glucémico y mantiene bajo control los niveles de azúcar en la sangre.

La diabetes era una enfermedad desconocida en las islas del Pacífico hasta que empezaron a llegar a ellas de forma habitual los alimentos occidentales. Sus habitantes seguían una dieta basada en el coco, con gran cantidad de frutas dulces y verduras ricas en almidón. Solo tras empezar a adoptar los hábitos alimentarios occidentales, bajos en fibra, hizo su aparición la diabetes.

Hay una pequeña isla en el Pacífico llamada Nauru. Solo mide poco más de diecinueve kilómetros cuadrados. Sus habitantes han vivido durante siglos a base de coco y otros productos que crecen en la isla. La diabetes no existía. En 1952 se descubrió un rico mercado para los enormes depósitos de fosfato de la isla. Los fosfatos, que eran empleados como fertilizante, venían de los excrementos de las aves que se habían acumulado en la isla durante largos periodos de tiempo. Como consecuencia de esto los isleños se hicieron muy ricos. Su renta per cápita superó incluso a la de los Estados Unidos. Empezaron a importar alimentos occidentales: azúcar, dulces, pan blanco, carne y todas las exquisiteces que pudieran permitirse. No tardó mucho en suceder algo extraño. La diabetes, la obesidad, el estreñimiento y otras enfermedades de la civilización moderna empezaron a aparecer. Según la Organización Mundial de la Salud, actualmente la diabetes afecta a la mitad de la población adulta urbanizada de Nauru.

Protege el corazón

Si quieres protegerte de la enfermedad cardiovascular, deberías incluir cantidades abundantes de fibra en tu alimentación. Numerosos estudios han demostrado que la fibra dietética protege contra los ataques al corazón y los derrames cerebrales.[12-14]

Parte de la razón por la que la fibra dietética protege al corazón es que reduce muchos de los factores de riesgo asociados con la enfermedad cardiovascular. Algunas formas de fibra, como las que se encuentran en el salvado de avena, ayudan a reducir el colesterol. A la presión sanguínea también le influye la fibra dietética: incluso un pequeño aumento en la ingesta de fibra da lugar a una disminución de la presión sanguínea.[15, 16] Otro factor de riesgo al que le afecta la fibra es la diabetes. Los diabéticos son mucho más proclives a la enfermedad cardiovascular que la población general. Se sabe que la fibra dietética incrementa la sensibilidad a la insulina, reduciendo así los síntomas asociados con la diabetes y, por consiguiente, el riesgo de enfermedad cardiovascular.[17, 18]

Si quieres evitar un ataque al corazón o un derrame cerebral, deberías comer coco. La pulpa del coco es cardiosaludable. Tiene un impacto positivo en los niveles de lípidos de la sangre y *disminuirá* tu colesterol. Los estudios demuestran que añadir coco a la dieta baja significativamente los niveles de colesterol total, colesterol LDL, triglicéridos y fosfolípidos. Por otro lado, el colesterol HDL aumenta. Por tanto, el perfil total de lípidos mejora, reduciendo el riesgo de enfermedad cardiovascular. Estos efectos han sido observados en estudios con animales y con humanos.[19, 20]

La pulpa del coco no solo protege al corazón modificando los niveles de lípidos de la sangre sino que también mejora la actividad antioxidante y reduce el estrés oxidativo. Los antioxidantes protegen los tejidos como el del corazón y los vasos sanguíneos de la acción destructiva de los radicales libres. El consumo de coco disminuye los efectos de la oxidación en el corazón e incrementa la actividad de la superóxido dismutasa y de la catalasa, enzimas antioxidantes que protegen al corazón y las arterias de los radicales libres que fomentan la aterosclerosis.[21]

Vermífugo

Un beneficio interesante de la fibra del coco, que no se encuentra en otras fibras, es que es una vermífuga (es decir, expele las lombrices parasitarias). Comer pulpa de coco para eliminar los parásitos es una práctica tradicional en la India que fue incluso reconocida por los primeros profesionales con formación médica. Aparecía en un manual de medicina tropical publicado en ese país en 1936[22] y en una obra india sobre medicina ayurvédica publicada en 1976.[23]

En 1984 varios investigadores de la India diseñaron un estudio para probar la efectividad de este remedio tradicional.[24] Fueron a la aldea de Sadri, en Rajastán, donde la infección de tenia era endémica. Allí la población no es vegetariana y come ternera cruda o insuficientemente cocinada. Un total de 50 individuos infectados participaron voluntariamente en el estudio. A los voluntarios se les administraron varias preparaciones de coco combinadas con sales de Epsom (un fuerte laxante). Se produjo una expulsión significativa de parásitos cuando los sujetos recibieron 400 g de coco fresco o 200 g de coco seco, y a continuación sales de Epsom. El coco seco resultó ser más eficaz que el fresco, y se determinó que tras doce horas, se había expulsado el 90% de los parásitos. El grupo del coco fresco expelió solo un 60% de parásitos tras doce horas. Algunas de las tenias que fueron expulsadas durante el estudio medían más de 1,86 metros. Se efectuó un seguimiento médico de los pacientes durante seis meses. En un tercio de ellos no hubo recaídas. Entre los que recayeron se especuló que probablemente la causa fuera que habían vuelto a infectarse por comer carne cruda o poco cocinada, una práctica común en la zona.

Los investigadores declararon que ningún fármaco era tan eficaz para el tratamiento de la infección de tenia como el coco, con la excepción de la niclosamida. Sin embargo, la niclosamida hace que la tenia se consuma o se divida, segregando toxinas que causan efectos secundarios adversos. Se llegó a la conclusión de que como la pulpa del coco no es tóxica, es sabrosa, fácil de conseguir y razonablemente barata, y como es altamente eficaz para expulsar las tenias sin causar efectos secundarios, constituye un tratamiento eficaz para la infección de tenia. Ya que este estudio verificó la eficacia de este tratamiento tradicional, podríamos decir sinceramente que «un coco de vez en cuando elimina las lombrices».

Absorción mineral

Los alimentos con el contenido más elevado en fibra son las semillas y los cereales como el trigo, la avena y la linaza. Un inconveniente que los investigadores han dado a conocer sobre el salvado o la fibra de estas fuentes es que contiene ácido fítico, que se adhiere a los minerales en el conducto digestivo y los expulsa del cuerpo. Por consiguiente, la absorción de estos disminuye. Algunos de los minerales vinculados al ácido fítico son el cinc, el hierro y el calcio. Se ha sugerido que comer muchos alimentos que contengan este ácido puede provocar deficiencias de minerales. Incluso los niveles dietéticos de fibra del 10 al 20% interfieren en la absorción de minerales en el tubo digestivo. Sin embargo, se recomienda que tomemos entre un 25 y un 35% de fibra dietética con nuestra alimentación. Parece la típica situación del pez que se muerde la cola. Por un lado necesitamos la fibra para tener una buena salud digestiva; por otro, mucha fibra puede causarnos problemas nutricionales. La solución ideal a este dilema no es reducir el consumo de fibra sino reemplazar parte de la fibra que conseguimos de los cereales y las semillas por otra que no extraiga los minerales del cuerpo. La fibra de coco encaja perfectamente en esa descripción.[25] Puedes comer todo el coco que quieras sin preocuparte de que cause un déficit de minerales en tu organismo.

Tipos de fibra

La fibra consiste en muchos componentes que difieren estructural y químicamente. Existen principalmente dos clases de fibra: soluble e insoluble. Cada una tiene sus propias características y beneficios.

La fibra soluble se disuelve parcialmente en el agua. Consiste en gomas, pectina y mucílagos. Abunda en las frutas y en las verduras. La pectina de la manzana, como la que se usa al hacer mermeladas y jaleas, es una fibra soluble. Su mayor beneficio es que se une a la bilis y la extrae del cuerpo. Un componente principal de la bilis es el colesterol. Al eliminar la bilis, queda menos colesterol para ser reabsorbido en el cuerpo, por lo que sus niveles disminuyen. La fibra soluble también enlentece la digestión y la asimilación de azúcares, moderando así los niveles de azúcar en la sangre.

La fibra insoluble no puede disolverse en agua. Consiste en lignina, celulosa y hemicelulosa —las partes estructurales o leñosas de las plantas—. Aparece fundamentalmente en cereales, frutos secos y legumbres. El salvado de trigo es en su mayor parte una fibra insoluble. Este es el tipo de fibra que solemos considerar como fibra dietética. Ablanda las heces y regula la duración del tránsito intestinal.

Hay diferencias significativas en los efectos de estos dos tipos de fibra. Está comprobado que la fibra dietética de fuentes solubles e insolubles es esencial para la salud. La mayoría de los alimentos vegetales contienen una mezcla de ambas. Como la fibra insoluble tiene una influencia mucho mayor en la duración del tránsito intestinal, se considera la más importante en términos de beneficios para la salud. Las complicaciones surgidas de un intestino perezoso crean las condiciones que provocan la mayoría de los problemas de salud causados por falta de fibra dietética. Muchos estudios han demostrado la superioridad del salvado de trigo, que es rico en fibra insoluble, con respecto a la fibra de frutas y verduras, que está compuesta básicamente por fibra soluble. La fibra insoluble tiene la responsabilidad primordial de protegernos contra el cáncer, la enfermedad cardiovascular, la diabetes, la enfermedad de Crohn y otros problemas intestinales.[26-29] El salvado de trigo, debido a su elevada concentración de fibra insoluble, ha sido recomendado repetidamente para combatir estas enfermedades.

Al igual que el salvado de trigo, el coco está compuesto principalmente de fibra insoluble. La fibra del coco es alrededor de un 93% insoluble y un 7% soluble. Pese al bajo porcentaje de fibra soluble, el coco contiene una significativa cantidad de esta fibra. De hecho, contiene más que el trigo o el arroz. De manera que tiene tanto efecto para reducir el colesterol y modular los niveles de azúcar en sangre como la mayoría de los demás alimentos vegetales ricos en fibra, quizá incluso más porque su fibra insoluble también influye en cierta medida a ellos. Su principal ventaja es que incluye un porcentaje más elevado de fibra insoluble que el salvado de trigo, y esto es lo que, potencialmente, lo convierte en un aliado más eficaz para protegernos contra los problemas de salud relacionados con la fibra.

Harina de coco y fibra dietética

Puedes obtener los beneficios de la fibra de coco comiendo coco fresco o seco y añadiéndolo a las recetas. La mayoría de la gente está acostumbrada a ver el coco en galletas, dulces y pasteles, y tiene la impresión errónea de que se usa solo para postres y caramelos. Para obtener los beneficios de la fibra del coco no te hace falta comer dulces. Otra manera de aumentar tu consumo de fibra es mediante la harina de coco.

La harina de coco está hecha con pulpa de coco. Se seca, se le extrae la grasa y se muele finamente hasta formar un polvo que recuerda a la harina de trigo. Lo mismo que otras harinas, puede usarse para hacer pan, magdalenas, galletas y guisos. El único inconveniente es que no contiene gluten, la proteína que se encuentra en muchos cereales. El gluten es importante en los productos de bollería porque hace que la masa se vuelva viscosa, lo que le permite atrapar y mantener burbujas de aire, que es lo que hace que el pan sea ligero y esponjoso. El pan hecho con harina sin gluten suele ser denso y duro. Sin embargo, si eres alérgico al gluten, como le pasa a mucha gente, puede beneficiarte no tomarlo.

Con la harina de coco puedes elaborar una gran variedad de productos horneados bajos en hidratos de carbono digeribles y ricos en fibra. Si comparamos la harina de coco con otras harinas, sale ganando. Tiene un contenido mucho más elevado en fibra —alrededor de cuatro veces más que la de soja— y más bajo en hidratos de carbono digeribles que las demás. Aunque no contiene gluten, no le faltan proteínas. Tiene más proteínas que la harina blanca enriquecida, la de centeno o la de maíz, y aproximadamente la misma que la de trigo sarraceno y la de trigo integral.

En la mayoría de los casos la harina de coco no puede sustituir completamente a la de trigo u otras harinas en las recetas tradicionales de pan. Tienes que combinarla con harina de trigo, centeno o avena. Al hacer pasteles, puedes reemplazar hasta el 25% de la harina de trigo con la de coco. Esto incrementa considerablemente el contenido de fibra.

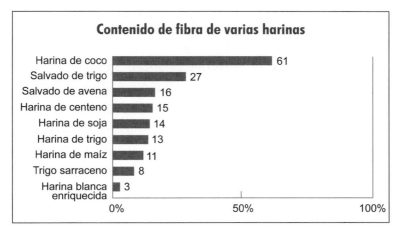

La de coco contiene el mayor porcentaje de fibra dietética en comparación con otras harinas. El 61% de la harina consiste en fibra con agua; el 39% restante está formado por proteína, grasa e hidratos de carbono.

La harina de coco absorbe más líquido que otras harinas. Una de las características de la fibra, en particular de la insoluble, es su capacidad para absorber la humedad. Por esta característica, si la harina de coco se usa en las recetas tradicionales, el pan puede quedar excesivamente seco. Para que esto no suceda tienes que añadir una porción equivalente de agua u otro líquido. Si usas media taza de harina de coco, debes agregar media taza extra de agua. Por ejemplo, si la receta es para una taza de harina de trigo y una taza de agua, puedes reducir la harina de trigo a tres cuartos y emplear un cuarto de taza (25%) de harina de coco, pero deberías incluir también un cuarto extra de agua (una taza y cuarto de agua en total). Esta es una directriz general; la mejor manera de juzgar si tiene suficiente líquido es mirar la masa. Si parece muy seca, añade un poco más de líquido.

No puedes seguir las recetas de pan tradicionales utilizando un 100% de harina de coco, ya que sus características difieren bastante de las de la harina de trigo. Sin embargo, adoptando un enfoque adecuado, puedes hacer deliciosos panes, magdalenas, tartas, galletas y otros muchos productos normalmente elaborados con harina de trigo usando solo harina de coco. Los resultados son igual de buenos, y en muchos casos incluso mejores, que los obtenidos con la de trigo. Para los alérgicos al gluten, la harina de coco ofrece una alternativa ideal. Si estás interesado en recetas en las que se utilice un 100% de harina de coco, te recomiendo mi libro *Cooking with Coconut Flour: A Delicious Low-Carb, Gluten-Free Alternative to Wheat* (Cocinando con harina de coco: una alternativa deliciosa al trigo, baja en hidratos de carbono y sin gluten).

Otra fuente de fibra de coco son los suplementos de fibra dietética fabricados con polvo de coco, una fuente concentrada de fibra que se usa como cualquier otro suplemento de fibra dietética. Añades solo una cucharada o dos a las bebidas, batidos, repostería, guisos, sopas y cereal caliente. Esta es una manera sencilla y cómoda de añadir fibra a tu alimentación diaria sin hacer cambios drásticos en tu manera de comer.

La investigación demuestra que añadir incluso un poco de fibra a la dieta puede tener una influencia significativa en la salud. Por ejemplo, en un estudio sobre la enfermedad cardiovascular, se asoció la dieta alta en fibra con un riesgo un 21% más bajo de enfermedad cardiovascular. No había una gran diferencia entre el consumo de fibra de los sujetos. La ingesta más alta era tan solo de 23 g, únicamente 8 o 9 g por encima de la media. Pueden añadirse fácilmente a la dieta 8 o 9 g de fibra sustituyendo el pan blanco por pan integral, comiendo cereales integrales o añadiendo un poco más de fibra a los alimentos, como el coco. Los nutricionistas dicen que deberíamos tomar entre 20 y 35 g de fibra al día. El doctor Burkitt recomienda 40 g diarios. De 35 a 40 g al día sería lo ideal; aumentar tu consumo de fibra, incluso en una pequeña cantidad, puede tener efectos beneficiosos. Tal vez todo lo que necesites para sacar provecho a los muchos beneficios que el coco tiene para la salud sea añadir únicamente dos o tres cucharadas de fibra de coco al día a tu dieta.

AGUA DE COCO
El líquido de la vida

«El agua de coco es dulce, incrementa el semen, favorece la digestión y despeja el conducto urinario», dice la medicina ayurvédica de la India. El agua de coco, llamada también zumo de coco, es el líquido del interior del coco fresco. Al contrario de lo que suele pensarse, este líquido *no* es lo mismo que la leche de coco. Esta es completamente diferente y se comentará con más detalle en la siguiente sección.

En cierto sentido el agua de coco es la savia del árbol. Se trata de un líquido relativamente transparente, más parecido al agua que a la leche. Es muy dulce y agradable y constituye una de las bebidas favoritas de los isleños de Asia y del Pacífico. Además de los azúcares naturales, contiene toda una serie de vitaminas y minerales, que la convierten en una bebida nutritiva. Es rica en potasio, cloro, calcio y magnesio, con una modesta cantidad de sodio, azúcar y proteínas. Prácticamente no tiene grasas. Aunque el contenido de minerales permanece bastante constante, la concentración de azúcar y de proteína aumenta a medida que el coco madura.

El agua de coco contiene varios nutrientes, entre ellos oligoelementos que proceden directamente del mar y de los que carecen la mayoría de los alimentos. Las palmeras de coco crecen abundantemente en casi todas las áreas tropicales. Incluso las islas más minúsculas están cubiertas de palmeras que llenan la arena de cocos caídos. Todo lo que hay que hacer para saciar la sed es recoger el coco más cercano. En muchas islas pequeñas el agua de coco es la única agua potable disponible. Por estas razones ha sido la salvación para muchos y se la ha llamado el «líquido de la vida».

Como savia, el agua de coco es básicamente la «sangre» de la palmera. El perfil de sus electrolitos es de algún modo similar al plasma humano, y por esa razón los médicos la han usado como solución intravenosa inyectándola directamente en la corriente sanguínea para prevenir la deshidratación. Este líquido, recién extraído del coco, está libre de gérmenes y parásitos. Los médicos que trabajan en climas tropicales la han usado con frecuencia como solución intravenosa, una práctica común durante la segunda guerra mundial y en Vietnam, donde a menudo había carencia de soluciones intravenosas comerciales. [30] El agua de un coco sin abrir no está contaminada por bacterias, hongos ni ningún otro patógeno. Por tanto, si se prepara adecuadamente, puede inyectarse de forma intravenosa sin miedo a introducir microorganismos perjudiciales. La investigación reciente sobre el uso del agua de coco como líquido intravenoso ha demostrado que puede compararse favorablemente con las soluciones comerciales.[31] No daña las células sanguíneas rojas, no es alergénica y el cuerpo la acepta fácilmente. Está considerada una manera segura y eficaz de procurar la rehidratación, sobre todo cuando el paciente sufre de deficiencia de potasio.[32] De hecho, se ha demostrado que es tan eficaz como las soluciones comerciales electrolíticas para prolongar el tiempo de supervivencia de los enfermos.[33] Los investigadores han demostrado que se puede dar agua de coco a los pacientes a través de infusión intravenosa en una cantidad equivalente a la cuarta o tercera parte de su peso sin que surjan complicaciones.

El agua de coco es además altamente recomendable como medio de rehidratación oral.[34] Ha sido útil en las áreas tropicales para superar la deshidratación causada por la diarrea, uno de los problemas principales de salud en muchos países del tercer mundo, que mata cerca de cinco millones de niños cada año. La actividad física excesiva también puede causar deshidratación. Los atletas y los entusiastas de los deportes usan agua de coco para reponer los electrolitos perdidos con la transpiración. Funciona igual de bien e incluso mejor que algunas famosas bebidas deportivas comerciales. El agua de coco es una bebida deportiva natural.

El gusto del agua de coco depende de la edad de este. La de los cocos verdes (inmaduros) es considerada la mejor en gusto y en calidad. La de los cocos maduros, aunque es buena, no puede comparársele. Lamentablemente, es difícil conseguir cocos verdes, a menos que vivas en algún lugar donde haya cultivos. Hasta hace poco, prácticamente la única manera de conseguir agua de coco era partir un coco. La demanda de una bebida deportiva natural ha llevado al envasado comercial del agua de los cocos jóvenes. Ahora está disponible en muchos lugares, bien embotellada o bien en envases de cartón.

Control del colesterol

El agua de coco es más que una bebida deportiva o nutritiva. Es un tónico de salud. La investigación ha demostrado que tiene un efecto positivo en el colesterol. En un estudio, por ejemplo, los niveles de colesterol HDL se incrementaron en un 46,2%.[35] Los investigadores indicaron que los niveles de colesterol del hígado se redujeron en un 26,3% y el riesgo de aterosclerosis (endurecimiento de las arterias) disminuyó en un 41,1%. Su conclusión fue que el agua de coco es una bebida natural y nutritiva que podría ayudar a prevenir la formación de la aterosclerosis.

Sistemas urinario y reproductivo

El agua de coco ha sido conocida durante mucho tiempo por su efecto terapéutico en los sistemas urinario y reproductivo. Hay informes que afirman que elimina las infecciones de vejiga, extrae los cálculos renales y mejora la vitalidad sexual. La investigación médica ha demostrado que el consumo de agua de coco es muy eficaz para disolver los cálculos renales.[36] El doctor Eugenio Macalalag, director del departamento de urología del Hospital General Chino de Filipinas, asegura que el agua de coco ha demostrado su eficacia en pacientes con problemas de cálculos en los riñones o en la uretra. Sus pacientes han logrado suspender el tratamiento de diálisis tras la ingesta oral periódica de agua de coco. En Filipinas se la conoce normalmente como jugo *buko*. El doctor Macalalag también afirma haber tratado con éxito a sus pacientes inyectándoles directamente el agua de coco en los riñones. Llama a este tratamiento *bukólisis*. Un dicho que ahora se ha vuelto popular en este país es: «Un coco al día mantiene al urólogo lejos».

El agua de coco inyectada a través de catéteres uretrales insertados hasta donde se encuentran las piedras (bukólisis) ha dado lugar a una significativa disminución diaria del tamaño de las piedras, desintegración y finalmente expulsión sin necesidad de cirugía. Incluso con la ingesta oral de agua de coco, dos o tres veces a la semana, se ha observado que se logra una reducción significativa del tamaño de las piedras en poco tiempo. Macalalag afirma que de sus 1.670 pacientes que formaban piedras repetidamente y que se sometieron a la terapia buko, solo el 13% volvió a tener piedras a lo largo de un periodo de diez años, y estas eran pequeñas y se eliminaron fácilmente. La terapia de agua de coco es tan eficaz que los pacientes con piedras en los riñones se libran de pasar por procedimientos médicos costosos. El doctor Macalalag se queja jocosamente de que por esto ha padecido «sida», o lo que él llama «síndrome de ingresos con deficiencia aguda».

El agua de coco es un diurético natural, por lo que incrementa el flujo de la orina. Esto ayuda a diluir la orina, de manera que hay menos probabilidad de que se formen piedras y ayuda a expulsar las ya existentes. Además contribuye a la prevención de las infecciones de vejiga.

El agua de coco no solo limpia el conducto urinario, sino que revitaliza el sistema reproductivo. La de los cocos verdes frescos goza de la reputación de incrementar la libido y mejorar el rendimiento sexual. Aquí no hace falta Viagra; el agua de coco te mantendrá joven y viril. No funciona solo con los hombres; mujeres de alrededor de sesenta y cinco años han descrito un aumento en la libido tras beber agua de coco joven. Sin embargo, el agua de coco *maduro* no parece tener un efecto tan fuerte. Debe ser de un coco inmaduro o verde.

Glaucoma

El agua de coco puede ser útil para quienes sufren de glaucoma. El glaucoma se produce cuando la presión del líquido en los ojos se vuelve anormalmente alta y lesiona los minúsculos vasos sanguíneos y las fibras del nervio óptico. Si no se trata a tiempo, puede llevar a la pérdida permanente de visión. No hay cura para el glaucoma; todo lo que se puede hacer es impedir que empeore. El tratamiento consiste en aplicar medicación en el ojo para aliviar la presión. Hay que usar gotas oculares periódicamente para mantener la presión del líquido bajo control. El agua de coco ha demostrado ser eficaz para reducir

---

Propiedades del agua de coco

En la India el agua de coco es considerada una bebida nutritiva saludable con muchas propiedades medicinales, entre las que figuran las siguientes:

- Reduce los problemas de los bebés que sufren trastornos intestinales.
- Es un medio eficaz de rehidratación oral.
- Contiene componentes orgánicos con propiedades que estimulan el crecimiento.
- Mantiene el cuerpo fresco.
- Usada tópicamente previene el sarpullido causado por el exceso de calor y los forúnculos de verano, y alivia las erupciones causadas por la viruela, la varicela, el sarampión, etc.
- Elimina las lombrices intestinales.
- La presencia de sal y albúmina la convierte en una buena bebida en los casos de cólera.
- Frena las infecciones urinarias.
- Excelente tónico para los mayores y los enfermos.
- Cura la desnutrición.
- Es un excelente diurético.
- Disuelve los cálculos renales y uretrales.
- Útil como solución intravenosa.
- Útil como sustituto del plasma sanguíneo, y es fácilmente aceptada por el cuerpo.
- Ayuda a la rápida absorción de medicamentos y debido a su efecto electrolítico facilita el pico de concentración en la sangre.
- Actúa como antiséptico urinario y elimina los tóxicos en caso de intoxicación mineral.

Fuente: Junta de Desarrollo del Coco, India.

---

esa presión.[37] No se aplica a los ojos, sino que se toma oralmente. El efecto dura unas dos horas y media.

Además, se ha demostrado que el agua actúa como antioxidante, barriendo muchos tipos de radicales libres destructivos y protegiendo a la hemoglobina de la sangre de la oxidación inducida por el nitrito.[38] Estos efectos son más notorios cuando se usa agua de coco fresco. Disminuyen significativamente cuando el agua se calienta o se procesa.

Libido

Esta mañana fui a la pequeña tienda de comestibles a comprar una caja entera de leche de coco. La dependienta, una viejecita, alzó la mano como un policía de tráfico y, con una sonrisa pícara, me dijo:

—¡Tú compra muchísima leche de coco con mucha grasa! No de la aguada. ¿Quieres vivir cien años?

Asentí con la cabeza y le sonreí.

Fingiendo un tono severo, la viejecita me advirtió:

—¡Toda esta leche de coco! Muy pronto tu ropa queda grande. Tú queda delgadito y tiene comprar ropa nueva.

Le contesté que eso no me importaba lo más mínimo.

Entonces dijo:

—Tú te vuelve como hombre joven y da mucho problema a chicas, como hace años...

Me sorprendió. No había oído hablar de esta propiedad de los cocos. Le sonreí y le dije que eso tampoco me importaba.

Sonrió y añadió:

—¡Seguro que no! —Se sonrojó y soltó una risita nerviosa.

Cuando estaba saliendo de la tienda, la mujer me dijo:

—Soy de Tailandia. Sabemos esta cosa del coco. Pronto tú viene otra vez. Una caja no dura mucho a ti.

Jamás había oído que la leche de coco con mucha grasa, o el aceite de coco, fueran buenos para restaurar la libido en los hombres mayores.

ALOBAR

Un método tradicional para tratar las cataratas consiste en emplear agua de coco. Se aplican varias gotas a los ojos, se coloca un paño caliente húmedo sobre ellos y el paciente se acuesta durante diez minutos sin desprenderse del paño. Conozco gente que ha obtenido buenos resultados con este procedimiento. Quizá, en parte, la razón por la que funciona se debe al efecto antioxidante del agua de coco. Las cataratas están causadas por la oxidación, de manera que el efecto antioxidante del agua puede ser de alguna ayuda.

Laxante

Una de las cosas que hay que tener en cuenta al emplear el agua de coco es que beber mucha puede tener un efecto laxante. Esta característica puede no ser deseable, dependiendo de la frecuencia normal de deposiciones. Para quienes estén estreñidos, beber grandes cantidades de agua de coco puede ser algo positivo. Para los demás, es mejor limitar su consumo en función de la tolerancia intestinal, es decir, la cantidad máxima de agua de coco que puedes beber sin tener deposiciones líquidas. Esto varía con cada individuo. Además, la tolerancia intestinal puede incrementarse con el uso habitual.

LECHE DE COCO

La leche de coco no es el líquido acuoso que encontramos dentro de un coco fresco. Es un producto obtenido al extraer el zumo de la pulpa del coco. Su color, apariencia y contenido nutritivo son muy diferentes de los del agua de coco.

El agua de coco prácticamente no tiene grasa ni proteínas, mientras que la leche es rica en ellas, además de tener una textura densa y cremosa y un color completamente blanco, que le da una apariencia parecida a la de la leche de vaca.

Contiene entre un 17 y un 24% de grasa, dependiendo de cuánta agua se haya usado al procesarla. A la leche de coco con un contenido superior en grasa se la suele llamar crema de coco y, lo mismo que la nata de leche, es muy espesa y rica.

Otra diferencia entre el agua y la leche de coco es el contenido en azúcar. El agua es dulce. La leche, no. Aunque esta última tiene un gusto agradable, contiene poco azúcar. Por su bajo contenido en hidratos de carbono, la leche de coco es ideal para dietas bajas en carbohidratos. Es muy popular en la cocina asiática, sobre todo en Tailandia y en Filipinas. En algunas comunidades se usa para preparar prácticamente todas las comidas.

Existen diversos preparados de leche de coco que pueden conseguirse en las tiendas. Por lo general se venden en latas pequeñas, pero también están disponibles en latas de mayor tamaño, así como en envases de cartón. La leche de coco contiene alrededor de un 17% de grasa. La crema de coco, entre un 21 y un 24%. A alguna leche de coco se le añade agua para reducir el contenido de grasa. Esta es la llamada leche de coco «baja en grasas» o *light*. El contenido de grasa es de un 14% o menos. Para mantener la textura espesa de la leche, se añaden espesantes como la goma guar. Normalmente no tomo leche baja en grasa porque el contenido de aceite de coco es reducido. Una de las razones por las que consumo leche de coco es para obtener los beneficios de la grasa. No quiero reducir esos beneficios tomando leche *light*. En mi opinión, cuanto mayor es el contenido de grasa, mejor. Otro producto que puedes encontrar es la crema de coco dulce. Es diferente de la crema de coco natural. Se trata de una crema de coco a la que se le añade azúcar y es muy dulce. Se usa para hacer bebidas y postres.

Una buena fuente de aceite de coco

Como la leche de coco contiene un alto porcentaje de grasa, los beneficios para la salud son los mismos que los del aceite de coco. En muchos casos puede usarse tópicamente, como el aceite. Por ejemplo, puede aplicarse a la piel para tratar las heridas, las quemaduras y las quemaduras solares. Es buena para el cuero cabelludo y para el cabello. Puede ayudar a controlar la caspa y hace que el cabello brille y ofrezca un aspecto sano. También mantiene la piel suave y sedosa y se dice que es eficaz para borrar las arrugas. La leche de coco fermentada se usa para eliminar los piojos. Internamente, se dice que es buena para el dolor de garganta así como para aliviar las úlceras de estómago. De hecho, cualquier enfermedad en la que el aceite de coco surta efecto experimentará una mejoría similar con la leche.

La principal ventaja que tiene con respecto al aceite es que es más fácil de extraer de la pulpa y más versátil y puede usarse de muchas más maneras en la preparación de alimentos. La leche de coco ofrece un modo cómodo de añadir aceite de coco a la alimentación. Es un sucedáneo excelente de los productos lácteos. Tiene una textura rica, cremosa, y un suave sabor a coco. Puede usarse de cualquier manera en que se usa la leche de vaca y la nata. Al igual que la leche de vaca, no es dulce y por eso puede emplearse para hacer varios platos sabrosos como sopas, cremas, estofados, curris y salsas, y por supuesto, para hacer postres también. Es un buen sucedáneo de la leche y puedes consumirla directamente o usarla para hacer bebidas y batidos.

Una leche sin lácteos

Para quienes no pueden o no quieren usar productos lácteos, la leche de coco es una alternativa saludable. Mucha gente sufre intolerancia a la lactosa o es alérgica a los productos lácteos. Algunos no los toman porque son vegetarianos o porque prefieren no consumir leche que ha sido pasteurizada, homogeneizada, fraccionada o manipulada de cualquier otra forma por el moderno sistema de procesamiento de los alimentos. Quienes prefieren alimentos crudos no beben leche ni otros productos lácteos porque han sido hervidos durante el procesamiento. Independientemente de la razón, pueden tomar leche de coco y seguir disfrutando del «sabor» de los productos lácteos.

Para mucha gente las alergias son un problema importante. Más del 60% de todas las alergias alimentarias se deben a la leche y a los frutos secos.[39] La buena noticia para los alérgicos es que tienen una alternativa en el coco. Aunque se puede tener alergia a casi cualquier tipo de alimento, hay relativamente pocas personas que presenten reacciones alérgicas al coco. Basándose en la investigación médica y la observación clínica, el coco se considera un alimento hipoalergénico, y por tanto se recomienda como sucedáneo nutritivo en la alimentación de quienes tienen problemas de alergia.[40] El 43% de quienes padecen alergias alimentarias es alérgico a los frutos secos de árboles –nueces, nueces lisas, almendras, etc.–. Sin embargo, quienes son alérgicos a los frutos secos no suelen serlo al coco. Aunque es posible ser alérgico al coco, es extremadamente raro en quienes tienen alergia a los frutos secos. De hecho, solo se conocen dos casos en todo el mundo.[41] De manera que quienes tienen alergia a determinados alimentos, particularmente a los frutos secos, pueden comer coco y tomar leche de coco sin miedo. En realidad comerlo puede ayudarlos a aliviar los síntomas asociados con algunas alergias. Muchos afirman haber experimentado una mejoría en los síntomas de la alergia al usar coco de forma habitual en su alimentación. Parte de la razón es que el aceite de coco ayuda a equilibrar el entorno de los intestinos y cura la pared intestinal, dos aspectos que ejercen una notoria influencia en la aparición de alergias.

La fermentación del coco

A lo largo de la historia se han desarrollado en todo el mundo métodos para conservar los alimentos por fermentación. La leche cruda de las vacas, ovejas, cabras, yaks y camellos se conserva cultivándola con bacterias. Estas bacterias inocuas son eficaces para evitar la descomposición y eliminar los microorganismos causantes de enfermedades; hacen posible conservar la leche durante varios días o semanas sin refrigeración. Los productos fermentados se han convertido en algunos de los platos étnicos favoritos y se han dado a conocer por todo el mundo como consecuencia de los movimientos migratorios. El yogur es quizá el producto lácteo cultivado más conocido a nivel general. Se cree que se originó con las tribus nómadas de Europa oriental y Asia occidental y ha sido un alimento básico en la alimentación de Oriente Medio durante siglos. La palabra «yogur» tiene un origen turco.

Hay muchos tipos de leches fermentadas. Todos difieren en sabor y en textura según los microorganismos usados en el proceso de fermentación. Originalmente las bacterias de la leche aparecieron de manera natural y contenían docenas de organismos diferentes. El kéfir, por ejemplo, incluye cerca de cincuenta tipos. Como los tipos de organismos que encontramos en el aire varían en cada región y con cada estación del año, la leche, incluso la de la misma localidad, puede variar en gusto y en calidad. Unas veces puede ser mejor que otras. Era prácticamente imposible conseguir resultados idénticos basándose estrictamente en la naturaleza. Cuando se obtenía un cultivo de buena calidad, se conservaba para empezar una nueva remesa usando una porción del anterior. De esta manera se conservaron los mejores cultivos.

Cada región desarrolló sus productos de cultivo únicos, por ejemplo el kéfir de las montañas del Cáucaso, en el sur de Rusia, el *fil mjolk* de Escandinavia y la nata de coco de Filipinas.

La leche cultivada ganó reputación como alimento saludable que podía ayudar a mantener la juventud y a restaurar la salud y la vitalidad del enfermo. El moderno interés en la leche cultivada comenzó en 1920 cuando el investigador ruso Ilya Metchnikoff dio a conocer que los campesinos búlgaros, cuya dieta incluía una gran cantidad de yogur, estaban extraordinariamente sanos y gozaban de una gran longevidad.

El secreto de los beneficios para la salud de la leche cultivada viene de los microorganismos implicados en el proceso de fermentación. Estas bacterias «benignas» son prácticamente iguales que las que habitan en nuestro conducto intestinal. En el aparato digestivo de cada uno de nosotros existen miles de millones de microorganismos (bacterias y cultivos) esenciales para la buena salud, ya que ayudan a la digestión, mejoran la absorción de nutrientes, ayudan al sistema inmunitario, inhiben el crecimiento de los organismos causantes de enfermedades y nos protegen de las infecciones.

Dos de las bacterias más comunes encontradas en la leche cultivada así como en nuestro aparato digestivo son el lactobacilo y la bífidobacteria. Estas bacterias benignas actúan como centinelas, constantemente en guardia, con una capacidad increíble para protegernos de los ataques de los microorganismos causantes de enfermedades. Bloquean activamente las bacterias y cultivos perjudiciales impidiendo que ataquen y dañen a las células del conducto intestinal. No solo protegen de daños a nuestras células, sino que además impiden el crecimiento de organismos perjudiciales. El lactobacilo, por ejemplo, frena el crecimiento del *Staphylococcus aureus,* un organismo patógeno que causa intoxicación alimentaria, infecciones del conducto urinario y síndrome de *shock* tóxico, entre otros problemas. Los investigadores han demostrado que las heridas infectadas con estafilococo se curan antes cuando el lactobacilo está presente.[42] Descubrieron que aunque el lactobacilo no destruía los gérmenes, estos dejaban de multiplicarse, permitiendo que las defensas del cuerpo lucharan contra la infección.

Según un estudio publicado en *The Lancet*, la revista de la Asociación Médica Británica, tratar a las embarazadas con «bacterias benignas» como el lactobacilo en el yogur puede prevenir que los futuros hijos desarrollen asma.

Los microorganismos benignos de la leche fermentada producen compuestos que inhiben la actividad de las enzimas implicadas en la formación del cáncer en el conducto intestinal y protegen contra el cáncer de colon y el rectal. Pero los beneficios no acaban aquí. La influencia de las bacterias va más allá del conducto intestinal. Las sustancias anticancerígenas producidas por bacterias benignas también reducen el riesgo de cáncer en cualquier otra parte del cuerpo. Varios estudios han demostrado un riesgo reducido de cáncer de mama en mujeres que consumen productos lácteos fermentados.[43-45]

En el aparato digestivo tenemos, además de las bacterias benignas, otras bacterias y cultivos no tan beneficiosos, organismos que favorecen la aparición de enfermedades. Lo único que les impide causarlas son las bacterias benignas. Si estas no estuvieran ahí, las bacterias y cultivos perjudiciales se harían con el control y causarían estragos en nuestra salud. Lamentablemente, esto sucede con mucha frecuencia. Los medicamentos suelen afectar a la microflora del intestino. Los antibióticos no pueden distinguir entre bacterias buenas o malas. Un solo ciclo de antibióticos destinado a eliminar la infección destruirá también las bacterias benignas del intestino. Sin la protección que estas nos ofrecen, cultivos como la cándida, a los que no les afectan los antibióticos, proliferan y provocan infecciones de levadura y candidiasis.

Los alimentos también influyen en la salud intestinal. El entorno de los intestinos es como un ecosistema de la naturaleza. Si hay solo un elemento del ecosistema desequilibrado, todo lo demás se ve afectado. El alimento que comemos crea las condiciones del entorno de los intestinos. Una dieta rica en dulces e hidratos de carbono refinados alimenta a las células de la levadura y fomenta su crecimiento. Las fibras dietéticas alimentan a las bacterias benignas. Una dieta baja en fibra y rica en harina procesada y azúcar desestabiliza el entorno natural, causando un desequilibrio de la flora intestinal. A consecuencia de esto cambia el equilibrio ácido-alcalino, lo que favorece el crecimiento de organismos perjudiciales para la salud e inhibe aún más el crecimiento de las bacterias protectoras. Sin la protección completa de las bacterias buenas el sistema inmunitario se estresa y la salud se resiente.

Cuando el funcionamiento intestinal se debilita, pueden surgir varios problemas de salud. Las bacterias beneficiosas producen muchas de las vitaminas que necesitamos para una salud óptima, como las vitaminas B_6, B_{12}, K, niacina y ácido fólico. Si la salud intestinal es deficiente, se reduce la producción de estas vitaminas. Esto no es un problema excesivamente grave si sigues una dieta bien equilibrada, pero si tu dieta es deficiente, eso significa que ya te faltan estos nutrientes importantes y una reducción puede provocar carencias nutricionales. Las bacterias benignas también pueden ayudar a suprimir la actividad que convierte a sustancias químicas inocuas en agentes carcinógenos. De manera que tu salud intestinal influye en tu vulnerabilidad al cáncer. Infinidad de problemas pueden surgir como consecuencia de una mala salud intestinal, entre ellos el estreñimiento, el síndrome del colon irritable, las hemorroides, las alergias, la fiebre del heno, los resfriados, la fatiga crónica, las migrañas, las úlceras, etc. En pocas palabras: si tu intestino no está contento, tú tampoco.

El coco puede ayudar a normalizar el entorno y a mejorar la función del aparato digestivo. El contenido elevado en fibra de la pulpa del coco ayuda a eliminar el estreñimiento y a mantener el funcionamiento adecuado del intestino. La fibra también se usa como alimento para las bacterias benignas, estimulando su crecimiento. Los ácidos grasos de cadena media del aceite de coco eliminan la cándida y las bacterias que causan enfermedades que compiten por el espacio en el conducto digestivo con las bacterias benignas. Los AGCM no dañan a estas últimas. La leche de coco y el agua cultivados proporcionan refuerzos que incrementan la cantidad de bacterias beneficiosas del intestino.

La nata de coco es un producto fermentado autóctono de Filipinas hecho de agua, y a veces de leche, de coco. Los cultivadores de coco lo elaboran en casa y lo comen como postre. Al igual que el yogur y otros lácteos fermentados, se le suele añadir agua y fruta. Sin embargo, la nata de coco es muy distinta del yogur. Tiene un sabor suave, una apariencia transparente y gelatinosa, y una textura masticable. Al contrario que los lácteos fermentados, es una buena fuente de fibra dietética. La fibra es de celulosa bacteriana, que le da esa peculiar textura masticable. Se considera un alimento saludable en Filipinas por ser una fuente abundante de fibra y bajo en calorías. Como prácticamente no tiene calorías, es un alimento ideal para dar volumen a la dieta. Puede ayudarte a saciarte sin engordar. También se dice que previene trastornos gastrointestinales, e incluso cáncer de colon, y se ha empleado como ungüento para las heridas. Aunque se originó en Filipinas, es inmensamente popular en Japón y en otros países asiáticos.

Recientemente ha surgido un nuevo producto de coco fermentado que combina los legendarios beneficios para la salud del kéfir de las montañas caucásicas con las maravillas del coco de los trópicos. El kéfir de leche y agua de coco es la «nueva sensación fermentada».

7

CÓMO TENER FELICIDAD, SALUD Y BELLEZA

En este capítulo te explicaré cómo usar el coco para mejorar tu salud y prevenir la enfermedad. Aprenderás a usarlo externa e internamente. Tal y como clamaba Paul Sorse, te dará «felicidad, salud y belleza». La experiencia de Popi Laudico que recojo a continuación describe cómo el aceite de coco puede transformar tu vida. Ella se siente realmente feliz, sana y bella.

Siempre he creído que si abres la mente y el corazón a la posibilidad de que te sucedan cosas maravillosas, el universo actuará y se asegurará de ponerlas en tu camino. Uno de estos momentos que transformaron mi vida fue cuando una de mis compañeras de clase de taichí me preguntó si quería probar un producto nuevo que estaba desarrollando su empresa. Yo le había comprado aceite esencial de pachulí y ella quería saber si estaba interesada en el aceite de coco. «¿Qué efecto tiene?», le pregunté y me respondió que, entre otras cosas, era muy bueno para la piel y que solo tenía que beberlo y untármelo por el cuerpo.

Siempre he tenido muchos problemas cutáneos por reacciones alérgicas a toda clase de estímulos, desde el polvo a casi cualquier cosa que como. Mis reacciones siempre se manifiestan en la piel. La situación llegó a ser tan lamentable que mis amigos (compadeciéndose de mí) me dieron el número de teléfono de sus dermatólogos con la esperanza de que pudieran ayudarme. Por aquel entonces mi baño parecía ya una pequeña farmacia, así que estaba dispuesta a probar cualquier cosa.

Tengo que decir que quedé encantada desde la primera vez que me apliqué aceite de coco de la cabeza a los pies. Me imagino que ya en aquel momento debía de saber, aunque no de manera consciente, que ese aceite de olor tan apetitoso era lo que iba a salvarme. Tras un mes usándolo religiosamente, empezaron a lloverme los halagos, y todavía siguen, tres años más tarde.

Ahora, cuando visito a un dermatólogo para que me aplique un tratamiento facial, se queda maravillado al ver cómo, al contemplarla con una lente de aumento, mi piel se parece a la de un bebé. Ese tipo de halago es algo a lo que no estaba acostumbrada en absoluto. Y en lugar de ofrecerme sus servicios, insisten en que no me marche sin contarles dónde consigo el aceite. Incluso médicos que han tratado numerosas enfermedades de la piel se maravillan del aspecto tan extraordinariamente saludable de la mía. Y esa es la clave de todo este milagro: la salud.

El aceite consiguió limpiarme por dentro y por fuera y ha mejorado mi resistencia a sustancias a las que antes era tan alérgica. No he tomado medicamentos para la alergia ni me he puesto ninguna inyección desde que empecé a tomar el aceite. Y el brillo de mi piel viene de dentro. Tengo un estilo de vida que me hace estar casi siempre expuesta al sol, algo absolutamente desaconsejable cuando hablamos de tratamientos cosméticos, pero no para este aceite. Ahora todo lo que hace el sol es besarme las mejillas y proporcionarme un hermoso brillo rosado. Increíble.

Y no me ha quedado ninguna huella visible de los problemas cutáneos del pasado. Los amigos que no me habían visto antes no me creen cuando les hablo de las innumerables cicatrices que tenía, mientras que los viejos amigos atestiguan la gran transformación que he experimentado. Prácticamente soy un anuncio ambulante y parlante de lo que este sencillo y al mismo tiempo maravilloso don de la naturaleza puede hacer, y continúa haciendo.

Desde la primera vez que lo bebí he aprendido más acerca del aceite virgen de coco y ha surgido mucha publicidad sobre él. Realmente debería formar parte de nuestro día a día. Cuando comprendí lo que era y todo lo que puede hacer, me di cuenta de que nunca prescindiría de él. Y sigo contándole a todo aquel que se detiene a escucharme cómo me cambió la vida y me hizo más bella y más sana.

USAR EL COCO EXTERNAMENTE

Cada año renuevo el jardín de mi patio trasero. Un verano pasé varias horas trabajando bajo el sol ardiente. Podía sentir cómo la piel de los brazos y del cuello empezaba a quemarse. Sabía que debía hacer algo, pero estaba tan absorto en mi labor que seguí allí durante varias horas más. Cuando finalmente entré en casa, tenía la piel tan roja como una remolacha y me dolía mucho. Cuando me duché, el agua caliente me quemó la piel, que estaba muy sensible. Sabía que me dolería durante uno o dos días más, y que se me pelaría de una manera terrible, como había sucedido otras veces antes.

Tras la ducha me dolía tanto que me puse algo de aceite de coco, esperando que me hidratara la piel y me aliviara el dolor. A la media hora ya no me dolía nada y el enrojecimiento había desaparecido. No me lo podía creer. No esperaba que el aceite hiciera esto; lo usé solo para impedir que la piel se secara y empeorara. Estaba exultante. Había encontrado algo que podía curar una piel quemada por el sol.

Me pregunté: «Si esto puede curar una quemadura solar, ¿qué pasaría si me la pongo antes de exponerme al sol?». A la semana siguiente me apliqué aceite por toda la piel expuesta y salí al patio. Pasé al menos seis horas bajo el sol ardiente. Normalmente una exposición tan larga me habría quemado por completo. Pero no sentía ningún dolor y, en lugar de ponerme rojo, como me hubiera puesto normalmente, mi piel se bronceó ligeramente. Estaba encantado. El único lugar donde me quemé fue en la parte superior de la cabeza, donde tengo poco pelo. No me puse aceite en el cuero cabelludo porque llevaba un sombrero y no creía que lo necesitara. Pero el sombrero tenía varios agujeros y los rayos penetraron por ellos y me quemaron la parte superior de la cabeza. A los pocos días la piel de esa zona se peló como siempre que me quemo con el sol. En cambio, la piel del cuello y los brazos, que habían estado expuestos a toda la intensidad del sol, no me dolió ni se pelaron. Esto me convirtió instantáneamente en un creyente del poder curativo del aceite de coco.

Aprendí la razón por la que los isleños se lo aplican cada mañana. Tradicionalmente van casi desnudos y viven en un entorno en el que están bajo el ardiente sol tropical a diario. El aceite los protege de los penetrantes rayos solares. El resultado es que tienen una piel suave, preciosa, y *no* padecen cáncer de piel. Viven bajo el intenso sol tropical; sin embargo, apenas sufren cáncer de piel.

Entre los isleños el remedio tradicional para las quemaduras, así como para las heridas, las magulladuras, los esguinces, las picaduras de insectos y otras lesiones, es aplicar aceite de coco al área afectada. Esto no solo cura las heridas sino prácticamente cualquier tipo de problemas de piel. Elimina el acné, aplaca las erupciones y destruye los hongos de la piel y de las uñas, como el pie de atleta, la tiña inguinal y la tinea. Incluso las manchas y las arrugas de la edad muestran una mejoría cuando se masajean diariamente con aceite de coco.

No creo que haya ninguna enfermedad de la piel que el aceite de coco no pueda aliviar. Una tarde estaba limpiando el patio de madera vieja y basura. Mientras lo hacía encontré muchos nidos de araña. Al final del día noté varias picaduras en el brazo. Estaban hinchadas y me picaban mucho. Me froté aceite de coco en el brazo y en muy poco tiempo el picor desapareció y la hinchazón disminuyó. No volví a pensar en ello. A los dos días descubrí que una mancha que tenía en la espalda, en la que sentía un molesto picor, estaba también cubierta de picaduras de araña. Noté que las picaduras de la espalda, en las que no me había aplicado el aceite, estaban inflamadas mientras que las que tenía en el brazo apenas se notaban. Me froté con el aceite y enseguida desaparecieron el picor y la inflamación. El aceite de coco nunca deja de sorprenderme.

Dermatitis y acné

Por las mañanas, al tomar mi dosis, me froto un poco de aceite en las manos, en las que tengo eczema, y al cabo de unos cuantos días haciéndolo, ¡está desapareciendo! ¡Se acabaron las escamas, el picor y las ampollas!

CATHY

Mi hermana, desde hace un tiempo, ha tenido un sarpullido doloroso en la parte inferior de las piernas. Le han puesto inyecciones de esteroides en las pantorrillas, crema de esteroides y más cosas, y el resultado es una mejoría leve o prácticamente nula. Recientemente, en unas vacaciones familiares que compartí con ella, le froté aceite en las piernas, y al DÍA SIGUIENTE vi una mejoría impresionante. Tenía la piel completamente suave y aunque, de forma natural, estaba un poco descolorida, también el color de la piel había empezado a mejorar. Se quedó muy sorprendida. Yo no. Sabía que iba a funcionar.

SHARON

Mi nieto (diecisiete años) ha tomado medicamentos recetados para el acné durante tres o cuatro años... No le han servido. Hace unas seis semanas le di un poco de aceite de coco para que lo usara en la cara... Su acné se solucionó estupendamente. Se lava con un jabón corriente. Ahora su hermana está empezando a tener acné también y vino a pedirme un poco de ese remedio tan bueno que le di a su hermano.

JAMES

Empecé a aplicarme el aceite en la piel y en el pelo y estoy sorprendida por los resultados tan rápidos. Tengo el cabello mucho más suave y brillante, incluso después de solo un día. Además, anoche mi hijo se aplicó un poco antes de acostarse. Hoy me ha dicho que normalmente se levanta con unas cuantas espinillas en la barbilla y que esta mañana tenía la cara más limpia. Está entusiasmado con esto.

GAIL

Algunos no se atreven a ingerir el aceite porque han oído que es perjudicial. Les explico que no es necesario tomarlo para experimentar los beneficios. Lo único que tienen que hacer es ponérselo en la piel. Eso es todo. La mayoría está dispuesta a hacer esto. Una vez que empieces a aplicártelo con regularidad, verás una transformación. La piel áspera, seca y escamosa se vuelve lisa, suave, y adquiere un aspecto más juvenil. El acné, la psoriasis y otros problemas cutáneos comienzan a desaparecer. La piel tiene una apariencia y un tacto más saludables porque está más sana. Cada vez que conozco a alguien que tiene dudas sobre los poderes curativos del aceite de coco, le aseguro que no se trata de creer en lo que le digo, sino de probarlo por sí mismo. Eso es lo único que tiene que hacer para convencerse. Lo que le hace al exterior del cuerpo se lo hace también al interior, te siente y pareces más joven y saludable.

Cuidado diario de la piel

Los habitantes de las islas del Pacífico tienen la tradición de aplicarse aceite de coco en la piel, de la cabeza a los pies, cada mañana. Han aprendido que esto los protege de los rayos abrasadores del ardiente sol tropical y mantiene su piel suave y sana. Usar aceite de coco como una loción diaria fortalecerá la piel y los tejidos subyacentes, ayudará a protegerla de las lesiones, promoverá y acelerará la curación y repelerá los gérmenes invasores que causan infección y enfermedad. El aspecto de tu piel será más saludable y su tacto más suave.

Una de las funciones principales de la piel es actuar como barrera contra los gérmenes y los parásitos. No es solo una simple barrera física, también es una barrera química. El aceite y el sudor segregados por el cuerpo producen un entorno químico inhóspito para la mayoría de los microorganismos causantes de enfermedades. A los gérmenes perjudiciales les resulta difícil vivir en este entorno, por eso su número es relativamente bajo. La piel es ligeramente ácida, con un Ph de alrededor de 5.0.

El aceite natural del cuerpo, el sebo, contiene triglicéridos de cadena media parecidos a los del aceite de coco. En la superficie de nuestra piel viven las bacterias lipofílicas. Estas bacterias son importantes para nuestra salud. Consumen la porción de glicerol del aceite de nuestra piel, dejando los ácidos grasos. En este proceso convierten los triglicéridos de cadena media (TCM) del sebo en potentes AGCM antimicrobianos que destruyen a las bacterias, virus y hongos perjudiciales. Nuestro cuerpo entero está cubierto por una fina capa protectora de AGCM producidos por estas bacterias. Los ácidos grasos de cadena media, como su nombre indica, son acidificantes; de esta manera, también ayudan a establecer la capa ácida protectora del cuerpo.

Los TCM del aceite de coco, del sebo o de alguna otra fuente no exhiben ninguna propiedad antimicrobiana. Es importante entender esto. Solo cuando se digieren los TCM y son convertidos en AGCM se activan las características que les hacen combatir a los gérmenes. Por eso es por lo que el coco fresco se puede echar a perder y puede salirle moho. Por tanto, el aceite de coco aplicado a la piel no elimina las bacterias inmediatamente. Con objeto de activar su poder antimicrobiano primero debe ser convertido en AGCM por las enzimas digestivas o las bacterias de la piel.

Lo irónico es que cada vez que te bañas con agua y jabón estás eliminando la capa protectora natural de la piel. Después de un baño, cuando te sientes más limpio, en realidad es cuando más vulnerable eres a las infecciones. La capa ácida protectora y los AGCM han sido eliminados. Aplicar una fina capa de aceite de coco ayudará a restablecer rápidamente tu barrera química natural.

Para obtener una protección completa deberías aplicarte el aceite por todo el cuerpo, desde las plantas de los pies hasta la parte superior de la cabeza. No tienes que usar mucho. Una cucharadita es bastante para todo el cuerpo. Donde la piel es gruesa, áspera, descamada, seca, abultada, descolorida o que esté dañada o afectada de cualquier otra forma, frota el aceite para que penetre en ella y deja que se empape. Al aplicarlo no basta con extenderlo como una capa de pintura,

hay que frotar la piel o masajearla. Para obtener los mejores resultados tienes que presionar para que penetre. No utilices mucho aceite.
La piel lo absorberá hasta el punto de saturación. Una vez alcanzado
este punto el aceite simplemente rebosará de la superficie de tu piel y
goteará en tu ropa. Aplica solo lo suficiente para que la piel lo absorba
por completo en unos diez minutos. Si es necesario, puedes volver a
aplicarlo después de aproximadamente una hora.

No tengas miedo de ponerte aceite en la cara. Si no usas mucho,
no le dará un aspecto grasiento. En realidad mejora tu semblante y tu
apariencia. La piel excesivamente seca puede necesitar varias aplicaciones. El aceite de coco no es como muchas cremas comerciales que
dejan una película grasienta. Estas cremas y lociones no hacen nada
para curar la piel; solo son un parche temporal que debe repetirse de
por vida y, a pesar de su uso, el estado de la piel suele empeorar con la
edad. Por el contrario, el aceite de coco funciona a la hora de curar la
piel. Con el tiempo verás cómo mejora.

El aceite de coco le proporciona una apariencia juvenil y brillante, que es especialmente notable en la cara. Es un exfoliante natural
excelente que puede ayudar a desprender las feas células muertas.
Cuando la piel es incapaz de exfoliarse de forma natural, la superficie
empieza a acumular células viejas. El cutis se vuelve mate y, en muchos
casos, escamoso. El aceite de coco estimula la eliminación del exceso
de capas de células muertas, revelando una piel tersa y un semblante
juvenil y saludable.

Aceite de masaje

Por sus propiedades curativas el aceite de coco es el mejor aceite
de masaje. Mejora la salud de la piel y su apariencia y ayuda a relajar los
músculos tensos y doloridos. También se le considera un aceite que no
mancha. Esto es importante para los masajistas terapéuticos que usan
sábanas en su trabajo. Al contrario que otros aceites, no las mancha ni las
estropea. Por supuesto, si usas una cantidad excesiva de aceite de coco y
empapa la sábana, dejará una mancha, pero no como la de otros aceites.

Su único problema es que se absorbe rápidamente, por eso muchos masajistas terapéuticos lo mezclan con un aceite de buena calidad monoinsaturado, como el de almendra, en una proporción de una parte de aceite de almendra y dos partes de aceite de coco. Esto aumenta la lubricación, de manera que las manos pueden deslizarse fácilmente sobre la piel.

Los aceites son fácilmente absorbidos en la piel y en la corriente sanguínea de ambos: cliente y masajista terapéutico. Hay que elegir con cuidado los aceites para asegurarse de que son saludables. Una regla básica: si no lo puedes beber, no lo uses en la piel.

Masaje

Hace unos meses en mi trabajo de masajista me pasé al aceite de coco para los masajes de cuerpo entero. Los resultados más extraordinarios los he observado en mujeres. Ahora su piel tiene un tono y un color atractivos y comentan lo mucho que ha mejorado su tacto y su aspecto. A una de mis clientas le desaparecieron todos los pequeños bultos y costras que tenía en la parte superior de la espalda y su piel quedó muy suave y agradable al tacto

TRACY

Cuidado del cabello

El aceite de coco puede hacer maravillas por tu cabello. Le da brillo y un lustre saludable además de enriquecer su color natural. Algunos aseguran que ayuda a prevenir las canas prematuras y la calvicie. Además, es magnífico para el cuero cabelludo y eficaz cuando se trata de controlar la caspa.

Como tratamiento capilar, aplica una cantidad generosa de aceite sobre el cuero cabelludo y frótalo. Una o dos cucharaditas de aceite es una buena cantidad. Fricciona como un masaje. El pelo y el cuero cabelludo deberían estar completamente cubiertos de aceite, pero no tanto como para que chorree. Deja pasar un tiempo para que se absorba. Cuanto más tiempo puedas esperar antes de enjuagarte, mejor.

Recomiendo al menos quince minutos y preferiblemente de treinta a sesenta. Incluso más si es posible. Puedes hacerlo en cuanto te levantes por la mañana y mantenerlo todo el tiempo que puedas antes de ducharte. Otra opción es aplicar el aceite por la noche antes de ir a la cama. Ponte un gorro de ducha, duerme con él, y lávate el cabello por la mañana. Te sorprenderá lo brillante y reluciente que se vuelve y lo bien que el aceite de coco controla la caspa.

Sabemos que además la leche de coco es un acondicionador excelente que le proporciona cuerpo y lustre al cabello. Úsala de la misma forma que el aceite. Al parecer usar leche de coco de esta manera estimula el crecimiento del pelo, y si estás empezando a tener canas, los nuevos cabellos brotarán con tu color natural. Incluso después de cada tratamiento puedes notar que el color de tu pelo se vuelve más intenso y oscuro.

Si quieres, podrías añadir también un toque de aceite después de lavarte el cabello. No emplees mucha cantidad; bastará con unas gotas. Frótate las manos con él y luego pasa los dedos entre el cabello como si te peinaras con ellos, transfiriendo así el aceite al pelo y al cuero cabelludo. Unas cuantas gotas no le darán un aspecto graso, pero son suficientes para añadirle un poco de lustre. El pelo y el cuero cabelludo suelen quedar muy secos tras el champú, por eso les beneficia un pequeño toque de aceite de coco.

Desde hace muchos años el aceite de coco se ha usado en las islas como acondicionador capilar. Quienes lo emplean tienen los cabellos gruesos y de un color intenso. Lo que se ha venido observando a través de los siglos tiene ahora el respaldo de la ciencia. Las investigaciones han demostrado que usar aceite de coco en el cabello puede ayudar a prevenir los daños causados por el cepillado y a mejorar su salud y su apariencia. En el *Journal of Cosmetic Science* apareció un interesante estudio sobre el efecto del aceite de coco en la salud capilar.[1] En este estudio se comparó el aceite de coco con el de girasol y el mineral, los dos aceites más ampliamente utilizados en las fórmulas de aceite para el cabello. «Los resultados —como afirman los autores del estudio—

indican claramente el fuerte impacto que tiene la aplicación del aceite de coco en el cabello comparado con el impacto de la aplicación de los aceites de girasol y mineral». De los tres aceites, el de coco fue el único que redujo la pérdida de proteína en el cabello, dañado y no dañado, al usarlo como producto de belleza para antes y después del lavado. Ni el de girasol ni el mineral redujeron la pérdida de proteína en el pelo. Los autores del estudio indicaron que la diferencia de los resultados era debida a la composición de cada uno de los aceites. El de coco, al ser rico en triglicéridos de cadena media, es capaz de penetrar en el tallo del pelo, protegiéndolo de la pérdida de proteínas y proporcionándole más volumen. El aceite mineral, al ser un hidrocarbono, no tiene afinidad con las proteínas y, por tanto, no es capaz de penetrar en el cabello. En el caso del aceite de girasol, está compuesto por triglicéridos de cadena larga, que tampoco penetran en él, lo que provoca un impacto no favorable en la pérdida de proteínas. Como prácticamente *todos* los aceites vegetales están compuestos por triglicéridos de cadena larga, tampoco protegen contra la pérdida de proteína. Solo el aceite de coco puede hacerlo y prevenir el daño capilar. Por tanto, es el mejor aceite que puedes usar para el cuidado de tu cabello.

Aceite bronceador

El aceite de coco es la loción bronceadora por excelencia. Se ha venido usando de generación en generación por los habitantes de las islas con resultados satisfactorios. Hubo un tiempo en el que era el principal ingrediente de las lociones comerciales bronceadoras y de protección solar, y se sigue usando en algunas marcas hoy en día.

El aceite de coco es la mejor loción bronceadora y protectora solar que existe. Aplícalo a toda la superficie expuesta de la piel. No uses mucha cantidad o no la absorberás y te manchará la ropa. Como mencioné al principio de este capítulo, el aceite de coco me proporciona varias horas de protección contra el sol, y tengo la piel blanca. Sin embargo, su eficacia para protegerte de las quemaduras solares depende también de tu alimentación. Si sigues o has seguido una dieta rica en grasas insaturadas (por ejemplo, aceites de soja, maíz, canola y cártamo), serás más propenso a quemarte. Una dieta rica en aceite de coco y otras grasas saturadas te protegerá. Incluso si has estado tomando aceite de coco de manera habitual durante varias semanas o meses, si previamente consumiste mucho aceite poliinsaturado, tu piel contendrá una gran cantidad de grasa poliinsaturada que es altamente vulnerable a la peroxidación y a las quemaduras solares. Reemplazar los aceites de tu cuerpo y de tu piel puede requerir varios meses. Tómate el tiempo que necesites.

Cuando te expones al sol, tu cuerpo se adapta produciendo más melanina, el pigmento oscuro de la piel que te ayuda a protegerte de las quemaduras solares. Si no estás acostumbrado a tomar mucho el sol, te sugiero que al principio limites tu exposición a quince o veinte minutos. Si tu piel se vuelve roja, reduce el tiempo que pasas al sol. Aplícate aceite de coco en toda la superficie expuesta. Además, úsalo generosamente en tu alimentación. Evita todos los aceites poliinsaturados y reduce los monoinsaturados. Utiliza el aceite de coco como fuente principal de aceite para cocinar.

Gradualmente incrementa la cantidad de tiempo que pasas bajo el sol. Añade de cinco a diez minutos tras aproximadamente una semana. Presta atención al enrojecimiento de tu piel. Tienes que evitar quemarte. Alarga de manera progresiva el tiempo de exposición hasta llegar a los treinta o sesenta minutos, o la duración que desees.

Cuando vayas de excursión o a navegar, puedes aprovechar para desarrollar tu tolerancia al sol de esta manera. Tomar el sol durante treinta minutos es suficiente para prepararte. Cuando salgas de viaje, aplícate el aceite de coco y vuelve a aplicártelo con tanta frecuencia como te parezca necesario. Raramente me lo aplico más de una o dos veces a menos que me lave. Si sigues estas directrices, no tendrás ningún problema incluso aunque pases varias horas expuesto al sol.

Piel, cabello y uñas

Hace dos meses empecé a comer coco fresco, uno a la semana. Comía la mayor parte de la pulpa. Y ahora, desde hace dos semanas, alrededor de una cucharadita de aceite al día. Ahora la piel de las rodillas y los codos se me ha vuelto suave. Toda la vida he tenido una piel áspera. ¡Me cuesta trabajo creerlo! Estoy asombrado de esta mejoría en la piel. Que yo recuerde siempre tuve la piel áspera en las rodillas y en los codos. Aparte de esto me parece que también tengo menos arrugas en la cara.

LAWRENCE

Durante mucho tiempo he tenido un doloroso problema de talones agrietados (le echo la culpa de este y de otros muchos problemas a mi hipotiroidismo). Decidí frotarme el aceite de coco en los talones. Fue una sensación tan agradable que me lo apliqué por todo el pie, también entre los dedos y alrededor de ellos, después de ducharme por la mañana. Bueno, lo que he notado son dos cosas: primero, en tres días ha desaparecido lo que parecía un comienzo de pie de atleta en uno de mis dedos pequeños. Y segundo, mis pies han dejado de oler.
Por cierto, después de una semana frotándome con el aceite también he dejado de tener los talones agrietados. Aún no me acostumbro a la novedad de mis pies, porque ya ni me acordaba de la última vez que tuve los talones suaves. Hasta ahora nada me había ayudado, ni la piedra pómez, ni las cremas, nada.

ANNA

Uno de mis tratamientos capilares favoritos, increíblemente sencillo, es la leche de coco en lata. A esta «receta» la llamo «el remojo», porque la verdad es que chorrea y tiene una consistencia muy ligera. De todos modos, aplícate en el cabello seco tanta cantidad de leche de coco (en lata y no baja en calorías) como pueda absorber. Asegúrate de frotarlo bien. Cúbrete con un gorro de ducha (o una bolsa de plástico) y un turbante o una toalla. Aplica calor durante todo el tiempo que puedas aguantarlo (gorra térmica, toalla caliente, secador, sistema de calefacción). Luego elimina la leche de coco con un champú suave y aplícate tu acondicionador o desenredante de cabello habituales. Péinate como sueles hacerlo. A veces las cosas más sencillas son las que mejor funcionan. Me encanta, y encima huele bien.

STEPHANIE

Hoy he ido a ver al médico (una doctora) y se ha fijado en mis manos y en mis brazos. ¡Me ha comentado el aspecto y el tacto tan suave que tenían!

245

Le he dicho que había estado aplicándome aceite de coco diariamente de la cara a la planta de los pies, después del baño. Además, es estupendo para las cutículas. Que ya no soy una jovencita.

DORIS

Uso aceite de coco en el pelo. Me lo pongo antes de ir a la cama. Primero me froto las manos con él y fricciono el cabello (asegurándome de llegar también al cuero cabelludo), luego me cepillo. Ten un cepillo solo para esto. Es mejor que no utilices el mismo para cepillarte y peinarte habitualmente. Me lo dejo puesto toda la noche y al día siguiente uso el acondicionador habitual. Tengo el pelo tan suave y tan liso que parece increíble. Es un magnífico acondicionador profundo.

LORI

Desde que empleo el aceite de coco de forma habitual he observado que las uñas se me están volviendo tan fuertes como el hierro. Ahora apenas puedo mordérmelas y tendré que buscarme otro mal hábito.

ELAINE

Tengo el cabello fino y rizado y he notado que crece mucho más rápido y se está volviendo más fuerte y más grueso desde que empecé con el aceite hace dos meses. Las uñas también me están creciendo. Eran frágiles y apenas crecían antes de que comenzara con el aceite, siempre estaban quebrándose y descamándose. No puedo creer cómo han cambiado desde que empecé a tomar el aceite. ¡ASOMBROSO!

MEGAN

He estado empleando aceite de coco en la piel y un poco en el pelo para darle brillo durante unos seis meses. Parece ser muy bueno para esto. Las partes ásperas, como los codos, se han vuelto tan suaves... Para mí es casi como una vitamina para la piel. Su aspecto es mucho más sano. El tono se ha igualado y está tersa y más sana de lo que ha estado en mucho tiempo.

TISH

Mi marido ha estado poniéndose aceite de coco en el pelo desde hace un año y ahora su pelo es definitivamente más grueso y tiene más en la parte superior de la cabeza, donde estaba disminuyendo un poco. Lo usaba solo como gel para el cabello, sin conocer este otro beneficio.

SUZANNE

El pie de atleta que sufría debido a los hongos, y que era muy molesto, se ha aliviado mucho. Esto parece deberse a la acción interna del aceite de coco. No he usado ninguna otra medicación de ningún tipo pero estoy realmente sorprendido de ver cómo ha desaparecido el problema.

MIKE

Lesiones e infecciones

El coco acelera la curación de todo tipo de lesiones e infecciones e impide la formación de cicatrices antiestéticas. Si se aplica antes de que la lesión se produzca, la curación será más rápida. Esta es una buena razón para usarlo diariamente. Por ejemplo, si se masajea con aceite de coco el abdomen de una embarazada y se continúa haciéndolo tras el parto, las estrías no serán un problema. Los culturistas a veces se quejan de que al fortalecerse desarrollan estrías. Esto puede evitarse con el uso diario de aceite de coco tópica e internamente. Los cortes, las quemaduras y otras heridas se curan más rápidamente y con menos cicatrices si se tratan con aceite de coco.

Las lesiones, las infecciones, las neoplasias (verrugas y lunares) y las manchas de cualquier clase responden bien a la terapia del aceite de coco. Primero calienta el aceite. Coloca el envase en agua caliente hasta que el aceite esté muy caliente, no tibio. El aceite caliente se absorbe mejor y penetra más profundamente. Al aplicarlo, es mejor masajearlo o friccionarlo en la piel, ya que esto incrementa también su absorción. Si tienes una herida, probablemente no podrás hacer esto. Quizá lo único que puedas hacer es aplicarte una ligera capa de aceite.

El secreto para conseguir los mejores resultados con el aceite de coco es mantenerlo continuamente aplicado en la parte infectada o herida hasta que se cure. Puedes hacer esto con una venda. Si no, deberías aplicar el aceite tan frecuentemente como te sea posible durante el día.

Con la venda puedes mantener la zona infectada o herida continuamente en contacto con el aceite. La venda tiene que estar todo el

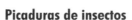

Picaduras de insectos

Quiero decirte que creo firmemente en las propiedades de este aceite. El otro día sin darme cuenta pisé un hormiguero de hormigas de fuego. Si nunca has estado en contacto con estos pequeños diablos, déjame decirte que no se las llama así por casualidad. Son unas criaturas agresivas y sus picaduras queman como el fuego. Llevaba sandalias y antes de que pudiera retirar el pie del hormiguero muchas me habían picado en los pies y en los tobillos desnudos. Me empezó a quemar como el fuego inmediatamente. Entré en casa buscando algo para ponerme y me acordé del aceite de coco. ¿Por qué no probarlo? Me lo unté por toda la superficie de los tobillos y los pies donde me habían picado. Estoy asombrada, y mi marido también. La quemazón cesó enseguida y las picaduras desaparecieron casi totalmente en un par de días, y sin picor. Lo asombroso es que antes había sufrido esas picaduras de hormiga y nada de lo que me puse eliminó la quemazón o el picor que ocasionan. Las picaduras se hacían enormes y llenas de pus y duraban días.

BARBARA

A los mosquitos ya no se los considera solo una molestia de verano sino que además traen consigo la amenaza del virus del Nilo occidental. Por más que me fastidie rociarme de Deep Woods Off, cada vez que salgo a primera hora de la mañana o al atardecer en pantalones cortos y camiseta sin mangas lo hago. Bueno por lo menos el 98% de las veces. Últimamente, en dos ocasiones, cuando he estado fuera y me he olvidado de echarme la loción, esos bichejos me han comido viva. ¡Las histaminas entran en acción enseguida y la picadura se inflama y pica tanto que es para volverse loca! La primera vez que me pasó, por suerte tenía un bote pequeño de aceite virgen de coco en la camioneta (ese día hacía 35° C) y pensé que, bueno, por lo visto esta es la cura milagrosa para todo, ¡veamos qué puede hacer con las picaduras de mosquito! Lo froté en todas y, lo creas o no, ¡no solo cesó el picor sino que en media hora había desaparecido toda la hinchazón! ¡Anoche tuve la oportunidad de volver a probarlo y obtuve los mismos resultados! ¡Esta mañana no quedaba ni una huella de las picaduras de mosquito! ¿No te parece que este aceite es GENIAL?

SHARYN

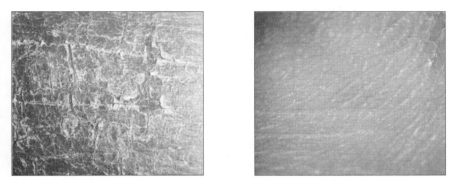

La foto de la izquierda muestra un primer plano del estado de la piel del dedo índice derecho antes de empezar a usar aceite de coco. La piel está tremendamente seca y áspera. La foto de la derecha es del mismo dedo tras usar aceite de coco durante tres semanas.

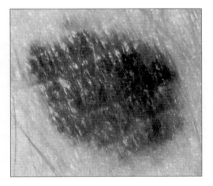
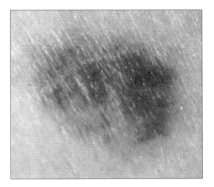

La foto de la izquierda muestra un melanoma, una forma agresiva de cáncer de piel. Tras tres meses de uso tópico de aceite de coco, el melanoma ha menguado significativamente, como lo muestra la foto de la derecha.

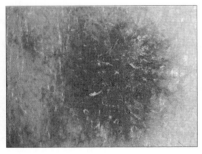
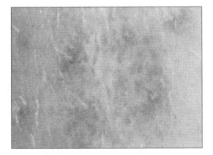

La foto de la izquierda muestra una cicatriz ocasionada por una llaga profunda que persistió durante cuatro años sin mostrar ninguna señal de que fuera a desaparecer. Se masajeó la lesión con aceite de coco prácticamente a diario y en un par de meses la mayor parte de la cicatriz había desaparecido (foto de la derecha).

tiempo húmeda, día y noche, hasta que la lesión se cure. Eso no significa que esté chorreando, solo lo suficientemente húmeda para permitirle a la piel absorber de manera continua el aceite.

Las tiritas adhesivas normales no sirven. Tras varias horas el aceite tiende a disolver el adhesivo y se despegan. Corta un trozo de paño o de gasa de forma que su extensión sea superior a la del área afectada de la piel. Toma un trozo de una envoltura de plástico o de una bolsita para bocadillos y córtalo procurando que sea al menos un centímetro y medio mayor que la tela. Empapa el paño en aceite de coco fundido. Frota un poco de aceite caliente en la piel. Limpia el exceso. La piel alrededor de la herida no debe tener aceite, para permitir que la cinta se pegue. Aplica el paño empapado en aceite a la herida. Coloca el plástico encima. Fija el paño y el plástico con una cinta adhesiva o una goma elástica. El propósito del plástico es impedir que el aceite empape la cinta o la ropa y las sábanas. Añade más aceite cuando sea necesario para mantener húmedo el vendaje. Reemplázalo todos los días.

Puedes comprar una venda en lugar de fabricártela tú mismo, si encuentras una que te sirva. La más eficaz y práctica que conozco es un producto hecho por 3M llamado Tegaderm. Está hecho de material hipoalergénico, sin látex, que es transpirante y autoadhesivo. Viene en distintos tamaños, pero puedes cortarlo en otros más pequeños o en cualquier forma que quieras darle. El Tegaderm se coloca en el lugar del envoltorio de plástico y la cinta adhesiva. Sigues teniendo que usar un trozo de paño empapado en aceite de coco. El Tegaderm mantiene el paño en su sitio sin que el aceite chorree o te manche. Búscalo en tu farmacia local o en una tienda de suministros médicos.

Si el área afectada está en las manos, puede ser difícil llevar una venda sin que se te desprenda. Una manera sencilla de solucionar este problema es ponerte aceite en la mano y cubrirla con un guante barato de plástico. Duerme con él puesto y quítatelo por la mañana. Repite cada noche hasta que tu estado mejore.

Ten en cuenta que las cremas y lociones comercializadas que contienen aceite de coco, aunque sean buenas, no tienen el poder curador del aceite puro de coco. Si quieres ver una mejoría rápida, usa aceite de coco en vez de cremas y lociones.

Mareos

Normalmente, si estás mareado, el aceite de coco puede ayudarte a sentirte mejor. Sin embargo, es posible que a veces no puedas tomarlo oralmente porque sientas náuseas o vomites. Aun así puedes beneficiarte del aceite si te das un masaje con él. Debido a su pequeño tamaño, la piel absorbe fácilmente los TCM. Por este motivo suele usarse como portador para suministrar los medicamentos en parches transdermales aplicados cutáneamente. Asimismo el aceite de coco es absorbido por la piel y llega a la corriente sanguínea con rapidez. Así que de todos modos puedes obtener algunos de sus beneficios con solo aplicarlo tópicamente.

Por lo general, si tienes una enfermedad que no te impide comer, puedes combatir el problema desde dos ángulos, interna y externamente. Añade aceite de coco a tu comida y extiéndelo sobre tu piel con un masaje. Se recomienda aplicar aceite caliente a la piel que está más cerca del área infectada. De ese modo penetra mejor. Si tienes

---

Verrugas

Hace alrededor de un mes empecé a usarlo en la piel (tengo una piel seca y sensible). En algunos puntos en la parte posterior de las piernas y en la parte superior de los pies tenía pequeñas verrugas, ¡y en una semana desaparecieron! Mi piel está suave, no agrietada. Al principio no lo usé en la cara pensando que, como es aceite, me saldrían marcas (acné) al ponérmelo. Estaba equivocada. Me lo puse en una de esas marcas profundas, en la barbilla, y el dolor y la protuberancia desaparecieron al día siguiente. ¡Lo estoy usando en la cara y mi cutis está perfecto! Se lo di a mi hijo adolescente para que lo usara en lugar de la pomada para el acné que le recetaron. ¡Le ha desaparecido todo el acné! Ahora también tengo las uñas largas. Solían quebrarse y descamarse, y ahora están fuertes y duras.

Robin

un resfriado de pecho, por ejemplo, frota el aceite sobre el pecho y la espalda y por el cuello. Si tus pies están entumecidos, frótate el aceite ahí. Sea cual sea la parte del cuerpo que necesite ayuda, ahí es donde tienes que aplicar el aceite.

USAR EL COCO INTERNAMENTE

Dosis de mantenimiento

Una de las primeras preguntas que hace la gente cuando conoce los beneficios del aceite de coco es cuánto deberían usar cada día. La respuesta sencilla a esa pregunta es: cualquier cantidad con la que te sientas cómodo. Incluso media cucharadita diaria es beneficiosa. Paul Sorse solo tomaba una cucharadita diariamente, pero además absorbía otro par de cucharadas a través de la piel y comía coco fresco y leche de coco. Para ser una persona que pesaba menos de 55 kilos, recibía una dosis generosa de aceite.

La recomendación general es de tres cucharadas y media al día para un adulto de estatura media. Este valor se deriva de los ácidos grasos de cadena media que la naturaleza pone en la leche materna. La cantidad que reciben los recién nacidos los protege de las enfermedades infecciosas y les proporciona un suministro nutricional adecuado bajo circunstancias normales. Basándose en el tamaño corporal, un adulto de 68 kilos debería consumir tres cucharadas de aceite de coco para igualar la cantidad de AGCM que recibe un niño pequeño.

Para la mayoría, de tres a cuatro cucharadas al día es una dosis abundante. Si pesas menos de 68 kilos, resta media cucharada por cada once kilos por debajo de este peso. Para quienes pesan más de 68, cuatro cucharadas normalmente es suficiente (ver la tabla de la página siguiente)

Esta tabla es solo una directriz general; no es una regla absoluta. Mucha gente experimenta resultados maravillosos con solo una cucharadita al día. Ten en cuenta que *cualquier* cantidad es beneficiosa. No pasa absolutamente nada por tomar un poco más o un poco menos ni porque la cantidad fluctúe ligeramente de un día para otro.

DOSIS DIARIA RECOMENDADA	
Peso corporal (kg)	Cucharadas de aceite
79+	4
68	3½
57	3
45	2½
34	2
23	1½
11	1

Puedes consumir el aceite de cualquier manera que te resulte cómodo. Algunos lo toman a cucharadas como un suplemento alimenticio. Otros lo mezclan con zumo o con alimentos. Yo recomiendo que lo tomen con la comida. A mucha gente no le gusta directamente de la cuchara. Algunos puede que incluso tengan un reflejo nauseoso al intentar tragar cualquier tipo de aceite. La manera más sencilla de conseguir tu dosis diaria es emplearlo en la preparación de los alimentos. Usa aceite de coco en lugar de otros aceites.

También recomiendo que no consumas todo el aceite de una vez. Repártelo a lo largo de todo el día, o al menos divídelo por la mitad, tomando una parte en una comida y el resto en otra. Además, ten en cuenta la cantidad de aceite que consigues de otros productos de coco, la pulpa y la leche.

Dosis terapéutica

En la mayoría de los casos, incluso cuando estás enfermo, tres cucharadas y media de aceite al día suele ser lo adecuado. Sin embargo, los efectos antimicrobianos de los AGCM son acumulativos, de manera que cuantos más tienes en el cuerpo, más eficaces son para combatir las infecciones. Puedes tomar tanto como el doble de la dosis de mantenimiento si sientes la necesidad de hacerlo. Algunos médicos recomiendan seis cucharadas o más al día para sus pacientes muy enfermos. No tomes esta cantidad de una vez. Aproximadamente una cucharada cada dos o tres horas sería lo más adecuado. Demasiado aceite, cualquier tipo de aceite, si no estás acostumbrado provoca deposiciones blandas, de manera que reparte la cantidad durante el día y tómalo con un poco de comida o con una bebida.

No hay peligro de sobredosis con el aceite de coco. El aceite de coco es un alimento, no una droga. Algunas poblaciones humanas han consumido hasta el doble de la dosis de mantenimiento durante años sin mostrar efectos adversos. Conozco gente que estuvo tratándose problemas graves de salud y tomaban de diez a catorce cucharadas al día sin experimentar efectos secundarios. Yo mismo he tomado hasta catorce cucharadas al día sin problema. Si ingieres más de lo que tu cuerpo puede aguantar, los peores síntomas que podrías experimentar son heces blandas y quizá malestar intestinal durante un tiempo. Para evitar esto basta con reducir la cantidad de aceite.

Si no puedes consumir el aceite o ningún otro alimento por náuseas o vómitos, aplícatelo tópicamente en el área más afectada, tal y como describí anteriormente. Al menos de esta manera obtendrás algún beneficio. Si no tienes problemas para consumir el aceite cuando estás enfermo, es una buena idea sacar provecho de sus propiedades curativas tanto interna como externamente. Frótate la piel con el aceite y además ingiérelo. Esto duplicará sus beneficios.

Añadir coco a la alimentación

¿Cómo añadimos el aceite de coco a nuestra alimentación? La manera más fácil es sencillamente reemplazar los demás aceites por él. Usar aceite de coco en lugar de margarina, manteca, mantequilla o aceite vegetal. En la mayoría de los casos puedes reemplazar estos otros aceites por la cantidad equivalente de aceite de coco.

Mucha gente lo toma a diario a cucharadas, como un suplemento alimenticio. Esto se puede hacer fácilmente con aceite de buena calidad, que tiene un gusto delicado a coco. Sin embargo, la mayoría de la gente simplemente no puede aguantar tomar aceite, cualquier aceite, directamente de la cuchara. No tienes que tomarlo a cucharadas. Prueba a añadirlo a una bebida. Pon una cucharada en el chocolate caliente, la infusión o el zumo. La bebida tiene que estar templada o caliente para que el aceite permanezca líquido. Si viertes aceite de coco derretido en una taza de zumo de naranja frío, se formarán trozos sólidos. Por eso tienes que calentar el zumo. El zumo de tomate caliente y el aceite de coco combinan bien. Sabe como a sopa. La mayoría de las bebidas tienen una base de agua, por eso el aceite flotará hasta la superficie; solo tienes que agitarlo y beberlo rápidamente.

El aceite de coco se puede añadir a muchos platos. Úsalo para untar el pan, como aderezo para verduras, añádelo a la pasta, los guisos, las sopas y los estofados. Va bien mezclado con los cereales calientes. Úsalo siempre que necesites aceite para cocinar.

No tienes que limitarte solo al aceite de coco para conseguir AGCM. La pulpa y la leche también los contienen. Comer un trozo de coco fresco o beber una bebida hecha con leche de coco puede que se adecúe mejor a tu gusto que tomar una cucharada de aceite. Añadir estos otros productos a tu alimentación es una manera agradable de conseguir tu dosis diaria de aceite de coco.

CONTENIDO DE ACEITE DE LA LECHE DE COCO	
LECHE DE COCO (ML)	ACEITE (CUCHARADAS)
30	½
60	¾
90	1
120	1½
150	1¾
180	2
210	2½
240	2¾
270	3
300	3½

Los valores del aceite se han redondeado hasta el cuarto de cucharada que más se aproxima. Los valores están basados en leche entera de coco, no en leche ligera o de grasa reducida, y contienen 10 g de grasa por cada porción de 60 ml.

¿Cuánto aceite obtienes de la pulpa y la leche de coco? Para obtener tres cucharadas y media de aceite hacen falta 210 ml de coco fresco maduro (alrededor de medio coco), dos tazas y tres cuartos de coco seco o 300 ml de leche de coco. Comer medio coco al día puede ser un poco difícil para la mayoría, pero beber 300 ml de leche de coco es bastante fácil –90 ml de leche de coco proporcionan aproximadamente una cucharada de aceite.

La pulpa de coco tiene sus propios beneficios para la salud debido a su alto contenido en fibra. El coco fresco es un aperitivo bajo en calorías excelente. El coco desmenuzado o rallado va bien para incrementar la ingesta de fibra en ensaladas de fruta, batidos de fruta y productos horneados.

La leche de coco es muy versátil y puede usarse para preparar una gran variedad de alimentos como cremas de marisco, sopas de pescado, batidos, aderezos de ensaladas y salsas. Es un gran sucedáneo de la leche de vaca y resulta excelente en la bollería. Si te interesa aprender cómo añadir el coco a tu alimentación, te recomiendo encarecidamente que consigas un ejemplar de mi libro *Coconut Lover's Cookbook* (El libro del amante del coco), que contiene cerca de cuatrocientas cincuenta recetas en las que se emplea aceite, pulpa, leche y crema de coco. Entre los platos figuran ensaladas, bebidas, sopas y cremas, primeros platos, guarniciones y postres.

PARA CONSEGUIR LOS MEJORES RESULTADOS

Mucha gente puede dar testimonio de que el coco, de una manera u otra, ha cambiado significativamente su vida para bien. Algunos han encontrado un alivio tras sufrir durante años diversos problemas crónicos de salud. Algunas de las cosas que cuenta esta gente son verdaderamente extraordinarias. Para ellos el coco ha obrado milagros.

También hay gente que prueba los productos de coco durante un tiempo pero que por alguna razón no percibe los notables cambios que otros han experimentado. ¿Por qué para algunos el coco tiene efectos milagrosos y para otros no? Existen varias razones probables.

Una de las trampas en las que con frecuencia caemos al encontrar un producto tan beneficioso es pensar que puede hacer cualquier cosa, todo. Permíteme que primero te diga que el coco no es una cura para todo. El coco puede hacer maravillas, pero no curarlo todo. El aceite de coco, por ejemplo, es un agente antimicrobiano poderoso, pero no elimina todos los gérmenes que causan enfermedades. Por ejemplo, no afecta directamente al virus del resfriado común. Esto no significa que no pueda ayudarte cuando tengas un resfriado. El aceite a lo que ayuda es al sistema inmunitario, de manera que en ese aspecto puede serte útil. Aunque el aceite y otros productos del coco quizá no sean tan eficaces para tratar todos los problemas de salud, su uso ciertamente no te hará ningún daño y puedes emplearlo sin miedo.

Otra razón por la que la gente no consigue los resultados que quiere es que con frecuencia no le dan una buena oportunidad. No lo usan durante el tiempo suficiente para ver un cambio.

El coco no es un fármaco, y no puedes esperar que te ofrezca resultados inmediatos como hacen algunos medicamentos. El coco es un alimento y, por tanto, ayuda a los procesos curativos naturales del propio organismo. Proporciona los elementos básicos (vitaminas, minerales, fitonutrientes, ácidos grasos de cadena media) que ayudan al cuerpo a combatir la enfermedad, reparar los tejidos dañados y mantener las funciones biológicas apropiadas. No puedes esperar que problemas crónicos de salud que han estado presentes durante muchos años se desvanezcan de la noche a la mañana. Algo que se ha soportado durante una década normalmente no va a desaparecer en unos cuantos días o semanas. Puede llevar meses o incluso años corregir algunos problemas. El coco en sí no es una cura para ninguna enfermedad o trastorno de salud determinados. Lo que hace es proporcionarte los elementos nutricionales que necesitas para curarte a ti mismo. Tienes que esperar a que el cuerpo se encargue de la curación. A veces esto puede llevar un tiempo.

La velocidad a la que tu cuerpo sana viene determinada en gran medida por tu alimentación y tu forma de vida. El viejo dicho «eres lo que comes» es muy cierto. Nuestras células y tejidos están formados de los alimentos que comemos. Si estos son de mala calidad y carecen de los nutrientes esenciales, nuestros cuerpos no pueden construir unos huesos, músculos y tejidos sanos. Es lo mismo que un constructor que edifica una casa: si usa materiales baratos, la casa se deteriorará y se derrumbará rápidamente. Del mismo modo, si ingerimos alimentos de baja calidad, nuestros cuerpos serán débiles y proclives a la enfermedad.

Una mujer comentó: «Al principio, cuando empecé a tomar aceite de coco, me decepcionó». Había oído tantas cosas buenas sobre el aceite que al no ver una recuperación inmediata se desanimó. Hasta que aumentó la cantidad de aceite que tomaba y eliminó el azúcar y la harina refinada y todos los alimentos procesados no comenzó a sentir los beneficios del aceite. «También empecé a perder peso aunque estaba comiendo más grasa —añadió—. Recuerda que aunque el aceite de coco es un alimento milagroso, no puede obrar milagros sin otros cambios en la alimentación». Bien dicho.

Los productos de coco proporcionan una fuente excelente de nutrición, fibra y otros elementos que promueven más salud y evitan las enfermedades, pero eso no puede compensar los efectos de una alimentación deficiente. Si vives a base de donuts y café, terminarás teniendo problemas de salud. Por mucha cantidad de coco que añadas a tu dieta no compensarás el abuso dietético. El coco puede ayudar, incluso cuando la alimentación es deficiente, pero para alcanzar los mejores resultados, para experimentar los «milagros» que otros han experimentado, tienes que comer apropiadamente. Quienes se quejan de que el coco no les ayuda suelen ser quienes comen los peores tipos de alimentos y esperan que el coco actúe como una pócima milagrosa. Cuanto más sana sea tu alimentación, más rápido te ayudará el coco a superar tus problemas de salud.

En lo referente al asesoramiento dietético parece ser que cada cual tiene su propia opinión. Ni siquiera los llamados expertos en nutrición se ponen de acuerdo. Algunos promueven el vegetarianismo, o el crudivorismo, mientras que otros proponen dietas ricas en proteínas. Un experto afirmará que lo apropiado es seguir una dieta baja en grasa y rica en hidratos de carbono mientras que otro asegurará que es mejor una alimentación moderada o rica en grasas y baja en hidratos de carbono. Y aún hay otros que dirán que deberíamos basar nuestras opciones dietéticas en el metabolismo y en el grupo sanguíneo. Suele existir una gran diversidad de opiniones sobre cuál es más correcta.

En este libro no estoy intentando recomendar ninguna dieta particular. Lo que voy a hacer es dar algunas recomendaciones generales que son compatibles con casi todas. Cuando examinas las distintas dietas, descubres que la gente se ha beneficiado con la mayoría de ellas. Incluso las que parecen ser completamente contrarias, como el vegetarianismo (bajo consumo de carne y grasa) y las dietas bajas en hidratos de carbono (alto consumo de carne y grasa) han demostrado dar buenos resultados. ¿Por qué sucede esto? Creo que una de las razones es que tienden a eliminar los alimentos de baja calidad y a centrarse en los más sanos. Independientemente del tipo de alimentación que prefieras, si sigues las sencillas directrices que vienen a continuación, obtendrás buenos resultados.

Los alimentos que deberías evitar:
- Cereales excesivamente procesados (harina refinada, pan blanco, arroz blanco, cereales para el desayuno, galletas saladas, etc.)
- Azúcar y dulces (caramelos, galletas, postres, refrescos, etc.)
- Leche pasteurizada y homogeneizada
- Aceites vegetales procesados
- Aceites vegetales hidrogenados (margarina y manteca)

Los alimentos que deberías comer más a menudo:
- Frutas y verduras frescas

La mayoría de nosotros no come bastantes frutas y verduras frescas. Las investigaciones muestran continuamente que estos alimentos contienen nutrientes que ayudan a protegernos de las enfermedades y retrasan el envejecimiento. La recomendación habitual es que tomemos un mínimo de cinco raciones de frutas y verduras al día. Algunos investigadores están recomendando ahora que tomemos nueve o más raciones diarias, principalmente de verduras. No deberías *añadir* más alimentos a tu dieta sino *reemplazar* el pan, los cereales y los alimentos refinados y procesados por raciones adicionales de verduras, crudas y cocidas. Las verduras deberían constituir la base de tu alimentación, complementada con otros alimentos saludables. Si sigues este sencillo consejo, tendrás una dieta bastante beneficiosa.

Me gusta esta cita del doctor Gabriel Cousens, reputado autor y nutricionista: «Con una alimentación apropiada no hace falta ningún médico. Con una alimentación inadecuada ningún médico puede ayudar». Si comes apropiadamente, cuando empieces a usar los productos de coco, verás rápidas mejorías. Si esto no es así, deberías replantearte tu alimentación. Las recomendaciones que acabamos de ver son solo directrices básicas. Hay muchos otros alimentos en la dieta que no son buenos para la salud. Entre ellos, el café, el alcohol, los aditivos alimentarios (los conservantes, los potenciadores del sabor, los colorantes, etc.), el queso y los huevos deshidratados o en polvo y los endulzantes artificiales. Si estás interesado en aprender más sobre la alimentación sana, hay muchos buenos libros disponibles. En algunos de los míos, concretamente en *The Detox Book* (El libro de la desintoxicación) y *Eat Fat, Look Thin* (Mantenerse delgado comiendo grasa), ofrezco algunas excelentes directrices dietéticas. Estos dos libros te orientarán hacia la dirección apropiada. Cuando se combina el coco con un programa razonable de comidas, el resultado puede ser muy poderoso. Si no ves los resultados que esperabas, es probable que tengas que replantearte tu alimentación.

Al tratar enfermedades graves, o crónicas, quizá no sea suficiente con consumir coco y optar por una alimentación apropiada. Tal vez

El Instituto Hipócrates de Asia

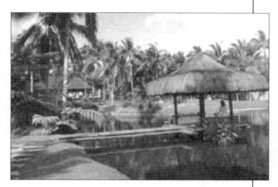

Situada en la falda del monte Malarayat y rodeada por un denso bosque tropical se encuentra La Granja de San Benito, conocida también como el Instituto de Salud Hipócrates de Asia. La Granja es un balneario y centro turístico localizado a cerca de cien kilómetros al sur de Manila (Filipinas). Los clientes acuden a La Granja para un programa intensivo de desintoxicación y curación, usando métodos naturales, sin fármacos, que han demostrado ser eficaces para la mayoría de los problemas de salud. Cada huésped se encuentra bajo los atentos cuidados de un equipo de médicos. El personal sanitario tiene formación en el campo de la medicina convencional y en el de la medicina alternativa. Los huéspedes se quedan de una semana a un mes, o más, dependiendo de sus problemas de salud. Los programas están diseñados para cada individuo e incluyen clases, masaje terapéutico, meditación y ejercicio físico diario, entre otras muchas actividades.

En La Granja se vive en un entorno impoluto sin humos ni contaminación. El pueblo más cercano está a kilómetros de distancia. El agua para beber y bañarse viene de un aljibe subterráneo; por tanto, está libre de contaminantes químicos. La comida la preparan cocineros excelentes. La filosofía de los directores de este instituto de salud sigue la máxima de Hipócrates, que dijo: «Deja que el alimento sea tu medicina y que la medicina sea tu alimento». Todas las comidas tienen como base las verduras y se sirven principalmente crudas. La mayoría de los alimentos se cultivan en La Granja: mango fresco, plátanos, melón y, por supuesto, coco.

Los cocoteros rodean La Granja y los cocos se recogen frescos diariamente. Los cocineros lo usan para la preparación de comidas y los médicos los utilizan con fines terapéuticos. El aceite de coco, que también procede de La Granja, se suele prescribir como parte de los programas

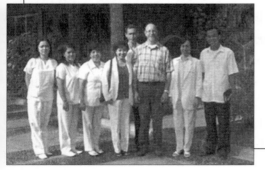

El autor (centro) con el personal médico de La Granja.

curativos que reciben los huéspedes al entrar en el instituto. Se usa para los masajes y para el ejercicio físico. En el instituto tienen una pequeña planta de procesamiento donde pueden extraer aceite virgen de coco fresco. Puedes visitar La Granja en la Red en www.thefarm.com.ph.

necesites también otras formas de tratamiento. En este caso deberías solicitar el asesoramiento de un profesional experimentado del cuidado de la salud.

PRECAUCIONES CON EL COCO
Efectos secundarios

¿Es seguro comer coco? Si los AGCM del aceite de coco son lo suficientemente poderosos como para destruir bacterias, virus y parásitos, ¿no podrían dañarnos también a nosotros? Algunas de las preguntas que me hacen con más frecuencia es: «¿Hasta qué punto es seguro? ¿Cuánto puedes comer? ¿Hay algunos efectos secundarios?». Plantéate esto: la naturaleza pone los AGCM en la leche materna. Si es lo bastante seguro para un recién nacido, debería ser lo bastante seguro para cualquiera. El hecho de que se encuentre en la leche materna certifica su seguridad.

El aceite de coco ha sido difamado durante tanto tiempo que la gente duda en usar cualquier producto procedente del coco por miedo a que pueda hacerle daño. Incluso cuando han visto pruebas de los beneficios, algunos aún se preguntan si tendrá efectos secundarios. Déjame decirte que no hay nada que temer. Usar el aceite o cualquier otro producto del coco no tiene ningún efecto secundario perjudicial. El doctor Jon Kabara, que lleva casi cinco décadas investigando el coco, es del mismo parecer. Afirma: «Los ácidos grasos y los derivados tienden a ser las sustancias químicas menos tóxicas que el hombre conoce. Estos agentes no solo no son tóxicos para el hombre, sino que son verdaderos alimentos».[2]

El coco es un alimento. Si no eres alérgico a él, deberías poder comerlo sin problemas. Sin embargo, uno de los efectos, y depende de cómo lo consideres, es que consumir *mucha cantidad* de aceite o leche de coco puede aflojarte el vientre. Si sufres de estreñimiento esto puede ser algo bueno. Si consumes el aceite y el agua con otros alimentos, y no por sí solos, el efecto se reduce enormemente. A medida que tu cuerpo se acostumbra a los productos de coco, este efecto disminuirá.

Alergias y sensibilidad a alimentos

Algunos afirman que cuando empezaron a usar aceite de coco, externa o internamente, tuvieron una erupción cutánea. Esta reacción podría ser una respuesta a alguna de estas dos cosas: una reacción de depuración –lo que significaría que el cuerpo está expeliendo toxinas– o una reacción alérgica al coco.

Si tienes un problema de alergias, antes de usar cualquier producto de coco deberías hacer una prueba para ver si eres alérgico a él. La gente puede ser alérgica o hipersensible a cualquier tipo de alimento, incluso a los brócolis o a la lechuga. Algunos son alérgicos al coco. Una manera sencilla de comprobarlo por ti mismo es ponerte un poco de aceite o leche de coco en la frente. Frótalo en la piel. Espera un día a ver qué sucede. Si la piel se vuelve roja o se inflama, puede que seas alérgico; si no pasa nada, probablemente no lo seas. Sabrás si eres alérgico o no con una sola aplicación.

Incluso si eres alérgico a la mayoría de los frutos secos, no es probable que lo seas al coco. Este está considerado como un alimento con un riesgo bajo de alergia y una verdadera alergia al coco es rara. A quien tiene alergias a los alimentos, pero no al coco, los productos de coco pueden ofrecerle una alternativa segura y sabrosa. La leche de coco y otros productos pueden usarse en una sorprendente variedad de formas, desde delicados postres hasta copiosos primeros platos. La pulpa puede usarse en lugar de los frutos secos en la mayoría de las recetas, y la leche es un excelente sucedáneo de la leche de vaca. La leche y la crema de coco son buenas para hacer ricos y cremosos batidos, cremas, pasteles, pudines e incluso helados.

Crisis curativa

En ocasiones la gente se queja de que el coco, en particular su aceite, les causa estreñimiento mientras que otros dirán que les da diarrea. Algunos afirman que hace que tengan sarpullidos en la piel o que les produce cualquier otro síntoma. Dan por hecho que son alérgicos al coco o que simplemente no les sienta bien.

Normalmente, cuando empiezas a hacer cosas que se supone que te benefician, esperas sentirte mejor. Sin embargo, esto no es siempre así. A veces tienes que empeorar antes de ponerte mejor, un resultado que sorprende y causa confusión a muchos.

Ciertos alimentos curativos y suplementos nutricionales pueden ejercer una poderosa influencia en el cuerpo, consistente en acelerar los procesos de desintoxicación y regeneración. A veces este proceso de limpieza y reconstrucción puede volverse tan intenso que aparecen una serie de síntomas. A este periodo de limpieza intensa se le llama «crisis de purificación». Nos referimos a esto como «crisis» porque implica síntomas un tanto desagradables, como la fatiga y las náuseas. Se considera «curativa» porque el cuerpo está experimentando un periodo acelerado de purificación y curación. Aunque la crisis curativa puede hacerte sentir como si estuvieras enfermo, no es una enfermedad y no deberías tenerle miedo.

Los médicos experimentados en usar la dieta y otras terapias naturales sin medicamentos ven a menudo cómo los pacientes atraviesan crisis curativas. De hecho, una crisis curativa es una señal de que el tratamiento está funcionando y se alienta a los pacientes a esperarla.

El aceite de coco tiene una calidad curativa increíble que puede iniciar una crisis. La reacción depurativa puede producirse tanto si lo usas de manera interna como externa. Cuando empecé a masajearme el cuerpo entero con aceite, noté que tenía un incremento de acné. Me salían espinillas en las piernas y en el estómago, lugares en los que normalmente no tengo acné. No eran muchas, quizá una o dos a la semana. Por regla general, no tengo problemas con el acné, por eso era muy raro y llamaba la atención. Al principio me pregunté si se trataba de la marca particular de aceite que estaba usando. Pensé que quizá tenía impurezas, suciedad o algo, que estaba causando el acné. Probé con otra marca que tenía una elaboración diferente, pero volvió a pasar lo mismo. Así que parecía ser una característica del aceite y no algo que tuviera que ver con la elaboración. El problema desapareció al cabo de un mes. Desde entonces no he vuelto a tener problemas con el acné.

Después he oído a otra gente contar experiencias similares. De manera que no era el único. Esto confirmó lo que sospechaba. El aceite estaba penetrando en la piel, ayudando al cuerpo a desprenderse de impurezas. El acné era solo la manera que tenía de limpiarse a sí mismo. De modo que no te preocupes por el acné cuando uses aceite de coco; desaparecerá cuando la piel se haya depurado. De hecho, mucha gente descubre que el aceite de coco ayuda a prevenir el acné.

Cualquier cosa que estimule los propios poderes recuperativos del cuerpo tiene el potencial de causar una crisis curativa. A medida que te fortalezcas y te vuelvas más sano, llegarás a un nivel en el que podrás soportar un periodo de intensa purificación y reconstrucción. En este punto tu organismo se vuelve lo suficientemente fuerte para extraer y eliminar las toxinas, los gérmenes y los tejidos enfermos, muchos de los cuales podrían haber estado enterrados durante años. Estos venenos son extraídos de los tejidos y lanzados a la corriente sanguínea, para ser expulsados a través de los canales de eliminación del cuerpo. Cuando estos tóxicos se purgan del cuerpo, se manifiestan los síntomas de la eliminación. Entre los síntomas comunes están la fatiga, las náuseas, los vómitos, la diarrea, los sarpullidos, el acné, los dolores de cabeza, los dolores y molestias musculares, la pérdida de apetito, la fiebre, la depresión y los cambios de humor, por mencionar solo unos cuantos. *Cualquier* tipo de síntoma puede asociarse con una crisis de curación.

Quienes pasan por una crisis curativa no tienen por qué experimentar necesariamente todos estos síntomas, quizá solo uno o dos cada vez. Como todos tenemos genes, dietas y formas de vida diferentes, los síntomas que una persona puede experimentar serán distintos a los de otra. Su gravedad normalmente depende del nivel de salud del individuo. Quienes se encuentran mal tendrán síntomas más graves que quienes disfrutan de una buena salud. Los síntomas pueden ser tan intensos que querrás quedarte en la cama durante uno o dos días, o quizá tan ligeros que ni los notes. Por lo general una crisis curativa durará solo un par de días, pero a veces puede persistir durante una semana o más. En algunos casos puede producirse una reacción cada vez que se consuma una sustancia curativa (como el coco), hasta que el cuerpo logre alcanzar un estado superior de salud.

Recomiendo a la gente que empiece poco a poco al añadir productos de aceite a su alimentación. Esto es especialmente cierto en el caso del aceite de coco. No comiences tomando tres cucharadas y media de una vez o incluso en un solo día. Muchas personas, tras conocer los maravillosos beneficios del aceite de coco, se lanzan de cabeza y se toman tres o cuatro cucharadas de una vez. Si tu cuerpo no está acostumbrado a tomar todo este aceite, si tienes problemas graves de salud, podrías experimentar algunos síntomas o molestias desagradables. Por esta razón recomiendo que empieces por una cucharada al día tomada con la comida. Si no tienes problemas, toma dos cucharadas y gradualmente ve aumentando hasta llegar a la dosis de mantenimiento. Toma pequeñas cantidades a lo largo de todo el día en lugar de una gran cantidad en una sola dosis. Tres cucharaditas son igual a una cucharada. Prueba con una cucharadita tres veces al día, y tómala con comida. A algunos incluso una sola cucharadita les suelta el vientre. Pero no es el aceite el que está causando el problema; es la reacción de un sistema digestivo dañado al tratar de adaptarse a él. Si ves que solo puedes tolerar una cucharadita o dos, continúa con esa dosis. Cuando tu cuerpo se fortalezca y se acostumbre más al aceite, puedes incrementar la dosis. Una persona sana no debería tener reacciones adversas a tres cucharadas y media. La pulpa y el aceite de coco sustentan la salud digestiva y ayudan a equilibrar el entorno intestinal.

Ten presente que los síntomas asociados con una crisis curativa son procesos que facilitan la curación. Si experimentas diarrea, por ejemplo, significa que tu cuerpo está eliminando toxinas a través del intestino. Deja que los síntomas sigan su curso. No hay nada que temer de una crisis curativa. No es una enfermedad y no tienes que tomar ningún medicamento. De hecho, tomar medicamentos suprimirá los síntomas y detendrá el proceso depurativo.

A medida que mejora tu salud es posible que atravieses varias crisis curativas. Cada una irá acompañada de diferentes síntomas. Con cada crisis tu salud se eleva a un nivel superior. Gradualmente te sentirás cada vez mejor. Para una explicación más detallada de la crisis curativa, cómo reconocerla y qué hacer cuando se presente, te recomiendo mi libro *The Healing Crisis* (La crisis curativa).

El verdadero peligro del coco: ¿daño neurológico?

El coco es uno de los alimentos más inocuos que puedes comer; es hipoalergénico y no tiene efectos secundarios perjudiciales. Sin embargo, hay una advertencia que debes tener en cuenta, especialmente si vives donde los cocos son abundantes. Quienes habitan en las regiones del mundo donde estos se cultivan tienen una incidencia mucho mayor de lesiones cerebrales producidas por cocos. Esto es verdad. Los médicos coinciden en que el mayor daño que te puede causar un coco es caerte sobre la cabeza. Se sabe que a pesar de sus propiedades nutricionales superiores, un coco pesado y duro puede asestar un impacto potente al caer de un árbol de treinta metros. Un solo coco puede asestar un golpe con una tonelada métrica de fuerza. Esta es bastante fuerza para abollar incluso el cráneo más duro.

Según Peter Barss, de la Universidad McGill, de Canadá, los cocos caídos pueden producir «lesiones neuronales realmente graves, a veces fatales: al golpear una arteria y causar una hemorragia dentro del cráneo». Cuando trabajaba en Papúa Nueva Guinea, descubrió que los cocos caídos causaban un 2,5% de todas las admisiones por trauma. Por esta razón, muchas áreas urbanas han reducido el número de cocoteros.

El doctor Barss admite que se producen más lesiones por gente que se cae de los árboles que por cocos caídos. Afortunadamente, este problema de salud ocurre solo en zonas tropicales y en raras ocasiones. Si vives fuera de los trópicos, tus probabilidades de ser herido por un coco caído son cero.

¿Qué conclusión podemos extraer de esto? Hay mucho más peligro en ponerse al lado de un cocotero que en comerse un coco. De manera que disfruta el coco. Hazlo una parte de tu vida. Puede que sea tu clave para la felicidad, la salud y la belleza.

8

PROCEDIMIENTOS, FÓRMULAS Y RECETAS

L o más probable es que, como la mayoría de la gente, no tengas la menor idea de cómo usar el coco ni de cómo distinguir uno de buena calidad de otro no tan bueno, sobre todo si no vives en un país productor de coco. En este capítulo aprenderás a distinguir la calidad de los cocos y de sus productos y a cómo usarlos. Descubrirás cómo elaborar tu propia leche, crema y aceite de coco, así como pulpa rallada, utilizando coco fresco. Encontrarás instrucciones para fabricar tu propio jabón casero antibacteriano y tu champú de coco rico en espuma. Además, aprenderás a preparar comidas sanas, tónicos y pomadas, a base de coco.

TRABAJANDO CON COCO FRESCO
Cómo elegir un buen coco

En la mayor parte de las tiendas de alimentos y mercados de Asia se venden cocos enteros sin abrir. Sin embargo, no todos estos cocos son adecuados para el consumo. Si alguna vez has comprado un coco importado, entenderás lo que quiero decir. Una vez abiertos, pueden oler y saber mal. Lamentablemente, si no estás acostumbrado a comer coco fresco, quizá pensarás que estos frutos de baja calidad pueden ser la norma. No lo son. El coco fresco, sin adulterar, es delicioso y tiene un aroma suave y agradable. Muchos de los importados son viejos, están estropeados o enmohecidos, y su sabor es desagradable.

Para encontrar un coco de buena calidad hace falta investigar un poco. Algunas tiendas tienen mejores cocos que otras, por eso es mejor buscar en varias. No obstante, esto no garantiza que siempre vayas a conseguir un buen coco ya que la calidad puede variar enormemente incluso en el mismo establecimiento. La edad de los cocos y cómo son tratados afecta a la calidad. Los que han sido golpeados y agrietados se echan a perder muy pronto. Una vez que la cáscara se agrieta, rápidamente se cría moho dentro. La mayoría de los cocos se transporta por barco desde largas distancias durante periodos prolongados. No hay manera de distinguir cuánto tiempo tienen cuando los compras. Cuanto más viejos son, más probabilidades hay de que estén mohosos.

Puedes distinguir el moho cuando abres el coco y ves un color amarillo o marrón en la pulpa o percibes un olor rancio. A veces es posible oler el moho por fuera del coco antes de abrirlo.

Al elegir un coco entero, busca uno sin grietas. Si está mojado, o tiene puntos húmedos, la cáscara está probablemente rota y el agua de su interior se está saliendo. Agítalo para detectar el sonido que hace el agua al moverse. Si tiene poca cantidad, o ninguna, es un coco muy viejo. Rechaza aquellos que tienen puntos blancos, especialmente alrededor de los «ojos». El blanco es moho que presumiblemente surgió del agua filtrada a través de una pequeña grieta.

Aun siguiendo estas directrices no hay garantía de que no vayas a encontrarte con un coco mohoso. Pero al menos tus probabilidades de obtener uno bueno habrán aumentado bastante. Después de comprar un coco y llevarlo a casa, no lo dejes sobre la mesa; mantenlo en el frigorífico. Cuanto más tiempo pasa, más probabilidades hay de que se eche a perder. De manera que mantenlo refrigerado y consúmelo lo antes posible.

Incluso después de elegir un coco con cuidado puedes descubrir al llegar a casa que tenía moho. Un poco de moho no hace ningún daño. No tienes que preocuparte por comer sin darte cuenta un coco que puede tener una pequeña cantidad de moho. Muchos cocos tendrán una mancha o dos de moho que está empezando a formarse. Si la parte mohosa es pequeña, solo tienes que retirarla. El resto del coco debería estar bien. Sin embargo, si sabe mal, descártalo por completo.

Alguna gente es extremadamente sensible al moho y puede tener una reacción negativa. Esto suele manifestarse en forma de malestar en el estómago tras consumir pulpa o agua de coco en mal estado. Hay más probabilidades de que los cocos viejos críen moho. Pero cualquier coco puede tenerlo, incluso los jóvenes inmaduros.

Cómo abrir un coco

Normalmente en las regiones tropicales los cocos se abren golpeándolos certeramente con la parte posterior de un cuchillo grande o machete. Si esto se hace bien, se parte en dos mitades prácticamente iguales. Si el coco es joven o inmaduro, el proceso es relativamente fácil. Por el contrario, los cocos maduros que suelen venderse en tiendas de alimentación son bastante más difíciles de partir. La cáscara de estos cocos más viejos es muy resistente y puede aguantar una gran cantidad de fuerza. Se requiere mucha práctica y unos pocos golpes certeros y fuertes con un machete para romper uno de estos cocos. Si no estás acostumbrado a abrirlos de esta manera, es mejor que ni siquiera lo intentes, porque podrías terminar perdiendo unos cuantos dedos.

Para abrir satisfactoriamente un coco maduro, primero, punza *dos* de los «ojos» y extrae el agua. Los cocos tienen tres ojos. Uno de ellos es blando y muy fácil de perforar, los otros dos son un poco más difíciles. Yo uso un picahielos. Puedes emplear un martillo y un clavo. Tras extraer el líquido, sujeta el coco firmemente en una superficie dura y golpéalo con un martillo. La cáscara es muy dura, por eso tienes que emplear algo de fuerza y golpearla varias veces.

Otra manera de romper la cáscara es colocar el coco en una bandeja de hornear y calentarlo en el horno durante veinte minutos a 200 °C. Por lo general esto suele ser suficiente para desprender la pulpa y agrietar la cáscara. Golpéala con un martillo para romperla. Debería soltarse fácilmente.

Rompe la cáscara en varios trozos. Con un cuchillo de cocina separa la pulpa de la cáscara. La pulpa tendrá una piel o una capa fina marrón en la parte que está en contacto con la cáscara. Puedes recortarla con un pelador de verduras. Si ves cualquier decoloración en la pulpa blanca, es moho. Los pequeños parches de moho se pueden cortar y descartar. La mayor parte de los cocos maduros tendrá una mancha o dos. Si hay mucha decoloración, desecha todo el coco.

El coco fresco es un aperitivo maravilloso. Generalmente el seco se usa en la mayoría de las recetas, y es la forma en que se vende el coco empaquetado. El coco se seca para poder conservarlo durante más tiempo. Secarlo no altera su valor nutricional. Solo se elimina el agua. Así permanecerá comestible durante un par de meses. Sin embargo, es una buena idea mantenerlo en el frigorífico o congelado.

Puedes secar un coco recién rallado en un deshidratador o ponerlo en el horno a baja temperatura durante un par de horas en una bandeja para hornear galletas. Guarda el que no hayas utilizado en el frigorífico dentro de un envase hermético. El coco fresco se estropea pronto, por eso hay que comerlo en unos cinco días. Si lo guardas en el congelador, durará alrededor de seis meses.

CONOCIENDO EL ACEITE DE COCO
Los diferentes tipos de aceite

Conozco a gente a la que le encanta el sabor del aceite de coco, mientras que otros dicen que les desagrada. Tengo la impresión de que la mayoría de estos últimos solo ha probado marcas baratas, de poca calidad. A mí tampoco me gustan esas marcas, nunca las consumiría. Si vas a usar aceite de coco con frecuencia, tienes que elegir uno que disfrutes consumiendo. Antes de empezar a utilizar el aceite de coco tienes que aprender a seleccionar un producto de calidad.

El aceite de coco se elabora y se produce de varias maneras que pueden afectar a su calidad, apariencia y sabor. Debido a la cantidad de marcas que hay en el mercado, comprarlo puede resultar complicado. Algunas marcas llevan la etiqueta «orgánico» o «prensado por expulsor», otras «virgen», e incluso hay otras que utilizan la etiqueta «virgen extra». Algunas dicen sencillamente «aceite de coco». ¿Cuál es la mejor? ¿Cuál es la más saludable? ¿Cuál tiene el contenido más rico en ácidos grasos de cadena media? ¿Tiene esto alguna importancia?

Básicamente hay solo dos tipos de aceite de coco: RBD y virgen. El resto son solo versiones de estos dos. La diferencia entre ellos depende del grado de elaboración al que se somete el aceite y del tipo de coco empleado. El aceite que se suele usar más frecuentemente en la elaboración de alimentos y cosméticos es el RBD, siglas que significan «refinado, blanqueado y desodorizado». Este aceite ha sido sometido a una extensa elaboración. El producto resultante es incoloro, insípido e inodoro, lo mismo que la mayoría de los aceites vegetales elaborados. El aceite RBD normalmente se extrae del coco seco conocido como *copra*. La copra se seca en hornos, o de una manera más tradicional, dejándolo secar al sol durante varias semanas. El coco seco se separa de la cáscara y el aceite se extrae y se refina.

El término «virgen» significa que un aceite ha sido sometido a un refinamiento menos intenso, lo que generalmente quiere decir temperaturas más bajas y sin utilizar sustancias químicas. Al contrario que el RBD, el aceite virgen de coco se obtiene de cocos *frescos*, no de copra. El aceite se extrae por medio de diversos métodos: hervido, fermentación, refrigeración, prensa mecánica o centrifugado. Como no se usan temperaturas altas ni disolventes químicos, retiene sus fitoquímicos (sustancias químicas vegetales) producidos de forma natural, que son los responsables del sabor y el aroma, característicos, aunque suaves, del coco.

Algunas marcas incluyen el término «orgánico» en la etiqueta. Pero a menos que se declare que es «orgánico certificado», esta afirmación no significa gran cosa. Cualquiera puede poner la palabra «orgánico» en su etiqueta.

Un término que ha causado confusión es «virgen extra». Algunos fabricantes añaden «extra» para indicar que el aceite virgen se elaboró sin calentarlo, lo que lo convierte en un alimento crudo, como algunos consumidores prefieren. El problema es que no hay ninguna ley que prohíba el uso del término en aceites vírgenes tratados con calor. Por consiguiente, algunas marcas de aceite de coco que han sido elaboradas con calor añadido lo usan inadecuadamente en sus productos como una estrategia de *marketing*. La única manera de saber si el aceite es realmente crudo es por el gusto y el olor. Los aceites crudos tienen un sabor y un aroma dulce y delicado de coco. Los tratados con calor tendrán un sabor ligeramente tostado o cocinado.

Otra calificación referida al aceite de coco con la que probablemente te encontrarás es «prensado por expulsor». Es una calificación común usada en el mundo de los aceites vegetales para describir a aquellos que se han sometido a una elaboración mínima. El aceite de coco prensado por expulsor ha pasado por una mayor elaboración que el virgen, pero no tanto como el RBD. Estos aceites se hacen de coco fresco o de copra.

El aceite virgen de coco procedente del coco fresco es de un color blanco puro cuando se solidifica, y parece agua cristalina cuando está líquido. El aceite RBD hecho de copra puede ser igual de cristalino y de blanco. Con frecuencia no puedes distinguir entre uno y otro solo por el aspecto. La manera de distinguirlos es por el aroma y el sabor. Los aceites RBD son insípidos. Los vírgenes tienen un suave sabor y aroma de coco.

Algunos aceites de copra de baja calidad se comercializan como aceites de coco vírgenes o sin refinar. Suelen tener muy mal sabor. Han sido sometidos a menos elaboración que la mayoría de los RBD. Esto no significa que sean más naturales que el aceite refinado de copra (RBD); en realidad son de una calidad inferior. Tienen un olor y un gusto fuertes, y están ligeramente descoloridos. Cuando el coco se seca al aire libre, la copra se infecta de bacterias y moho. Si el aceite no está completamente refinado, blanqueado y desodorizado, adquirirá un color amarillento o grisáceo, el resultado de los residuos del moho y otras impurezas. Este residuo es considerado inofensivo porque el calor usado en la elaboración lo vuelve estéril. Puedes notar la diferencia entre estos aceites y el verdadero aceite virgen de coco por el color. Como contienen un nivel superior de impurezas que otros aceites de coco, tienen un periodo de caducidad relativamente breve, de unos seis meses. Este tipo de aceite se usa sobre todo para hacer jabones y cosméticos aunque con frecuencia se venden en los mercados asiáticos como aceites para cocinar. Su producción es más barata que la del aceite virgen de coco, por eso se venden a una fracción de su coste. Uno de los signos de la calidad inferior es el precio. Cuestan la mitad que un buen aceite de coco. No los recomiendo por su horrible sabor y porque contienen muchos tóxicos. Incluso el aceite RBD es mejor. El aceite de coco que utilices, ya sea virgen o RBD, debería ser incoloro, no amarillento.

Con independencia del método de elaboración, todos los aceites de coco contienen esencialmente la misma cantidad de ácidos grasos de cadena media buenos para la salud. Estos ácidos grasos son muy resistentes al calor y, al contrario que los aceites poliinsaturados, no resultan dañados en la elaboración, incluso cuando se emplean altas temperaturas. Por esta razón, al aceite de coco RBD se le sigue considerando un aceite saludable. Por lo general no encontrarás el término «RBD» mencionado en las etiquetas; la única manera en que puedes notarlo es por el color transparente y la ausencia de sabor u olor. Mucha gente prefiere este aceite para la preparación de todo tipo de platos y para el cuidado del cuerpo porque no afecta al sabor de las comidas ni deja olor al usarlo en la piel.

Personalmente me inclino por el aceite de coco con un sabor y aroma suaves. Puede emplearse para cocinar cualquier tipo de comida. Los alimentos de sabores suaves como los huevos pueden tener un sabor algo parecido al coco, pero la mayoría de los alimentos con un sabor moderado ocultarán por completo el del coco. El coco realza el sabor de algunos alimentos. El mayor inconveniente de los aceites vírgenes de coco es que son más caros.

Descubrirás una enorme diferencia en el gusto de algunos de los aceites. A alguna gente le desagrada el sabor del coco o no le gusta mezclarlo con todos los alimentos. Algunas marcas tienen un sabor muy fuerte. Este no viene del coco, sino de las impurezas. Es preferible un aceite altamente elaborado sin sabor. Recomiendo que pruebes varias marcas distintas y te decantes por la que te sepa mejor. Si te gusta el sabor de un aceite, será más probable que lo uses.

Características del aceite de coco

El aceite de coco, al ser altamente saturado, es muy estable y extraordinariamente resistente a la oxidación. Cuando los aceites se oxidan, se vuelven rancios y forman radicales libres. El de coco es tan estable que al calentarlo es doce veces más resistente a la oxidación que el de canola, dieciséis veces más que el de soja y trescientas veces más que el de linaza. Para igualar la cantidad de daño oxidativo que se produce en el aceite de linaza en solo treinta minutos de elaboración con calor, el de coco debería estar sujeto a las mismas condiciones durante ciento cincuenta horas continuas: ¡esto significa seis días! Como el aceite de coco es tan estable químicamente, es uno de los mejores (más seguros) aceites para cocinar y puede conservarse durante mucho tiempo. Si se elabora apropiadamente, puede almacenarse durante dos o tres años o más sin ponerse rancio. He oído hablar de aceites que tenían hasta quince años y que no se habían vuelto rancios. Al usarlo para cocinar puede calentarse y recalentarse sin producir radicales libres perjudiciales.

Aunque el aceite de coco es estable al calentarlo, cuando se usa para freír tienes que mantener la temperatura por debajo de 175 °C. Si tu cocina no tiene un medidor de temperatura, puedes saber cuándo llegas a este punto porque el aceite empieza a humear. Puedes cocinar cualquier cosa a esta temperatura, que es moderadamente caliente, incluso salteados de verduras. Cuando se usa para engrasar sartenes o en alimentos horneados, el aceite de coco puede cocinarse en el horno a temperaturas superiores porque la evaporación de agua en los alimentos mantiene la temperatura más baja.

Como el aceite de coco es muy estable, no hay que refrigerarlo. Permanecerá fresco durante al menos dos o tres años sin refrigeración. Si se mantiene en un lugar fresco, durará incluso más. Yo compro el mío a granel y así siempre tengo un amplio suministro a mano.

Una característica curiosa del aceite de coco que intriga a muchos consumidores es su elevado punto de fusión. Puedes comprar una botella de aceite de coco líquido y transparente en la tienda, llevarla a casa, y al día siguiente se ha transformado en una sustancia dura, sólida y blanca. Algunos podrían pensar que el contenido se ha vuelto rancio, pero no es así. El aceite de coco pasa de líquido transparente a una sustancia dura, sólida y blanca a temperaturas inferiores a 24 °C. Este cambio de líquido a sólido no es nada fuera de lo común; con la mantequilla sucede lo mismo. Saca un paquete de mantequilla del frigorífico y es sólido. Mantenlo en la encimera en un día caluroso y se derrite, como suele decirse, como mantequilla. Es por eso por lo que a veces al aceite de coco se le llama mantequilla de coco.

Si vives en un clima cálido, el aceite de coco almacenado en un armario de cocina o en la encimera permanecerá líquido. En climas más frescos se endurecerá. Puedes usarlo de ambas maneras. Para licuar el aceite de coco endurecido, basta con introducir el recipiente en agua caliente durante un minuto o dos. Se funde rápidamente. Me gusta usar el aceite endurecido porque prefiero extraer la cantidad que necesito con un cuchillo o una cuchara en lugar de verterlo de la botella; es más fácil.

Puedes emplear el aceite de coco para cocinar y preparar todas tus comidas, del mismo modo en que usarías otros aceites. La única verdadera diferencia es al utilizarlo en los aderezos para ensaladas. No es buena idea emplear un 100% de aceite de coco puro para aderezar las ensaladas, y no porque no sepa bien, sino por su elevado punto de fusión. Cuando le echamos aceite de coco a una ensalada fría, el aceite se endurece. Es como comer una ensalada aliñada con mantequilla. Algunos podrán comerla así, pero a la mayoría no le entusiasma la idea. Este problema se resuelve fácilmente al mezclar el aceite de coco con otro aceite, como el de oliva virgen extra. Con una mezcla al 50%, se mantendrá líquido en la ensalada.

CÓMO HACER TUS PROPIOS PRODUCTOS DE COCO FRESCO

En algunos lugares puede ser difícil encontrar productos de coco de buena calidad sin conservantes, azúcar u otros aditivos alimentarios. Hay quienes rechazan el consumo de productos enlatados y prefieren elaborarlos por sí mismos para poder disfrutar de una leche y una crema de coco auténticamente naturales. Puedes preparar tus propios productos de coco directamente utilizando cocos frescos. En esta sección te enseño cómo.

Leche y crema de coco

Ingredientes y materiales: 1 coco fresco, una licuadora, agua caliente, un frasco de boca ancha (u otro envase de vidrio), estopilla.

Para hacer leche de coco natural, tienes que empezar con un coco de buena calidad que no tenga moho ni impurezas. Extrae el agua y desprende la pulpa de la cáscara. También puedes pelar la membrana marrón de la pulpa, si quieres, aunque este paso no es necesario. Si lo haces, el resultado final tendrá una calidad ligeramente superior. Trocea la pulpa en dados de unos dos centímetros y medio y colócalos en una licuadora. Añade un poco de agua caliente. El agua caliente ayuda a extraer el jugo de la pulpa. Emplea únicamente la cantidad de agua necesaria para ablandar el coco de manera uniforme. Añadir mucha hará que la leche se diluya excesivamente. Mezcla el agua y el coco durante unos minutos hasta que todo el coco quede picado.

Si enfrías los trozos de coco y los descongelas antes de licuarlos, podrás extraer un poco más de jugo. La congelación ablanda la pulpa, porque el agua se expande al congelarse y rompe la estructura celular, liberando más líquido. La congelación no afecta al gusto o al contenido nutritivo pero sí hace que el coco se vuelva notablemente más blando después de descongelarse.

Dobla la estopilla por la mitad y colócala en la boca del frasco. Vierte alrededor de una cuarta parte de la mezcla en la estopilla. Envuelve la bola de coco húmedo con ella y exprime firmemente para separar el líquido de la pulpa. Cuela el líquido en el frasco. Tras exprimir tanto líquido como sea posible, desecha la pulpa y repite el proceso con el resto de la mezcla.

El líquido que tienes en el frasco es leche de coco cruda y natural. Si dejas que repose un poco, se separará, dejando una capa de crema en la parte superior. Esta es la crema de coco. Mezcla la leche con la crema antes de usarla. Este método de extracción produce de unos 500 a unos 700 ml. Si quieres, puedes diluir la leche con un poco de agua para incrementar el volumen a prácticamente 1 litro. La leche fresca de coco se estropea rápidamente, de manera que consúmela al poco tiempo de prepararla. En el frigorífico durará alrededor de tres o cuatro días.

Si quieres únicamente la crema, solo tienes que recogerla de la superficie. La porción que queda abajo es una leche desnatada. El contenido en grasa de la leche desnatada es inferior y su sabor, muy suave.

Un método mucho más fácil para hacer leche y crema de coco es usar un exprimidor. Sin embargo, la mayoría de los exprimidores no son buenos para extraer el líquido del coco fresco, con excepción del extractor de zumos Green Star. Prácticamente no genera ningún calor y tritura y prensa todo el coco en lugar de cortarlo o rallarlo como los otros exprimidores. La pulpa que obtienes es seca, lo que indica una extracción máxima de jugo. Con este exprimidor obtendrás más jugo del coco que con el método de la licuadora descrito anteriormente. En este proceso no se usa agua y debido a ello lo que obtienes es crema pura de coco. No se utiliza calor; por esta razón la crema es cruda, una ventaja para quienes prefieren los alimentos crudos.

Mucha gente que no está familiarizada con la leche de coco se sorprende al descubrir que no es dulce. Algunas marcas de leche y crema de coco enlatada han añadido azúcar. Si cocinas curris, cremas o salsas con leche de coco, es mejor que no sea dulce. La leche de coco es muy versátil; como la de vaca, puede usarse de infinidad de formas en comidas dulces y no dulces.

Bebida de leche de coco

Ingredientes y materiales: los mismos que para la leche, pero reserva el agua de coco.

Sigue las instrucciones anteriores pero reemplaza el agua caliente por agua extraída del coco. Puede que tengas que añadir un poco más de agua para mezclarla uniformemente en la licuadora. Usar el agua de coco le da a la bebida un sabor a coco algo más dulce. Me gusta añadir una pizca de sal para realzar ligeramente el sabor.

Esta leche de coco es excelente para beberla directamente o tomarla con cereales o fruta en el desayuno.

Coco seco rallado

Ingredientes y materiales: los mismos que para la leche de coco.

Una manera fácil de hacer coco seco rallado es usar los restos de la pulpa empleada para la leche. Antes de poner la pulpa en la licuadora asegúrate de quitarle la capa marrón (testa) con un pelador para verduras.

Después de extraer la leche, coloca uniformemente la pulpa en una bandeja para hornear galletas. Introdúcela en el horno a una temperatura muy baja, entre 50 y 60° C. No debes cocer la pulpa, solo secarla para eliminar la humedad. Esto se hace mejor con un deshidratador de alimentos. Mantén el coco rallado en el horno durante un par de horas hasta que notes que está seco. Úsalo en cualquier receta en la que aparezca el coco rallado. Consérvalo en un envase hermético.

La pulpa de coco que obtienes tras elaborar la leche puede emplearse en recetas sin tener que secarla antes, pero por su contenido bastante alto de humedad, se echa a perder rápidamente. Si refrigeras la pulpa y la guardas en un envase hermético, durará al menos tres o cuatro días. También puedes mantenerla congelada hasta seis meses.

Aceite virgen de coco

Ingredientes y materiales: los mismos que para la leche de coco y una cacerola pequeña.

La gente ha fabricado aceite virgen de coco para su uso doméstico desde hace miles de años. Aunque actualmente se emplean varios métodos, el más tradicional es el de la fermentación. El que se describe aquí es una variante ligeramente modernizada (más fácil) del proceso de fermentación.

Para preparar el aceite tienes que empezar con leche de coco fresco. Haz la leche de coco siguiendo la receta que hemos visto anteriormente. Usa agua caliente, no agua de coco, en la licuadora. En cuanto obtengas la leche, tienes que dejarla reposar o fermentar sin tapar en una jarra de vidrio de veinticuatro a cuarenta y ocho horas. La mejor temperatura para que se produzca la fermentación es entre 30 y 40° C. Si la temperatura de la habitación no es tan cálida, pon el aceite en un horno ligeramente precalentado.

A medida que el aceite fermenta, se forma en la superficie una capa de cuajada. El agua se deposita en la parte inferior y una capa muy fina de aceite se forma entre las dos. Las dos capas superiores contienen aceite. Lo más difícil del proceso es desprender del agua estas capas. El método más fácil es poner el frasco en el frigorífico durante unas cuantas horas para dejar que el aceite se endurezca. La cuajada, que está saturada de aceite, también se endurecerá. Cuando el aceite y la cuajada se hayan solidificado, extráelos del frasco. Desecha el agua. Pon el aceite y la cuajada en una pequeña cacerola, y caliéntala entre 50 y 60 °C durante unas doce horas. El calor libera la humedad que queda aún atrapada en el aceite y ayuda a separarla de la cuajada. Cuanta menos humedad, mejor calidad tendrá el aceite.

Aparta la cacerola del fuego y déjala enfriar. Tendrás aceite y sólidos del coco (en su mayoría proteínas) en la cacerola. Tienes que separar los sólidos del aceite. Coloca un par de capas de estopilla sobre un frasco de cristal de boca ancha. Vierte la mezcla en la estopilla y deja que el aceite se vaya filtrando en la jarra. Asegúrate de que la temperatura de la habitación esté por encima de los 24 °C para que el aceite no se solidifique. Deja que escurra durante un par de horas. Exprime los restos de aceite que queden en la cuajada y deséchala. Este método producirá de tres a cuatro cucharadas de aceite virgen, dependiendo del tamaño del coco. El aceite que obtengas con este método tendrá un aroma y un gusto agradablemente suaves y afrutados.

COCO FERMENTADO

La mayoría de la gente está familiarizada con los productos lácteos fermentados, como el yogur y el kéfir. Sin embargo, muy pocos conocen el coco fermentado. La fermentación de lácteos implica una conversión parcial del azúcar de la leche (lactosa) en ácido láctico. El ácido es lo que le da al yogur su sabor agrio. El agua y la leche de coco pueden fermentarse también usando los mismos microorganismos que se encuentran en la leche de vaca. El azúcar natural del agua de coco alimenta a las bacterias en un proceso similar. La leche de coco no fermenta bien porque contiene poco azúcar. No obstante, añadir agua de coco o azúcar granulado a la leche de coco hará que fermente.

El kéfir de coco se hace usando fermento o granos de kéfir y agua de coco. Se puede usar leche de coco siempre que la mezcles al 50% con agua de coco. Para obtener los mejores resultados, usa el agua de un coco verde o joven, ya que es más dulce, tiene un sabor más agradable y da lugar a un mejor producto fermentado. Pero puede valerte la de un coco maduro si eso es todo lo que tienes a mano.

El proceso es muy sencillo. Lo único que te hace falta es un frasco de boca ancha de un litro, agua de coco y fermento o granos de kéfir (es más fácil usar el fermento). Mezcla el fermento de kéfir con el agua de coco en el frasco. Cúbrelo para impedir que entren el polvo y los insectos. Deja que el frasco repose a temperatura ambiente durante veinticuatro horas, o incluso un día más. Cuanto más tiempo esté fermentando, más fuerte será el sabor. Cuando el sabor sea de tu agrado, estará listo para comer. Para conservarlo, tápalo bien y ponlo en el frigorífico. La refrigeración no detiene la fermentación pero la retrasa. Guarda parte del kéfir que has hecho y úsalo como fermento para el siguiente lote.

Si usas granos de kéfir en lugar de fermento, el proceso es básicamente el mismo. La única diferencia es que debes extraer los granos y emplearlos para volver a realizarlo. Los granos tienen un aspecto parecido a los gránulos de tapioca. Si utilizas fermento de kéfir, puedes hacer seis o siete lotes antes de que el sabor empiece a cambiar; entonces tendrás que comprar más fermento. Si optas por los granos, puedes seguir la fermentación indefinidamente sin que el sabor cambie.

Para obtener fermento o granos de kéfir, ve a una tienda local de productos naturales o busca «kéfir» en Internet.

JABÓN Y DETERGENTE DE COCO
Jabón básico de coco (jabón para manos)

El aceite de coco se ha usado durante años para fabricar jabón. Hace jabones de la mejor calidad con abundante espuma. La mayoría de los jabones que pueden encontrarse en el mercado hoy en día tienen el aceite de coco como principal ingrediente. Los elaborados con aceite de coco son naturalmente antibacterianos porque contienen los ácidos grasos de cadena media que destruyen los gérmenes. Una característica única de los jabones hechos principalmente de aceite de coco es su capacidad para crear una espuma abundante en aguas duras, entre ellas el agua de mar. Otros jabones no pueden hacer esto.

El jabón puede obtenerse de cualquier tipo de aceite o mezcla de aceites. Normalmente el de coco está mezclado con uno o más aceites porque el aceite puro de coco es muy fuerte. Añadir otros aceites hace que el jabón sea más suave. La receta que describo a continuación usa un 100% de aceite de coco y sirve para lograr un jabón de manos excelente.

El jabón casero es fácil de hacer. Todo lo que se requiere es aceite, sosa y agua. La dificultad al preparar jabón estriba en adoptar las precauciones adecuadas al usar la sosa, ya que es muy cáustica y causará quemaduras graves si entra en contacto con la piel. Al manipular la sosa, se recomienda utilizar guantes de goma y gafas protectoras, y trabajar en un área bien ventilada. Siendo precavido no hay por qué preocuparse.

Los ingredientes aparecen en gramos, por eso te hará falta una báscula. Una báscula de cocina o un pesacartas es suficiente. Necesitarás un bol o recipiente resistente al calor, que no sea de metal para la solución de sosa. Me gusta usar un frasco de conservas de un litro. El termómetro es útil para regular la temperatura. Si no tienes un termómetro para dulces, puedes hacerlo sin él. No utilices nada fabricado con aluminio, tampoco un termómetro de este metal.

Tienes que preparar un molde para contener el jabón. Puede ser de madera, cartón o plástico. Reviste el molde con un plástico para que sea más fácil desprender el jabón una vez que se haya endurecido.

Materiales que se precisan:
Báscula de cocina
Frasco de 1 litro
Cacerola de acero inoxidable o de pyrex
Cuchara de acero inoxidable o de madera
Termómetro para dulces
Molde para jabón

Ingredientes:
100 ml de agua
75 g de sosa
475 ml de aceite de coco

La sosa se vende en las ferreterías, en la sección de fontanería, como desatascador de desagües. También puedes encontrarla en algunos supermercados, droguerías, y en Internet. Es mejor usar un producto que sea 100% sosa. La sosa viene en forma de cristales. Mantén el envase bien tapado. No dejes que entre nada de humedad. Al combinarla con agua puede volverse explosiva. Nunca eches agua en la sosa, siempre al revés, la sosa en el agua. Toma todas las precauciones que se indican en el envase.

Es importante que sigas estas instrucciones al pie de la letra para evitar accidentes y para obtener un producto de calidad. Pesa cada ingrediente. Las instrucciones dicen 75 g de sosa. Si tu báscula no es tan precisa, no te preocupes. Aproxímate todo lo que puedas a esa cantidad –un par de gramos de diferencia no cambia mucho las cosas, pero diez, sí.

Paso 1: pon el agua en el frasco y vierte la sosa. Tienes que estar en un lugar bien ventilado. Ten cuidado de no respirar los vapores y evita que la solución te salpique en la piel. El agua se pondrá muy caliente. Apártala para que se enfríe. Mantén la mezcla fuera del alcance de los niños.

Paso 2: pon el aceite de coco en una cacerola y caliéntalo entre 38 y 54 °C. Si no tienes un termómetro para dulces, puedes calcular la temperatura con el tacto. Debería estar muy caliente, pero no tanto como para que no puedas meter el dedo en el aceite.

Paso 3: cuando la solución de sosa se haya enfriado hasta llegar a una temperatura que esté entre la temperatura de la habitación y los 35 °C (templada, pero no caliente), viértela con lentitud en el aceite removiendo constantemente.

Paso 4: la solución jabonosa será transparente al principio. Conforme se enfríe, se irá volviendo espesa y blanca. Tiene que volverse tan espesa como un batido, lo cual puede llevar un par de horas. No es necesario que estés todo el tiempo removiéndola, pero vigílala a menudo y remuévela frecuentemente para impedir que surjan grumos. Mantén la solución en un lugar cálido.

Paso 5: toma una cucharada de la solución jabonosa y espárcela por encima del resto de la solución. Si se acumula sobre la superficie, sin hundirse, está lista para que la viertas en el molde.

Mantenla en el molde de veinticuatro a cuarenta y ocho horas hasta que esté dura.

Paso 6: pasado ese tiempo, el jabón debería estar duro, pero no como una piedra. En esta fase aún puedes cortarlo bastante fácilmente. Córtalo en barras y sácalo del molde. Deja que repose al menos durante dos semanas antes de usarlo. Si está muy blando tras dos semanas, déjalo hasta que se endurezca. Para comprobar si está listo, lávate las manos con él. Si se vuelven pegajosas y el jabón no se desprende, aún no está listo. Enjuágate las manos con vinagre y deja envejecer el jabón durante un par de semanas más.

Esta receta es para preparar un jabón de manos inodoro. Si quieres darle una fragancia, puedes mezclarlo con un poco de aceite esencial inmediatamente antes de poner el jabón en el molde. Los aceites esenciales son extractos destilados de las porciones fragantes de las plantas. Son llamados aceites *esenciales* porque son las *esencias* aromáticas de las plantas o de las flores. La fragancia de algunos aceites esenciales se desvanece al mezclarla con la solución de sosa y jabón. Si usas mucha cantidad, los aceites esenciales pueden alterar el proceso de fabricación del jabón al acelerar la reacción y generar un calor excesivo. Esto puede afectar al resultado del producto final. Si usas aceites esenciales, deberías limitarlos a cuarenta gotas por lote. Algunos que no afectan al proceso de fabricación del jabón y son buenos para usar son la rosa, la lavanda, el eucalipto, el sándalo y el clavo.

Jabón de baño de leche de coco

El jabón elaborado con leche de coco es más suave que el de manos descrito anteriormente y es un buen jabón de baño. Al contrario que el aceite puro de coco, la leche de coco contiene proteínas, lo que, en mi opinión, hace que el jabón sea mejor. Para realizar este jabón necesitas todos los ingredientes que hemos visto más los siguientes:

2 cucharadas de glicerina vegetal
De 20 a 40 gotas de aceite esencial (fragancia)
1 taza de leche de coco

Sigue los pasos que vimos anteriormente para hacer el jabón de manos. Mezcla la glicerina con el aceite de coco antes de verter la solución de sosa. La glicerina actúa como emoliente, por lo que el jabón será más suave para la piel. Mezcla el aceite esencial y la leche de coco en la solución jabonosa cuando se esté espesando y casi lista para verterla en el molde. Añadir la leche de coco suavizará la solución jabonosa, de manera que deja que se espese un poco más antes de verterla en el molde. El reposo es el mismo que el que se describió anteriormente.

Champú de leche de coco

Puedes hacer tu propio champú rico en espuma siguiendo cualquiera de las recetas para jabón que aparecen en este capítulo. La receta es esencialmente la misma con independencia del tipo de jabón que uses. Yo prefiero el jabón de leche de coco para baño.

Toma una pastilla de jabón de leche de coco para baño y, con un cuchillo o con un pelador de verduras, raspa taza y media de escamas de jabón (deposítalas en la taza sin apretarlas). Calienta taza y media de agua y llévala al hervor. Reduce el fuego hasta dejarlo muy bajo. Añade las escamas de jabón y déjalas cocer, removiendo de vez en cuando, hasta que se disuelvan. Aparta del fuego y vierte en la mezcla un cuarto de taza de glicerina vegetal. Déjala enfriar. Puedes añadir unas cuantas gotas de tu fragancia preferida, como lavanda o aceite de limón. Usa solo la cantidad suficiente para darle una ligera fragancia al champú. Viértelo en un frasco blando de plástico. El champú estará aguado. Si lo quieres más espeso, o menos, ajusta la cantidad de escamas de jabón, pero no uses demasiadas, porque si lo haces, el champú se volverá jabón sólido.

Jabón de palma y coco

Mezclando aceites de coco y de palma se puede preparar un buen jabón de manos y para todo el cuerpo. Sigue las instrucciones descritas anteriormente para el jabón básico de coco pero reduciendo el aceite a 225 g y añadiendo la misma cantidad de aceite de palma. Reduce la sosa a 60 g. El resto es igual.

Puedes hacer otros jabones usando diferentes tipos de aceites, entre ellos el de oliva. Sigue las instrucciones del jabón de coco y palma y sustituye el aceite de palma por uno de oliva u otro aceite. No cambies la cantidad de aceite de coco. Al menos la mitad del aceite empleado debe ser de coco.

Producto desengrasante y loción desmaquilladora

¿Alguna vez has tenido las manos cubiertas de grasa y suciedad o pintura y has intentado lavártelas usando un jabón de manos normal? Puedes frotar hasta dejarte la piel en carne viva y aun así no se quedarán limpias. Eliminar la grasa, el aceite para motores, las pinturas a base de aceite, la tinta de impresora, el barniz y otros productos a base de aceite puede ser una pesadilla. Lo único que parece funcionar son los caros detergentes antigrasa para manos y el jabón de lava, que contiene piedra triturada y actúa como papel lija. Hay otra opción: el aceite de coco; no el jabón de aceite de coco, sino el aceite de coco común. El aceite de coco es un producto desengrasante increíble. Atraviesa la grasa como un cuchillo caliente atraviesa la mantequilla. Se acabó frotar durante lo que parecen horas tratando de limpiarte las manos. Toma aproximadamente una cucharadita y frótala en tus manos como si estuvieras lavándotelas en aceite. La grasa se disolverá y prácticamente desaparecerá. Una vez que la grasa se vuelva líquida, límpiate con una toallita de papel. Elimina el aceite restante lavándote las manos con un jabón normal y agua. Te quedarán limpias y sin una mancha. Es así de fácil. Si quieres limpiarte un poco más a fondo, puedes añadir una pequeña cantidad de aceite de maíz al de coco. Esto le proporciona cierta fuerza para arrancar la mugre incrustada.

El aceite de coco es un excelente producto natural para limpiar el maquillaje, incluido el rímel. No hace falta usar aceites minerales a base de petróleo ni lociones desmaquilladoras caras. Tan solo úntate un poco de aceite de coco en las manos y frótatelo por la cara. Límpiate el aceite sobrante y el maquillaje con un pañuelo de papel y lávate la cara con jabón de baño. Tu rostro adquirirá un aspecto fresco y limpio. Es bueno aplicar una capa fina de aceite de coco tras lavarte con jabón y agua para humedecer y suavizar tu piel.

DESINTOXICACIÓN CON COCO
Ayuno con agua de coco

El coco puede ser útil como ayuda en la desintoxicación para limpiar las toxinas del cuerpo y acelerar el proceso de curación. El ayuno es el tratamiento terapéutico más antiguo que se conoce. Se menciona en la Biblia y en los textos médicos del antiguo Egipto y Grecia. Hipócrates, el padre de la medicina, era partidario del ayuno como medio para mejorar la salud.

El ayuno alivia al cuerpo de la carga de digerir y eliminar alimentos, de manera que puede centrarse en la curación y la depuración. Durante este tiempo se eliminan las toxinas y se acelera el proceso curativo. Los ayunos de agua eran habituales en el pasado y aún hoy se siguen empleando. Con este tipo de ayuno la persona no consume nada excepto agua durante varios días. La duración de los ayunos varía enormemente, de uno a treinta días, o más. Muchas clínicas de salud, especialmente a principios del siglo XX, se basaban en el ayuno con agua para curar a pacientes con enfermedades crónicas. Estas clínicas alcanzaron un gran éxito ayudando a los pacientes a superar numerosos problemas de salud, desde el asma y las alergias hasta la enfermedad renal y la tuberculosis.

Actualmente el ayuno con zumos se ha vuelto la forma más popular de ayuno terapéutico. En las clínicas de ayuno se descubrió que utilizar zumos de frutas y verduras producía resultados más rápidos que el agua sola. La razón es que el agua no proporciona ningún apoyo nutricional. El cuerpo debe depender de los nutrientes almacenados para satisfacer sus necesidades. Para empezar, mucha gente está arruinada a nivel nutricional. Cuando se agotan los nutrientes almacenados, el proceso de curación se retarda. En el ayuno con zumos se le suministra una fuente continua de vitaminas y minerales al paciente. Por eso el proceso curativo avanza a un ritmo mayor. Otra ventaja es que el zumo proporciona una pequeña cantidad de energía que estimula al organismo. Al ayunar con agua uno se siente muy cansado, se aletarga y quiere realizar la menor actividad posible. Los zumos proporcionan la suficiente energía para seguir adelante con las actividades cotidianas normales.

El zumo del coco (agua de coco) puede usarse también para ayunar. A principios del siglo XX, antes de que hubiera antibióticos y otros fármacos, el ayuno era un método popular de tratamiento en las clínicas de salud. Quienes empleaban agua de coco alcanzaban buenos resultados. En el libro *Super Health Through Organic Super Food* (Supersalud con los superalimentos orgánicos), publicado en 1958, el doctor Raymond Bernard menciona a un médico de Nueva Jersey que obtuvo resultados extraordinarios con un régimen exclusivo de agua de coco. El doctor Bernard cuenta el caso de una mujer con una tuberculosis avanzada que había sido desahuciada por los médicos pero que recuperó la salud tras vivir a base de agua de coco durante seis meses. En otro caso un niño pequeño, incapaz de tomar leche o cualquier otra nutrición, fue alimentado con agua de coco durante seis meses y tuvo una mejoría extraordinaria, recuperando su salud.

Esto es comprensible –dice el doctor Bernard–, porque el agua de coco proporciona una forma equilibrada de alimentación, debido a su contenido en proteínas de coco, grasas, hidratos de carbono, minerales y vitaminas, todo disuelto en el agua destilada más pura. Además, contiene oligoelementos minerales que el coco obtiene del mar y que están ausentes en la mayoría de los alimentos. Cuando tomamos grandes cantidades de agua de coco, no solo quedamos bien nutridos sin tener que experimentar los síntomas desagradables de un ayuno completo, con su pérdida extrema de peso y fuerza, sino que podemos continuar con nuestra vida y nuestras actividades normales.

El agua de coco es muy depurativa y alcalinizante. La de un coco joven o inmaduro es preferible como bebida en las regiones con cultivos de coco porque sabe mejor y es más dulce. Pero la de coco maduro, que es la que se obtiene de los cocos vendidos en las tiendas fuera de los trópicos, también es buena. Ahora el agua de coco se vende en envases. Para ayunar te recomendaría que usaras agua de coco *fresco* y que la bebieras directamente del coco, porque no ha sido tratada con calor ni alterada en modo alguno. En el ayuno con agua de coco lo único que consumes es agua de coco, agua corriente (filtrada) y, si quieres, pulpa fresca de coco. Eso es todo. También puedes beber la limonada sin azúcar descrita en la página 295. Pruébala durante tres días, o incluso siete días o más si te apetece. Es mejor que no tomes exclusivamente agua de coco, ya que tiene un efecto diurético, y estarías todo el día en el baño. Además, tiene una gran cantidad de azúcar que puede alimentar la cándida, que es el problema de emplear zumos dulces al ayunar.

Uno de los mayores problemas que he visto al ayunar con zumos es que la mayoría de la gente tiende a emplear zumos hechos a base de zanahoria y frutas. Estos zumos tienen un buen sabor porque contienen una gran cantidad de azúcar. El azúcar alimenta a la cándida y esto tiene un impacto negativo en el azúcar en sangre; esto puede dificultar la curación. Se obtienen mejores resultados empleando zumos con una mínima cantidad de azúcar. Por eso los zumos de verduras son superiores a los de frutas para desintoxicar y sanar.

Desintoxicación con aceite de coco

Este es un programa de desintoxicación muy potente ideal para corregir todos los tipos de problemas digestivos. Esta limpieza ayuda al cuerpo a reequilibrar el entorno en el interior de los intestinos y a curar los tejidos dañados. Las infecciones sistémicas de cándida (candidiasis), las enfermedades inflamatorias de los intestinos, el síndrome del intestino permeable y otras dolencias que afectan al aparato digestivo son extremadamente difíciles de tratar usando enfoques convencionales e incluso alternativos. Los tratamientos duran meses y puede que los resultados no sean del todo satisfactorios aunque los pacientes cumplan estrictamente los distintos programas.

La desintoxicación con aceite de coco es el método más eficaz que he visto para reequilibrar el sistema digestivo y lograr que vuelva a funcionar normalmente. Es muy superior a un simple ayuno a base de agua, o incluso al ayuno con zumos. Los ayunos con zumos, entre ellos el de agua de coco, presentan un gran inconveniente: contienen una gran cantidad de azúcar. Si estás intentando combatir una infección sistémica de cándida o un crecimiento excesivo de bacterias perjudiciales, no debes seguir proporcionándoles azúcar a estos microbios, que es de lo que se alimentan. Mucha gente ha emprendido un ayuno con zumos esperando superar así infecciones de cándida y mejorar la función intestinal y han encontrado solo una leve mejoría. El azúcar de la mayoría de los zumos, incluso de los zumos de verduras, sigue alimentando a los microbios perjudiciales. La desintoxicación con aceite de coco no proporciona azúcar para alimentar a estos alborotadores. Por eso, básicamente lo que estás haciendo es matarlos de hambre. Esto, en combinación con las propiedades germicidas del aceite de coco, provoca que el entorno del conducto intestinal se vuelva extremadamente inhóspito para los alborotadores microscópicos. ¿Cómo te sentirías si estuvieras encerrado en una celda sin comida y solo con tigres hambrientos para hacerte compañía? Estos microbios hostiles mueren de forma natural, dejando espacio para que los buenos vengan a repoblar y a recuperar el control de su hábitat natural.

No te sorprendas si al llevar a cabo este programa de ayuno expeles de tus intestinos sustancias de aspecto desagradable. Tu cuerpo está limpiando todo tipo de desechos nocivos. He visto masas expelidas durante un ayuno formadas por restos de hongos (cándida rizoides) que al juntarlas alcanzarían el tamaño del puño de un hombre. Así que no te asustes con lo que te puedas encontrar.

Uno de los beneficios del ayuno con zumos es que la pequeña cantidad de calorías que proporcionan te da la suficiente energía para funcionar durante todo el día sin fatigarte excesivamente. Con el aceite de coco tienes una fuente de calorías mejor en la forma de AGCM. Estas grasas no alimentan a microbios hostiles, sino a las células y a los tejidos de la pared intestinal, estimulando así la curación. Además, estimulan nuestro nivel de energía para que funcionemos normalmente sin alimentos ni fuentes de calorías adicionales. Durante esta limpieza consumes una gran cantidad de aceite de coco, mucha más de la que pensarías en tomar normalmente. No te preocupes por ingerir demasiado aceite; no te hará ningún daño y acelerará el ritmo de la curación.

En este programa puedes beber tanta agua filtrada como quieras. De hecho, se anima a beber una gran cantidad de agua. También está permitido beber limonada sin azúcar (ver la receta en la página 295). Bebe tanto como quieras. Además del agua y la limonada, consumirás aceite de coco. Te recomiendo entre ocho y doce cucharadas al día. Si no puedes tomar tanto aceite, cede un poco y toma tanto como te sea posible. El aceite debería consumirse a lo largo de todo el día, y no de una vez. Para algunos tomar aceite de coco por la tarde les da tanta energía que les cuesta trabajo conciliar el sueño por la noche. Te aconsejo que evites tomarlo entre tres o cuatro horas antes de acostarte. Recuerda beber bastante agua y limonada sin azúcar.

Si lo prefieres, puedes tomar el aceite a cucharadas. Muchos pueden hacerlo sin problema. No es tan difícil, sobre todo si usas un aceite virgen de coco de buena calidad que sepa a coco fresco. Pero a la mayoría le cuesta tomar aceite de coco, o en realidad cualquier tipo de aceite, directamente de la cuchara. Te sugiero que le añadas limonada sin azúcar y te lo bebas así. Es una mezcla que sabe realmente bastante bien. Calienta la limonada para que esté a temperatura ambiente e incorpórale el aceite derretido. La mayor parte del aceite flotará en la superficie, pero sabrá mucho mejor que tomarlo solo.

Te recomiendo mezclar una o dos cucharadas de aceite de coco en una taza de limonada sin azúcar. Si tomas una taza de esta mezcla cada pocas horas durante todo el día, obtendrás de ocho a doce cucharadas de aceite de coco. Toma una taza de esta mezcla recién levantado como desayuno y cada dos o tres horas hasta las seis o las siete de la tarde. No tomes más aceite hasta el día siguiente. Sin embargo, puedes beber la limonada sin el aceite hasta el momento de acostarte.

La mezcla de limonada sin azúcar y aceite de coco no sabe tan mal. A alguna gente le encanta. A otros, sin embargo, les cuesta tragar el aceite, incluso después de mezclarlo con limonada. Si eres uno de ellos, hay un método alternativo para consumirlo. Este método consiste en mezclarlo con yogur natural y tomarlo a cucharadas. La verdad es que sabe muy bien, se parece un poco al flan. El yogur que uses debe ser natural, sin sabor, sin azúcar, y a ser posible orgánico con cultivos vivos. Los cultivos son un beneficio añadido porque ayudan a repoblar el conducto intestinal con bacterias benignas. Es muy importante que no uses yogur azucarado. El azúcar, ya lo sabes, alimenta a la cándida. Para preparar esta mezcla el yogur debería estar a temperatura ambiente. Derrite el aceite de coco hasta que quede líquido, pero no caliente. Mezcla un cuarto de tarrina de yogur con dos cucharadas de aceite de coco derretido. Tienes que remover vigorosamente para conseguir que el aceite se mezcle con el yogur. Añade cuatro gotas de estevia líquida para endulzar. Luego toma un poco de limonada sin azúcar. Esta es una manera muy fácil de ingerir el aceite.

Durante el ayuno se te permite tomar una pequeña cantidad de coco *fresco* si lo deseas. Evita el coco seco y especialmente el endulzado. Limita la cantidad que comes a unos pocos gramos al día. La pulpa de coco es beneficiosa porque tiene un contenido en fibra muy elevado y alimenta las bacterias benignas de los intestinos. El coco proporciona además fibra dietética para ayudar a que los intestinos sigan moviéndose y expulsando bacterias y levaduras muertas. Añadir un poco de coco fresco ayuda también a asentar el estómago, ya que puedes sentir un poco de náuseas con todo el aceite que estás consumiendo.

Durante la desintoxicación consume solo agua filtrada, limonada sin azúcar, aceite de coco y una pequeña cantidad de pulpa de coco, nada más, excepto yogur natural, si eliges ese método. Te sentirás un poco hambriento al principio, pero no pasarás hambre ni quedarás desnutrido. Podrías vivir con esta dieta durante meses sin peligro. Por eso no tienes por qué preocuparte de no estar comiendo lo suficiente. Tras el primer día dejarás de sentir hambre y no te apetecerá comer. Si te ponen alimentos delante, tendrás deseos de comer, pero mientras la comida esté lejos de la vista no sentirás esa necesidad.

Para hacer la limonada sin azúcar hacen falta los ingredientes siguientes:

2 tazas de zumo de limón o lima frescos
14 tazas de agua filtrada o destilada
1 cucharadita de extracto de estevia en polvo
2 cucharaditas de sal marina

Empieza por exprimir los suficientes limones o limas, o una combinación de ambos, para lograr dos tazas de zumo. Esto requerirá alrededor de ocho limones. Los limones y las limas son desintoxicantes naturales y ayudan a limpiar el hígado, nuestro órgano principal de desintoxicación. Añade catorce tazas de agua filtrada o destilada. No uses agua del grifo, que contiene cloro, flúor y otras sustancias químicas. Estás tratando de depurar el cuerpo, no de cargarlo con más toxinas. Si no tienes agua filtrada, utiliza agua embotellada. Añade el extracto de estevia en polvo para endulzar el sabor. El zumo de limón es muy agrio y hace falta endulzarlo un poco. El extracto de estevia se saca de una hierba que prácticamente tiene cero calorías. No alimenta la cándida ni afecta al azúcar en sangre. Puedes conseguirlo en cualquier tienda de productos naturales. Por último, añade la sal marina. La sal marina sin refinar proporciona una amplia gama de oligoelementos que ayudan a limpiar y a curar. Normalmente uso solo una cucharadita cuando hago limonada sin azúcar para tomar a diario. Pero para un programa de desintoxicación añado una cucharadita más porque hay que reemplazar los oligoelementos que se pierden en la orina, el sudor y la respiración. Tu limonada sin azúcar está lista. Guárdala en el frigorífico. Esta limonada es ligeramente agria pero sabrosa. Si no estás acostumbrado a usar estevia, o si eres adicto a los alimentos azucarados, puede que te lleve un tiempo acostumbrarte a esta bebida. A mí, personalmente, me encanta.

La desintoxicación con aceite de coco es un método ideal para depurar y reequilibrar el aparato digestivo. Es altamente depuradora y beneficiosa para la inmensa mayoría de los problemas de salud. Puedes hacer una limpieza de entre tres y siete días, o incluso más. Sin embargo, para periodos más prolongados, te recomiendo que cuentes con el asesoramiento de alguien con experiencia en el ayuno para que te ayude durante el proceso. Los ayunos más cortos, de siete días, o menos, puedes hacerlos por ti mismo. Casi todo el mundo puede realizar una desintoxicación de aceite de coco de tres días. Si sufres problemas graves de salud, tendrías que consultar con el médico antes de hacerlo durante más tiempo. Quizá deberías llevar a cabo *varias limpiezas de tres días*. El beneficio de los ayunos más prolongados es que la limpieza es más rápida y que aproximadamente después del primer día el hambre disminuye en gran medida, por lo que seguir ayunando se vuelve mucho más fácil.

Como la mayoría de la gente con problemas de salud tiene además una alimentación deficiente, su estado nutricional es bajo. Tienen pocas reservas nutricionales, si es que tienen algunas. Te recomiendo que antes de ayunar dediques entre dos y cuatro semanas a prepararte. Toma un suplemento multivitamínico y mineral diariamente. Céntrate en comer más verduras frescas y cereales integrales —al menos ocho raciones de verduras al día—. Toma al menos una ensalada diaria como comida principal. Añade al menos una y hasta tres cucharaditas de aceite de coco a tu dieta cada día. Elimina dulces, café, alcohol, arroz blanco, pan blanco, productos elaborados con harina y comida basura. Si haces esto antes del ayuno, obtendrás mejores resultados y será mucho más llevadero.

Si experimentas malestar intestinal, náuseas o dolor de lumbares durante el ayuno, toma más sal y asegúrate de que estás consumiendo bastante agua. Es importante que consigas una cantidad adecuada de sal durante el ayuno porque estás perdiendo sal cada día. Un signo de que necesitas sal es que el agua empieza a saberte rancia o insípida en lugar de refrescante, como debería ser. Recuerda usar solo sal marina no refinada, que contiene los oligoelementos que necesitas, y no sal común de mesa.

Uno de los efectos que puedes experimentar durante la limpieza es una crisis curativa (ver la página 264). Esta es una de las razones por las que en los ayunos extensos es beneficioso contar con la ayuda de un profesional del cuidado de la salud experimentado. Las crisis curativas pueden comportar algunos síntomas incómodos como resultado de la limpieza a fondo. No hay nada que temer o de lo que tengas que preocuparte. Es una señal de que la salud está mejorando, y deberías sentirte contento de experimentarla, porque significa que estás volviéndote más sano y que te sentirás mucho mejor cuando la limpieza termine.

COMPRESA DE ACEITE DE COCO

La compresa de aceite de coco es una aplicación tópica colocada sobre el abdomen a la que se le aplica calor. La circulación linfática absorbe el aceite, proporcionando un efecto curativo, desintoxicante y nutritivo. Se la considera útil para los dolores de cabeza, los trastornos hepáticos e intestinales, el estreñimiento, los miomas uterinos y los quistes ováricos benignos, la infamación o cálculos de la vesícula biliar, la excesiva frecuencia urinaria nocturna y las articulaciones inflamadas. La compresa también puede ser útil durante el embarazo o la menstruación.

Materiales necesarios

Aceite de coco
Lámina de plástico
Franela de lana o algodón
Bolsa de agua caliente
Toalla de baño
Manta

Dobla la franela en tres capas. Asegúrate de que es lo bastante grande para cubrir todo el abdomen desde el pecho hasta más debajo de la cintura. Calienta el aceite hasta que esté templado, pero no caliente. Moja la franela en el aceite hasta que quede completamente empapada, pero sin chorrear. Extiende una toalla de baño vieja en la cama para impedir que le llegue el aceite. Acuéstate sobre la espalda con las piernas ligeramente elevadas, colocando una almohada bajo las rodillas. Ponte la franela empapada en aceite sobre el abdomen. Cubre la franela con una lámina de plástico y coloca una o dos bolsas de agua caliente encima. Tápalas con una manta para retener el calor. Permanece así durante unos sesenta minutos. Si la bolsa de agua caliente se enfría, pídele a alguien que te la vuelva a llenar.

Al terminar quítatelo todo. Extiéndete por todo el cuerpo el exceso de aceite del abdomen. Si es necesario, límpiate el aceite sobrante con una toalla de papel. Guarda la franela en un recipiente de plástico. Reutiliza la compresa añadiendo más aceite. Úsala cada día o cada dos días hasta que los síntomas mejoren. Reemplaza la compresa cuando empiece a ponerse grisácea o amarillenta.

PURGA DE PARÁSITOS

Este proceso está basado en métodos tradicionales y ha mostrado resultados satisfactorios para expeler la tenia y otros parásitos intestinales. La clave para hacer que funcione es comer una cantidad adecuada de coco seco. El coco seco es más eficaz que el fresco para eliminar parásitos. Tienes que tomar un total de dos tazas y media y a continuación un laxante fuerte. La combinación del coco y el laxante es muy eficaz para expulsar parásitos del conducto intestinal. Se puede añadir clavo para matar los huevos. De poco sirve eliminar los parásitos y dejar los huevos, que con el tiempo se convertirán en nuevos parásitos.

Como la purga de parásitos afloja el intestino y te hace ir frecuentemente al baño durante unas cuantas horas, tienes que elegir un día en el que puedas hacerlo. Empezarás la purga el día anterior. Si optas por un sábado como el día que necesitas estar cerca del baño, empezarás a purgarte el viernes por la tarde o por la noche. El sábado por la mañana tendrás que estar cerca de un cuarto de baño. A mediodía del sábado deberías volver a la normalidad.

La primera fase de la purga parasitaria es comer dos tazas y media de coco seco. Si puedes tomarlo todo de una vez, hazlo por la noche. Si necesitas hacerlo en dos comidas, que sea en el almuerzo y en la cena. Si te hace falta más tiempo, cómelo entre comidas, o incluso para el desayuno. Después de que empieces a comer el coco, ¡no ingieras ningún otro alimento! Bebe mucha agua.

Aproximadamente a las dos horas de la comida de la noche, mezcla una cucharadita de sales de Epsom con tres cuartos de taza de agua. Bebe esta mezcla. Las sales de Epsom tienen un gusto desagradable. Será más fácil tomarla con una pajita. También puedes añadir un poco de vitamina C en polvo o de zumo de limón para disimular el sabor. Bébetelo todo rápidamente. Luego tómate un vaso de agua.

Espera alrededor de dos horas. Antes de acostarte bebe otra mezcla de una cucharadita de sales de Epsom con tres cuartos de taza de agua seguida de un vaso de agua.

Por la mañana tendrás deposiciones sueltas, líquidas, y necesitarás vaciar los intestinos unas cuantas veces. Si tienes parásitos, los verás flotando en la taza del inodoro. Te darás cuenta de que son parásitos porque puede que estén vivos y moviéndose.

Comer dos tazas y media de coco seco no es fácil para mucha gente que no está acostumbrada a usar coco en la preparación de los alimentos. A continuación vienen dos recetas, una para gachas y la otra para dulces, que te proporcionan dos formas deliciosas de comer coco. Puedes utilizar cualquiera de las dos o combinarlas para obtener tus dos tazas y media de coco seco.

Gachas de coco

1 ¾ de taza de agua

1 ¼ taza de coco seco finamente rallado (sin endulzar)

½ taza de pasas o ciruelas picadas

1 cucharada de miel

½ cucharadita de clavo molido

Sal al gusto

Calienta agua en un cazo hasta que hierva. Añade el coco rallado, las pasas o las ciruelas, la miel, el clavo y la sal. Baja el fuego y cuécelo durante unos ocho minutos o hasta que las pasas o las ciruelas estén muy blandas. Retira del fuego. Sirve caliente aderezado con yogur o leche de coco. También puedes servir las gachas con fruta fresca. Va bien con melocotón, mango o piña en rodajas. Bebe mucha agua.

Observarás que esta receta contiene solo una taza y cuarto de coco, la mitad de la cantidad que necesitas para la purga. Puedes doblar esta receta para conseguir la cantidad entera. Sin embargo, esta receta suele ser más que suficiente para llenar a una persona de una sola vez. Quizá debas preparar un segundo lote más tarde para conseguir todo el coco que necesitas. Come todo el coco que puedas de una vez. Si no eres capaz de comer el equivalente a dos tazas y media, prepárate de nuevo para tomarlo en la próxima comida u opta por los dulces de coco.

Galletas de coco

2 claras de huevo

Una pizca de sal

½ cucharadita de vainilla

⅔ de taza de azúcar
1 taza de coco desmenuzado o rallado

Bate las claras de los huevos con la sal y la vainilla hasta que la mezcla esté espumosa. Gradualmente añade el azúcar y bate a punto de nieve. Añade el coco. También puedes agregar media cucharadita de clavo molido si quieres, pero los clavos son opcionales. Pon la mezcla a cucharaditas en una bandeja de hornear galletas bien engrasada. Hornea a 165 °C durante veinte minutos. Deja enfriar alrededor de un minuto; luego, mientras aún están calientes, saca las galletas cuidadosamente de la bandeja. Cuando las galletas se enfrían, tienden a pegarse, por eso es más fácil sacarlas mientras aún están calientes. Se obtienen alrededor de docena y media de galletas.

Para conseguir dos tazas y media de coco, necesitarás comer alrededor de tres docenas de galletas. Son pequeñas y bastante ligeras, de manera que comer toda esta cantidad no es tan difícil como puede parecer. Combina las galletas con las gachas a lo largo del día para obtener la cantidad total de coco que necesitas. No tienes que usar estas recetas. Puedes utilizar cualquier otra que incluya una buena cantidad de coco. Además del coco desmenuzado o rallado puedes emplear también harina de coco. La harina de coco es más concentrada que el coco desmenuzado. Solo necesitas alrededor de una taza y tres cuartos de harina de coco para conseguir el mismo efecto que con dos tazas y media de coco desmenuzado.

FÓRMULAS Y RECETAS

En esta sección encontrarás varias fórmulas y recetas diseñadas para ayudar en ciertos problemas de salud. La mayoría de ellas usan la leche o el aceite de coco.

Requesón de coco

Esta es una manera sencilla y deliciosa de introducir una dosis diaria de aceite de coco en tu alimentación. Puedes ajustar la cantidad de aceite que usas para conseguir dos o más cucharadas de una vez si es necesario.

1 a 3 ½ cucharadas de aceite de coco
1 taza de requesón
1 taza de fresas o melocotón
¼ de taza de coco desmenuzado (opcional)

Pon el aceite derretido y el requesón en una licuadora o en un procesador de alimentos. Licua hasta que la mezcla esté homogénea. Ponla en un tazón. Agrega el coco desmenuzado (para aumentar el contenido en fibra) y la fruta.

Bebida de coco especiada (control del azúcar en la sangre)

Esta es una bebida sabrosa que puedes tomar para ayudarte a controlar los niveles de azúcar en la sangre. Tanto la canela como el coco moderan dicho nivel. Esta bebida retrasa la liberación de azúcar en la corriente sanguínea e impide los aumentos bruscos del nivel de azúcar en la sangre.

1 taza de leche de coco
½ cucharadita de canela
⅛ de cucharadita de clavos o nuez moscada molidos

Vacía la lata de leche de coco en una pequeña cacerola. Agrega la canela y el clavo o la nuez moscada. Lleva a ebullición y calienta alrededor de cinco minutos para que se mezclen las especias. Enfriar y beber. Da para una ración de 225 g.

Bebida de coco y jengibre (náuseas e indigestión)

Esta bebida cremosa es buena para aliviar las náuseas, la indigestión y los mareos por movimiento.

½ *taza de agua*
1 cucharadita de jengibre fresco laminado finamente
1 taza de leche de coco
1 cucharadita de miel

En una pequeña cacerola calienta el agua hasta llevarla a un hervor, añade el jengibre, baja el fuego y cuece durante diez minutos. Apaga el fuego, apártala y desecha el jengibre, agrega la leche de coco y la miel. Servir caliente.

Té de jengibre (artritis)

½ *taza de agua*
Jengibre (todo el que quieras)
¼ *de cucharadita ce cúrcuma en polvo*
1 cucharada de gelatina sin sabor
1 cucharada de aceite de coco
½ *o 1 taza de zumo de naranja enriquecido con calcio*

Este té es bueno para restaurar la salud de las articulaciones afectadas por la artritis. Usa todo el jengibre que quieras. Cuanto más, mejor, porque ayuda a reducir la inflamación. Hierve media taza de agua. Corta el jengibre en láminas finas, ponlas en el agua caliente y déjalas cocer a fuego lento durante cinco minutos. Aparta el cazo del fuego y desecha el jengibre. Agrega al agua caliente la cúrcuma y la gelatina. Añade el aceite de coco y sigue cociendo hasta que la gelatina se disuelva. Añade el zumo de naranja. La bebida debería consumirse una o dos veces diariamente.

Tónico para la salud

Este es un tónico para la salud con un sabor delicioso, que sirve para todos los propósitos, repleto de vitaminas y minerales, que te dará la energía que te hace falta para empezar el día. Aunque es estupendo para el desayuno, puede proporcionarte un estímulo nutricional en cualquier momento del día. Se puede servir caliente y su sabor es muy parecido al de una sopa ligera de tomate. Va bien con el aceite de coco y es una manera práctica de añadir el aceite a tu alimentación. Es una alternativa saludable a la taza de café de la mañana.

*1 taza de zumo de verduras frescas**
½ taza de agua caliente
2 cucharadas de aceite de coco
¼ de cucharadita de cebolla en polvo
1 lata (225 g) de salsa de tomate
1 ½ cucharadita de zumo fresco de limón
¼ de cucharadita de sal marina
Pimienta al gusto (opcional)

Usando una batidora, prepara una taza de jugo de verduras. Usa una mezcla de distintas verduras para conseguir la mejor combinación de nutrientes. Las que dan un buen resultado son las zanahorias, la remolacha, el apio, las acelgas, las espinacas, el cilantro, el pimiento dulce y el calabacín. Las verduras crucíferas, como la col, la coliflor, el brócoli, el nabo y la col china, tienen un sabor fuerte. Si usas alguna de ellas, que sea con moderación.

Calienta media taza de agua, el aceite de coco y la cebolla en polvo hasta que todo esté bien caliente, asegurándote de que el aceite está completamente derretido. Hierve a fuego lento la mezcla de agua caliente, la salsa de tomate, el zumo de verduras y el zumo de limón, y añade sal y pimienta al gusto. La bebida debería estar lo bastante caliente como para mantener derretido el aceite de coco. Si el sabor del tónico es muy fuerte, dilúyelo con un poco más de agua. Remuévelo y que aproveche.

---

* Si no tienes un exprimidor, puedes sustituir el zumo de verduras por agua. Mezcla 1 ½ tazas de agua, salsa de tomate y cebolla en polvo en una pequeña cacerola. Calienta a fuego medio. Cuando esté caliente, apártalo del fuego y agrega el zumo de limón y el aceite de coco. Añade sal y pimienta al gusto. Remuévelo y que aproveche.

Tónico verde de salud

Para lograr un estímulo vitamínico y mineral, puedes añadir al tónico de salud descrito anteriormente una cucharada de cualquier bebida «verde» en polvo. Estas bebidas están hechas de algas deshidratadas, cebada, alfalfa, hierba de trigo y otras plantas que suelen ser ricas en clorofila y les proporcionan su color verde característico.

Tónico proteínico de salud

Si quieres añadir algunas proteínas al tónico de salud que hemos visto anteriormente, solo tienes que incluir un huevo crudo. Mezcla el huevo en el tónico de salud usando una licuadora o una batidora. Yo prefiero los huevos orgánicos o de corral. Los huevos crudos están repletos de vitaminas y minerales y son una buena fuente de proteínas de alta calidad. Con los huevos de corral no tienes que preocuparte por la salmonela. No existe ningún caso documentado de salmonela en huevos de corral, por eso puedes tomarlos crudos sin problema. Si lo prefieres, puedes usar huevos duros y mezclarlos con la bebida con una batidora.

Tónico anticándida

Este tónico combina los efectos anticándida del aceite de coco con los cultivos probióticos del yogur y la fibra (alimenta a las bacterias benignas que combaten la cándida) del coco desmenuzado y la fruta. La fruta y la estevia se utilizan para endulzar. Este tónico espeso es parecido a un batido en sabor y apariencia.

¼ de taza de aceite de coco
1 huevo crudo
½ taza de fruta*
½ taza de coco finamente rallado

---

* Las frutas recomendadas son las fresas, las frambuesas, las moras o los arándanos porque poseen un índice glucémico relativamente bajo y tienen menos probabilidades de proporcionar azúcar que alimente a la cándida.

1 taza de yogur natural
8-12 gotas de estevia líquida

Mezcla el huevo con el aceite derretido en una batidora hasta conseguir una masa uniforme (alrededor de diez segundos). Añade el resto de los ingredientes y sigue batiéndolos hasta que no queden grumos.

Jarabe para el dolor de garganta

Este es un remedio tradicional usado en el sur de Asia que supuestamente funciona de maravilla para aliviar el dolor de garganta. La receta original utiliza azúcar de coco o de palma, que se obtiene de la savia de la flor del coco. Si no dispones de azúcar de coco, puedes sustituirla por sucanat (azúcar sin refinar), melaza o miel.

1 cucharada de azúcar de coco
⅛ de cucharadita de pimienta en grano molida
1 cucharadita de cúrcuma en polvo o de raíz de cúrcuma
1 taza de agua
½ taza de leche de coco

Mezcla el azúcar, la pimienta en grano, la cúrcuma y el agua en una cacerola. Llévalo a un hervor y baja el fuego, dejando cocer hasta que el líquido quede reducido a la mitad. Aparta del fuego, fíltralo y añade la leche de coco. Toma dos cucharadas cada hora o cada dos horas.

Limpiador intestinal de Paul Sorse

Este era uno de los dulces favoritos de Paul Sorse. Se lo recomendaba a quienes necesitaban un poco de ayuda con la regularidad intestinal.

1 taza de albaricoques secos
1 taza de ciruelas sin hueso secas

1 taza de agua
½ cucharada de jengibre fresco picado
½ taza de batata cocida
1 taza de leche de coco
2 cucharadas de sucanat (azúcar sin refinar) o miel

Poner en remojo las frutas secas durante la noche. Cocer al vapor u hornear la batata hasta que quede blanda y apartar para que se enfríe. Colocar la fruta y el jengibre en una olla, añadir agua hasta casi cubrir la fruta. No utilizar mucha agua. Dejar hervir la mezcla hasta que esté blanda, alrededor de treinta o cuarenta minutos. Apartar del fuego y dejar enfriar durante unos cuantos minutos. Poner la fruta en el procesador de alimentos o en la licuadora y añadir la leche de coco, la batata y el sucanat o la miel y licuar hasta conseguir la consistencia de un batido espeso o un flan. Añadir más batata para espesar, si es necesario. Servir caliente. Puedes servirlo como un flan o usarlo como aderezo en frutas recién cortadas, tortitas, pan de nueces y plátanos, avena, etc.

Fórmula limpiadora del colon

Esta fórmula es para quienes tienen problemas graves de estreñimiento. Te hará vaciar el intestino frecuentemente mientras elimina desechos incrustados y putrefactos de tu organismo.

½ taza de zumo de manzana
2 cucharadas de clorofila líquida
2 cucharadas de jugo de aloe vera
1 cucharada de fibra de coco o de harina de coco

Mezcla todos los ingredientes y bébelo. Después toma un vaso lleno de agua con dos cápsulas de cáscara sagrada. La cáscara sagrada es una hierba que estimula el movimiento de los intestinos. No es adictiva y puede usarse de manera inocua cada día durante periodos prolongados de tiempo.

Esta bebida debería tomarse cada noche durante treinta o sesenta días. A partir de ahí se puede tomar indefinidamente cada dos días. Hacerlo por las noches permite que funcione mientras duermes; de esta manera te aliviarás por la mañana y ya no sentirás molestias durante el resto del día.

Cataplasma de cayena

1 parte de pimienta de cayena
1 parte de aceite de coco

Calienta el aceite de coco a fuego medio. Mezcla la pimienta de cayena y el aceite caliente para formar una pasta. Déjala enfriar. Aplícala a la piel y cúbrela con una venda. Durante el día añade más aceite de coco si es necesario, para mantener la cataplasma húmeda. Vuelve a aplicarla cada día. Se usa para curar heridas y detener hemorragias. Al parecer esto es más eficaz que los remedios herbales tradicionales como la consuelda y el aloe.

Pomada de orégano

Esta pomada se elabora con una mezcla de aceite de coco y de orégano. El orégano es más conocido como aderezo para las *pizzas* y alimentos italianos. También es un fungicida eficaz. Sus propiedades antimicóticas están concentradas en la porción de aceite de la hierba. El aceite de orégano es un aceite esencial que se vende en las tiendas de productos naturales. No lo utilices en forma de suplemento alimenticio porque está diluido con otros aceites. Tienes que usar aceite esencial de orégano puro. El aceite esencial de orégano es muy fuerte y quema la piel al contacto, de manera que ten cuidado. Empléalo solo diluido con aceite de coco. La fórmula para esta pomada es sencilla; todo lo que tienes que hacer es mezclar lo siguiente:

1 parte de aceite de orégano
5 partes de aceite de coco

Aplica el aceite tópicamente. Funciona para la tiña, la tinea cruris, el pie de atleta, los hongos de las uñas de los pies, la caspa, el sarpullido producido por el roce de los pañales, los hongos en los oídos y cualquier otra clase de enfermedad relacionada con hongos. Los hongos de las uñas de los pies profundamente arraigados son notoriamente difíciles de tratar. Incluso con fármacos tardan semanas, si no meses, en curarse. Esta pomada hace milagros en cuestión de días. Es una solución excelente para la caspa; solo tienes que frotarte con un poco de pomada el pelo y masajearlo hasta el cuero cabelludo. Para la mayoría de las infecciones de hongos, frota el aceite en el área afectada al menos una vez al día. Una manera fácil de aplicar la pomada es usar el extremo de un bastoncillo de algodón empapado en el aceite. Si la piel es sensible, te puede escocer un poco. No pasa nada. El aroma del orégano es fuerte pero desaparece rápidamente, de manera que no tienes que preocuparte por estar oliendo a *pizza* todo el día.

Pomada de menta

Esta pomada es estupenda para relajar los músculos estresados y reducir la inflamación, y para el dolor de espalda causado por los calambres o por las agujetas. Utiliza una cantidad generosa de pomada y masajea con ella en profundidad la zona afectada. Frota el aceite en la piel para que penetre en los tejidos. Asegúrate de usar aceite esencial de menta y no extracto de menta.

1 parte de aceite de menta
5 partes de aceite de coco

Pomada de clavo

Esta pomada es buena para las infecciones bacterianas. Úsala tópicamente en la piel o en las encías. Te ayuda a luchar contra la enfermedad de las encías y la placa dental. Aplica la pomada con un bastoncillo de algodón. El aceite de clavo se vende en la sección de aceites esenciales de las tiendas de alimentos naturales.

1 parte de aceite de clavo

10 partes de aceite de coco

Pomada para huesos, articulaciones y cartílagos

La fórmula básica a base de hierbas para esta pomada ha sido usada por herbolarios durante muchos años y ha producido resultados excelentes. La he reformulado usando aceite de coco, y los resultados han sido extraordinarios. La mezcla de hierbas curativas más los beneficios para la salud del aceite de coco forman una poderosa combinación curativa. Está destinada al uso externo, pero, si lo deseas, puedes hacer un té de hierbas para uso interno.

Esta pomada es útil para cualquier lesión de la piel, los huesos, los cartílagos, los músculos o los tendones. Es excelente para los esguinces, las distensiones musculares, los espolones óseos, las venas varicosas, las erupciones de la piel, las quemaduras, los cortes y prácticamente cualquier problema de los huesos o los tejidos blandos.

He tenido buenos resultados con esta pomada. Mi esposa desarrolló una lesión por estrés repetitivo en la muñeca que se volvió crónica y muy dolorosa. El dolor era tan intenso que tenía dificultades para usar el brazo y no podía levantar nada que pesara más de un kilo. Probó cualquier remedio que pudiera encontrar, tanto de medicina convencional como alternativa (inyecciones de cortisona, tratamiento de ultrasonidos, llevar una escayola flexible, masaje, acupuntura, etc.), pero nada parecía ayudarla. El dolor y la debilidad persistieron durante cinco años. Un día resbaló en una calzada helada y cayó sobre la muñeca. El dolor era insoportable. Tenía el brazo casi totalmente incapacitado. Tres semanas más tarde seguía rígido e inflamado. Para ayudarla tomé la fórmula original de este remedio a base de hierbas y la modifiqué usando aceite de coco. Le vendé el brazo y la mano tras aplicarle la pomada y se acostó así. Al día siguiente quitamos la venda y quedamos asombrados con los resultados. La hinchazón había desaparecido por completo y era capaz de doblar y mover la muñeca más de lo que había sido capaz de hacer durante semanas. Seguimos aplicando la pomada y las vendas cada noche y vimos una mejoría continua.

Alentado por los buenos resultados de mi esposa, decidí probarla yo también. Ocho meses antes me había dislocado un dedo. Al principio pensé que era solo una torcedura porque podía mover el dedo aunque el esfuerzo era muy doloroso. Probé varias pomadas y ungüentos comerciales sin éxito. Tras unas cuantas semanas sin ninguna señal de mejoría, fui a un quiropráctico para que me lo mirara. Me tomó el dedo, le dio un tirón fuerte y lo torció, volviendo a encajarlo en su sitio. Solté un grito que asustó a todos los pacientes que estaban en la sala de espera. Me ayudó porque pude volver a usar el dedo hasta cierto punto, pero el dolor y la rigidez persistieron durante semanas. Impresionado por el éxito reciente de mi esposa, empapé una venda grande en la pomada para huesos, articulaciones y cartílagos y me la envolví alrededor del dedo. Al siguiente día, cuando me quité la venda, el dedo había mejorado notablemente. Se curó con rapidez sin problema.

Los ingredientes para la pomada son los siguientes:

6 partes de corteza de roble blanco
6 partes de raíz de Comfrey
3 partes de raíz de malvisco
3 partes de hoja de gordolobo
3 partes de corteza o de hojas de nogal negro
3 partes de raíz de almendrilla
2 partes de ajenjo
1 parte de lobelia
1 parte de escutelaria
Aceite de coco

Coloca las hierbas en un recipiente de cristal o acero inoxidable. Añade la suficiente cantidad de aceite derretido de coco para cubrir completamente todas las hierbas. El nivel del aceite no debería elevarse más de sesenta y cinco centímetros por encima de ellas. Para extraer los aceites esenciales curativos y los fitoquímicos de las hierbas, coloca el recipiente en el horno a 82 °C durante cuatro horas.

Retira y deja enfriar. Escurre el aceite en otro recipiente. Vuelve a poner las hierbas en el recipiente original y vierte otra vez aceite de coco hasta que apenas las cubra. Calienta el segundo lote durante cuatro horas, como antes, y escurre el aceite. Puedes hacer incluso un tercer lote para extraer los restantes aceites esenciales.

La pomada está lista para usar. Como el aceite de coco actúa como antioxidante, te durará varios meses. Puedes guardarla en el frigorífico si quieres.

Aplica la pomada abundantemente al área afectada y masajéala. Si está demasiado sensible para que la masajees, cúbrela de pomada caliente durante cinco o diez minutos y luego envuélvela con una venda. Si el área afectada es extensa, puedes usar tiras de algodón para vendarla. Deberías aplicar suficiente pomada para empapar la venda. Para impedir que el aceite chorree y manche la ropa y las sábanas, envuelve en plástico la zona vendada. Ponte la venda por la tarde y llévala durante toda la noche, hasta que se cure la afección.

En los casos graves puedes también combatir el problema internamente preparando una taza de té con las hierbas de esta fórmula y bebiéndola tres veces al día. Usa una cucharadita de la mezcla de hierbas con el aceite. Vierte agua hirviendo sobre ellas y déjalo todo reposar durante unos cinco minutos o hasta que se enfríe. No cuezas las hierbas en el agua. Simplemente, añádeles el agua caliente. Cuela las hierbas y bébete el té. Puedes añadir una cucharada de aceite de coco al té si quieres. Para obtener los mejores resultados bebe el té y aplícate la pomada. Sin embargo, para la mayoría de las afecciones, es suficiente con la pomada sola.

9

REMEDIOS:
de la A a la Z

En este capítulo encontrarás un listado con los numerosos problemas de salud para los que el coco ha demostrado ser beneficioso. Sin embargo, no abarca todas las posibles enfermedades para las que el coco puede ser útil. Paul Sorse recomendaba a sus clientes que experimentaran y probaran el aceite prácticamente para casi todo. Si funciona, estupendo; has descubierto algo que proporciona alivio. Si no funciona, no te has ocasionado ningún daño porque el coco es inocuo. El único daño que puede surgir es en el caso de las enfermedades graves cuando decides no buscar ayuda profesional.

La información de este capítulo se basa en la bibliografía médica así como en la investigación y las experiencias de Paul Sorse, las mías y las de otros muchos que han usado el coco para tratar diversos problemas de salud. Esta información no pretende reemplazar la relación directa con un profesional cualificado del cuidado de la salud y en modo alguno debe interpretarse como asesoramiento médico. Sus fines son meramente educativos y tienen como objeto compartir el conocimiento sobre las propiedades beneficiosas del coco. Te aconsejo que antes de tomar cualquier decisión que afecte a tu salud investigues por ti mismo y, cuando sea necesario, solicites el asesoramiento de un profesional cualificado.

Acidez: ver «Trastornos digestivos».

Acné: lávate la cara con agua y jabón. Aplica una fina capa de aceite de coco y masajéala en la piel. Haz esto cada mañana. Al principio el cutis puede empeorar ya que se expelen las toxinas de la piel, pero esto mejorará en unas cuantas semanas con la aplicación continuada.

Acondicionador para el pelo: masajea el pelo con una o dos cucharaditas de aceite o leche de coco muy calientes. Si es posible, envuélvete el pelo con una toalla caliente. Deja que el aceite empape el cuero cabelludo y el cabello durante al menos treinta minutos, más si es posible. Luego lávatelo con champú. También puedes aplicarte el aceite por la noche antes de acostarte. Ponte un gorro de ducha, acuéstate y lávate el cabello por la mañana. Después del champú, frótate las manos con unas cuantas gotas de aceite de coco y masajéate el pelo. No debes usar mucho, solo suficiente para darle un brillo saludable. El aceite de coco le proporciona volumen y lustre a tu cabello y ayuda a desprender la caspa.

Afta: ampolla febril causada por el virus herpes simple que normalmente aparece en el rostro, generalmente alrededor de la boca. Se la conoce también como herpes labial. Toma una pastilla de lisina y tritúrala para convertirla en polvo. Añade aceite de coco y aplícalo al área afectada tan pronto como sientas que la ampolla empieza a formarse. Cubre con una cinta microporosa y mantenla puesta durante toda la noche. Toma la dosis de mantenimiento de aceite de coco que se describe en la página 252 y 500 mg de lisina tres veces al día durante dos semanas. No tomes lisina más de tres semanas, ya que podría crearse un desequilibrio de otros aminoácidos.

Agrandamiento de la próstata: si puedes obtener agua fresca de coco verde, bebe una o dos tazas diariamente. Consume al menos tres cucharadas y media de aceite de coco al día. Masajéate la zona de la ingle con aceite de coco diariamente. Toma 200 IU de vitamina E, 200 mcg de selenio y 50 mg de cinc con cobre, y un suplemento de complejo multivitamínico B. Come al menos seis raciones de frutas y verduras frescas al día. Haz ejercicio diariamente para mejorar la circulación del área pélvica. Evita sentarte durante periodos prolongados. Levántate y camina durante un minuto o dos cada media hora aproximadamente para estimular la circulación del área pélvica.

Alergias: ver «Congestión de senos nasales» y «Enfermedad autoinmune».

Ampollas: ver «Cortes y heridas».

Arrugas: masajea la piel una o dos veces al día con aceite de coco. Consume productos de coco y el equivalente a una dosis diaria de mantenimiento de aceite de coco. Evita los aceites vegetales refinados y el tabaco y toma nueve raciones de verduras y frutas al día, pero no comas en exceso.

Artritis y articulaciones rígidas: masajea las áreas afectadas con aceite de coco dos veces al día. Para ayudar a conseguir un alivio inmediato del dolor, masajea el área con una combinación de pimienta de cayena y aceite de coco. Consume una taza de té de jengibre para la artritis (página 303) tres veces al día. Toma diariamente 1000 IU de vitamina D, preferiblemente de la luz solar, como se describe en las páginas 111 y siguientes; de 500 a 800 mg de magnesio; 1.000 mg de vitamina C, y 100 mg de extracto de semilla de uva. Evita los aceites vegetales procesados y los cereales refinados. Sigue una dieta rica en fibra con abundante pulpa de coco, cereales, legumbres y frutas y verduras frescas. Come de seis a nueve raciones de frutas y verduras frescas al día. Sin excederte en la comida, toma al menos la mitad de ellas crudas. Reemplaza los dulces y los alimentos refinados y excesivamente elaborados por productos naturales. Come a menudo ensaladas frescas aderezadas con una base de vinagre de sidra de manzana.

Un colon tóxico puede afectar a la artritis. Un método rápido para limpiar el colon y todo el aparato digestivo es la desintoxicación con aceite de coco (página 291).

Asma: bebe al menos un litro de agua por cada veinticinco kilos de peso corporal. Añade de una a dos cucharaditas de sal marina a la dieta. Frótate aceite de coco en el pecho, cuello, hombros y espalda dos veces al día. Toma una dosis de mantenimiento de aceite de coco como se describe en la página 252. Toma 500 mg de magnesio y 500 mg de vitamina C diariamente.

Ataque al corazón: ver «Enfermedad cardiovascular».

Aterosclerosis: ver «Enfermedad cardiovascular».

Bursitis: ver «Artritis y articulaciones rígidas».

Caída de dientes: ver «Enfermedad de las encías».

Cálculos renales: bebe 475 ml o más de agua de coco al día. Consume también al menos seis vasos de agua pura 235 ml y una cucharadita de sal marina diariamente. La sal se puede añadir a la comida o al agua. Toma una cápsula de pimienta de cayena con cada comida.

Cáncer: evita todos los aceites vegetales, los hidrogenados y el azúcar, incluso los azúcares naturales, ya que todos ellos deprimen la función del sistema inmunitario. Usa estevia para endulzar. Consume la dosis terapéutica de aceite de coco como se describe en la página 253. Masajéate diariamente la piel con aceite de coco especialmente sobre el área donde el cáncer está presente. Céntrate en comer frutas y verduras frescas, principalmente crudas. Elimina todos los alimentos altamente elaborados y refinados, entre ellos las comidas precocinadas. Ingiere grandes cantidades de ensaladas verdes aliñadas con un aderezo basado en el aceite o en la leche de coco. Toma extracto de timo siguiendo cuidadosamente las instrucciones que aparezcan en el frasco y un suplemento antioxidante que proporcione vitamina A, vitamina E, cinc y selenio. Toma suficiente vitamina C para llegar al menos a 1.000 mg y 100 mg de extracto de semilla de uva. Toma una cápsula de pimienta de cayena con cada comida para mejorar la circulación e incrementar el suministro de oxígeno a las células. Empieza un programa de ejercicio diario. Recibe 1.000 IU de vitamina D preferiblemente de la luz del sol como se expuso en las páginas 111 y siguientes. Acude a un profesional para que te guíe durante el proceso de curación.

Cáncer del colon: ver «Enfermedades del colon».

Caries : ver «Enfermedad de las encías».

Caspa: aplica aceite de coco o pomada de orégano (página 308) al cuero cabelludo. Masajea la piel. Usa solo la cantidad suficiente para cubrir la piel, sin empapar el pelo. Deja actuar al aceite durante al menos treinta minutos, cuanto más mejor. Lo ideal es que te lo dejes toda la noche. Lávate el pelo y sécalo. Para humedecerte el cuero cabelludo, frótate unas cuantas gotas de aceite entre las manos y extiéndelas por el pelo y el cuero cabelludo. Repite diariamente o cada dos días.

Cataratas: toma el zumo fresco de un coco y con un cuentagotas aplica varias gotas en cada ojo. Empapa un paño en agua caliente. Escurre el agua, acuéstate y aplícate el paño caliente húmedo en los ojos durante unos diez minutos. Consume la dosis de aceite de coco como se explica en la página 252. Toma 1.000 mg de vitamina C y de 50 a 100 mg de extracto de semilla de uva diarios. Ingiere una alimentación consistente principalmente en frutas y verduras frescas.

Cirrosis: ver «Trastornos hepáticos».

Clamidia: ver «Enfermedades bacterianas y virales».

Colitis: ver «Enfermedades del colon».

Conductos nasales secos: durante el invierno, en los climas fríos y secos, los conductos nasales pueden secarse, causando picor, ardor y la formación de una costra mucosa. El tratamiento tradicional es un atomizador de agua salada. Usar aceite de coco en lugar del agua salada da resultados mucho mejores. Pon una pequeña cantidad de aceite en cada fosa nasal, acuéstate y deja que penetre en los senos nasales.

Congestión de los senos nasales: para el alivio de la congestión de los senos nasales y los problemas respiratorios, introduce un dedo en aceite de coco semisólido y luego llena cada fosa nasal con él. Acuéstate sobre la espalda con la cabeza echada hacia atrás. Permanece así hasta que el aceite se derrita y penetre en los senos nasales (unos diez minutos). Prepárate para expeler mucosidad espesa. Esto despejará tus senos nasales y te permitirá respirar con más facilidad. Para un efecto más fuerte, usa pomada de menta (página 309). Si la pomada no está sólida, ponla en el refrigerador durante unos cuantos minutos. Aparte de esto, masajea el cuello y el pecho con pomada de menta.

Control del peso: el control del peso es un problema complejo que requiere una información mucho más detallada de la que puedo ofrecer aquí. En pocas palabras, toma de dos a tres cucharadas de aceite de coco con los alimentos. Bebe un litro de agua por cada veinticinco kilos de peso corporal. La mayoría del agua debería consumirse entre comidas y ayudará a contener el apetito. Toma una alimentación sana, rica en frutas y verduras frescas. Come más alimentos con un elevado contenido en fibra (como el coco) y elimina la mayoría de los dulces y de los hidratos de carbono refinados (pan y arroz blancos). Comienza un programa de ejercicio. Toma un suplemento multivitamínico. Para una información más completa acerca del uso del coco para ayudar a la pérdida de peso, consulta mi libro *Eat Fat, Look Thin*.

Cortes y heridas: si es posible, primero lava la herida con agua y jabón. Luego aplica una pequeña cantidad de agua oxigenada o de alcohol para desinfectarlo. Para detener la hemorragia, espolvorea pimienta de cayena en la herida o usa la cataplasma de cayena (página 308). Esto detendrá la hemorragia en segundos.

Si la herida es leve, puedes frotar un poco de aceite de coco y dejarlo así o quizá añadir una venda adhesiva. Si la herida es profunda, empapa una venda o una gasa en el aceite y asegúrala sobre la herida con una cinta o con una venda elástica. Mantén la herida húmeda con aceite de coco. Cambia el vendaje diariamente y supervisa el progreso.

Culebrilla: ver «Enfermedades bacterianas y virales».

Déficit de ácido estomacal: ver «Trastornos digestivos».

Dermatitis: masajea profundamente con aceite de coco caliente el área afectada. Repite de cuatro a ocho veces al día hasta que la enfermedad mejore. Para afecciones que no responden rápidamente puede que tengas que usar un vendaje empapado en aceite como se describe en la página 247. También ayuda la exposición diaria directa al sol durante quince o veinte minutos.

Deshidratación: el agua de coco es una bebida excelente para rehidratar el cuerpo. Contiene azúcar y electrolitos que reponen rápidamente los nutrientes necesarios. El agua de los cocos jóvenes o inmaduros es superior en gusto y calidad a la de los cocos maduros, pero puede usarse cualquiera de las dos. Limita el consumo a alrededor de 225 ml cada vez. Tomar mucho de una vez puede soltar el vientre. Bebe además gran cantidad de agua.

Desnutrición: emplea el aceite de coco diariamente para freír y para la preparación de la comida. Toma un suplemento multivitamínico y mineral. Come más frutas y verduras frescas, y cereales integrales. Evita los alimentos preparados altamente elaborados. Consume siempre que sea posible coco y leche de coco frescos y toma la dosis diaria de aceite de coco de mantenimiento descrita en la página 252.

Diabetes: elimina de tu dieta los dulces, los hidratos de carbono refinados y los aceites vegetales. Sigue una dieta rica en fibra que incluya pulpa de coco, cereales integrales, legumbres y gran cantidad de verduras frescas crudas. Usa siempre aceite de coco para cocinar. Consume la dosis de mantenimiento de coco que se describe en la página 252. Toma suplementos multivitamínicos que te proporcionen como mínimo 50 mcg de cromo, 50 mg de cinc,

500 mg de vitamina C y 500 mg de magnesio. Toma de una a tres cápsulas de pimienta de cayena con cada comida para mejorar la circulación. Empieza un programa de ejercicio y recibe luz solar de veinte a treinta minutos al día. Acude a un profesional de la salud para que supervise tus progresos.

Dolor de espalda: masajea profundamente el área afectada con aceite de coco y aplica calor para relajar los músculos. Si el dolor persiste, usa pomada de menta (página 309) en lugar del aceite de coco. Ver también «Osteoporosis».

Dolor de garganta: toma dos cucharaditas de jarabe para el dolor de garganta (página 306) cada hora o cada dos horas. Bebe mucha agua y toma 500 mg de vitamina C y de tres a cuatro cucharadas de aceite de coco diariamente. Masajéate el cuello y el pecho con aceite de coco.

Dolores y molestias: calienta el aceite de coco hasta que esté muy caliente, pero no tanto como para que cause dolor al aplicártelo a la piel. Masajea el aceite profundamente en las áreas afectadas. Trabájalo en la piel y en los músculos para estimular la circulación. Bebe 225 ml o más de agua de coco y toma tres cucharadas y media de aceite de coco al día. Si el dolor persiste, prueba a masajear el área con pomada de menta (página 309).

Eczema: ver «Dermatitis».

Enfermedad autoinmune: consume la dosis de mantenimiento de aceite de coco, como se describe en la página 252. Toma 1.000 IU de vitamina D al día, preferiblemente de la luz solar, como se describe en las páginas 111 y siguientes. Toma de 500 a 800 mg de magnesio, 1.000 mg de vitamina C y 100 mg de extracto de semilla de uva. Consume la bebida de jengibre y de coco o el té de jengibre para la artritis (página 303) al menos una o dos veces diarias. Evita los aceites vegetales procesados y los cereales refinados. Toma una dieta rica en fibra con abundante pulpa de coco, cereales integrales, legumbres y fruta y verduras frescas. Sin excederte en la comida, toma de seis a nueve raciones de fruta y verdura fresca al día, la mitad de ellas crudas. Reemplaza los dulces y los alimentos refinados y excesivamente elaborados por frutas y verduras. Empieza un programa diario de ejercicio, que sea lo suficientemente vigoroso como para sudar.

Un colon tóxico puede influir enormemente en la enfermedad autoinmune. Una buena manera de limpiar el colon y todo el aparato digestivo es la desintoxicación con aceite de coco (página 289). Para obtener resultados permanentes, puede que tengas que hacer varias limpiezas de tres a siete días o una limpieza extensiva.

Enfermedades bacterianas y virales: las infecciones bacterianas y virales más corrientes pueden tratarse con medicamentos expedidos sin prescripción médica o con suplementos alimenticios. Tu defensa principal contra estas infecciones es tu sistema inmunitario. Si fortaleces tu sistema inmunitario, este logrará combatir con éxito la infección. Nuestro enfoque consiste en proporcionarle el apoyo que necesita para llevar a cabo su función.

Bebe agua en abundancia para mantener el cuerpo hidratado y limpiarlo de toxinas. Come con moderación y solo cuando tengas hambre. Descansa mucho. Si es posible, sal y exponte a la luz del sol. Algunos de los suplementos dietéticos que podrías tomar son el extracto de semilla de uva, el extracto de baya de saúco y el extracto de timo. Sigue las instrucciones de los envases. Toma diariamente 1.000 mg de vitamina C, una cápsula de pimienta de cayena tres veces al día y la dosis terapéutica de aceite de coco que se describe en la página 253. Los suplementos deberías tomarlos con la comida y repartirlos durante todo el día.

Si tienes náuseas y no puedes comer nada, no lo hagas. Intenta beber un poco de agua. El agua de coco es especialmente recomendable por las vitaminas y minerales que contiene. Frótate aceite de coco en la piel para conseguir así sus beneficios.

En algunos casos puede que sean necesarios los antibióticos. Pero solo cuando tienes una infección bacteriana grave. Si se trata de una infección viral, evítalos. Los antibióticos no tienen ningún poder contra los virus y pueden provocar unos efectos secundarios desagradables. Uno de ellos es un crecimiento excesivo de la cándida. Este problema puede evitarse parcialmente si se añade aceite de coco a la terapia. Si tu enfermedad te está ocasionando un grave malestar o no mejora en unos pocos días, consulta con un profesional de la salud.

Si la enfermedad está afectando a tus senos nasales o a tu respiración, podrías probar un masaje con la pomada de menta (página 309) en el pecho y en el cuello.

Enfermedad cardiovascular: toma la dosis de mantenimiento de aceite de coco tal y como se describe en la página 252. Elimina de tu dieta todos los aceites vegetales elaborados e hidrogenados y todos los alimentos que los contienen. Sigue una dieta rica en fibra con grandes cantidades de pulpa de coco, cereales integrales, legumbres y verduras frescas. Toma un suplemento multivitamínico con todas las vitaminas B (tiamina, riboflavina, niacina, biotina, B_{12}, ácido fólico, etc.) con al menos 100 mg de B_6. Toma 1.000 IU de vitamina D, preferiblemente de la luz solar como se describe en las páginas 111 y siguientes. Toma 100 mg de vitamina C, de 500 a 800 mg de magnesio, 100 mg de extracto de semilla de uva y 60 mg de CoQ10. Toma de una a tres cápsulas de pimienta de cayena con cada comida para mejorar la circulación. Con el permiso de tu médico, comienza un programa de ejercicio.

Enfermedad de Crohn: ver «Enfermedades del colon».

Enfermedades del colon: la pulpa y el aceite de coco reparan, rejuvenecen, limpian y vitalizan el sistema digestivo. De la boca al recto, el coco limpia y lustra, fortalece y alimenta los tejidos. Ayuda a mejorar el tono de los músculos intestinales y equilibra el pH. Por tanto, a todos los problemas asociados con el colon puede ayudarles el consumo de pulpa y aceite de coco. El primer paso para una buena salud del colon es mantener los conductos limpios y el tránsito fluido. Para conseguir esto la dieta debería contener al menos de 20 a 35 g de fibra. La carne de coco es una fuente excelente de fibra dietética. Otras fuentes son el pan integral, el salvado, el arroz integral, las legumbres, la fruta fresca (ciruelas, albaricoques, manzanas), las verduras y los frutos secos. Tu dieta debería consistir principalmente en frutas y verduras frescas. Bebe diariamente un litro de agua por cada veinticinco kilos de peso corporal. Añade de una a dos cucharaditas de sal marina sin refinar. Reduce la ingesta de cafeína y de alcohol. Ambos pueden hacer que las heces sean duras y secas. Evita usar laxantes durante mucho tiempo, ya que pueden irritar las venas rectales. Haz ejercicio periódico. Esto te ayudará a pasar la comida a lo largo del conducto digestivo y te tonificará los músculos. Toma 800 mg de magnesio, de 1.000 a 2.000 mg de vitamina C y una dosis diaria de mantenimiento de aceite de coco. Toma también alrededor de 1.000 IU de vitamina D diariamente —la mejor fuente de vitamina D es la de la luz solar, como se describe en las páginas 111 y siguientes—. Finalmente, pero no menos importante, come habitualmente coco fermentado (página 228) o yogur sin azúcar para ayudar a establecer y mantener un entorno intestinal saludable.

Para restablecer rápidamente un entorno intestinal saludable y sanar los tejidos dañados e inflamados del conducto digestivo, la desintoxicación con aceite de coco (página 291) es el mejor enfoque. Puede requerir varias limpiezas de tres días o una o más de siete días para alcanzar los resultados deseados.

Enfermedad de las encías y caída de dientes: Paul Sorse se cepillaba los dientes todas las mañanas con aceite de coco y su aliento era siempre fresco. El aceite de coco elimina los gérmenes que causan el mal aliento, la caída de dientes y la enfermedad de las encías. Limpia la boca, manteniéndola sana. Añadir una pequeña cantidad de bicarbonato ayuda a neutralizar los ácidos que corroen el esmalte dental.

Para obtener un aliento fresco, dientes limpios y encías sanas, cepíllate los dientes a diario usando una mezcla de bicarbonato y aceite de coco. Además, enjuágate la boca con una o dos cucharaditas de aceite de coco diariamente y escúpelo tras varios minutos. No te lo tragues.

Enfermedad de la vesícula biliar: quienes padecen alguna enfermedad de la vesícula biliar o han sufrido la extirpación de este órgano deberían abstenerse de consumir cualquier tipo de grasa y de aceite. Para cocinar tendrían que emplear únicamente aceite de coco, tanta cantidad como el cuerpo pueda tolerar. Esto variará de individuo a individuo. La grasa es importante en la dieta ya que es necesaria para la digestión y asimilación adecuadas de muchos nutrientes importantes. La falta de grasas adecuadas en la alimentación puede provocar deficiencias nutricionales. Muchos antioxidantes protectores son vitaminas solubles en grasa que requieren grasa dietética para su absorción adecuada.

Esclerosis múltiple: ver «Enfermedad autoinmune».

Esguinces: para reducir la hinchazón y el dolor, aplica hielo al área lesionada tan pronto como sea posible. Mantén el hielo durante quince minutos, luego tómate un descanso de otros quince. Repite varias veces. Masajea profundamente con aceite caliente de coco el área afectada. Vuelve a aplicarlo de cuatro a ocho veces al día o usa una venda de aceite de coco tal como se describe en la página 247. También puedes utilizar la pomada para huesos, articulaciones y cartílagos de la página 310.

Estreñimiento: empieza el desayuno con una papaya o con un batido de papaya. Dos horas después toma una cucharada de aceite de coco. Consume al menos tres cucharadas al día. Ver también «Enfermedades del colon».

Estrías: para las mujeres embarazadas la mejor manera de eliminar las estrías es antes del nacimiento del bebé. Aplica aceite de coco al abdomen, las caderas y las ingles diariamente antes del parto. Sigue tras el parto hasta que el abdomen vuelva a la normalidad.

El aceite de coco u otros productos de coco deberían ser parte de la alimentación diaria.

Fibromialgia: toma una dosis de mantenimiento de aceite de coco y un suplemento multivitamínico y mineral a diario. Masajea las áreas doloridas con aceite de coco o con pomada de menta (página 309). Practica un ejercicio aeróbico ligero, como caminar, a diario. Toma como mínimo de seis a nueve raciones de frutas y verduras frescas diariamente. Evita los aceites vegetales elaborados y los hidrogenados.

Limpiar el cuerpo de toxinas y mejorar la salud intestinal puede ser un gran beneficio. La desintoxicación con aceite de coco de la página 291 te proporciona los detalles. Ver también «Enfermedad autoinmune».

Furúnculos: ver «Cortes y heridas».

Gangrena: toma la dosis de mantenimiento de aceite de coco diariamente y de una a tres cápsulas de pimienta de cayena con cada comida para incrementar la circulación. Aplica aceite de coco o una cataplasma de cayena (página 308) en el área afectada.

Gingivitis: *Ver* «Enfermedad de las encías».

Gripe: *Ver* «Enfermedades bacterianas y virales».

Halitosis: para refrescar tu aliento, mezcla dos gotas de aceite de menta con una cucharadita de aceite de coco. Enjuágate vigorosamente con la mezcla. Escupe el aceite. Repite diariamente.

Hematomas: para reducir la hinchazón y el dolor, aplica hielo al área afectada tan pronto como sea posible. Mantén el hielo durante quince minutos y luego tómate un descanso de otros quince. Repite varias veces. Aplica con cuidado una capa de aceite de coco. El aceite de coco puede aplicarse de cuatro a ocho veces al día, o puedes utilizar un vendaje de aceite de coco como el descrito en la página 247.

Hemorragia nasal: el sangrado de la nariz, a menos que sea causado por una lesión, suele ser producido por el clima. El aire frío y seco deshidrata los conductos nasales, provocando picor, ardor y agrietamiento en las membranas mucosas. La irritación y las costras mucosas fomentan el rascado. Reblandecer y humedecer los conductos nasales impedirá que la piel se seque y se agriete, previniendo así el sangrado. El aceite de coco puede conseguir esto fácilmente. Llénate un dedo de aceite e introdúcelo en las fosas nasales. Tiéndete sobre la espalda y deja que el aceite penetre en los senos nasales. Para fortalecer los capilares de los conductos nasales, consume al menos 500 mg de vitamina C y 25 mg de extracto de semilla de uva diarios.

El aceite de coco también puede detener la hemorragia. En el caso de un sangrado leve de nariz, empápate el dedo con una gran cantidad de aceite de coco e introdúcelo en la fosa nasal. Para impedir que la sangre baje por la garganta, siéntate, inclínate hacia delante y baja la cabeza, dejando la boca abierta para respirar libremente.

Si el sangrado es fuerte, puedes detenerlo inmediatamente inhalando un poco de pimienta de cayena por la nariz. Tomar una mezcla de agua y pimienta de cayena por medio de un cuentagotas o inhalar directamente la cayena producen el mismo efecto. A continuación cubre el interior de la fosa nasal con aceite de coco, como acabamos de ver, para facilitar la curación e hidratar las membranas mucosas.

Hemorroides: masajea suavemente el área afectada de cuatro a seis veces al día. Ingiere al menos tres cucharaditas y media de aceite y toma 1.000 mg de vitamina C al día. También sería provechoso tomar 100 mg de extracto de semilla de uva y una cápsula de pimienta de cayena con cada comida. Continúa hasta alcanzar el alivio. Con frecuencia las hemorroides se producen cuando hay estreñimiento, así que mantén la regularidad comiendo alimentos ricos en fibra. La pulpa de coco es una fuente excelente de fibra dietética. Otras fuentes son el pan de cereal integral, el salvado, el arroz integral, las legumbres, las frutas frescas (ciruelas, albaricoques, manzanas), las verduras y los frutos secos. Bebe mucha agua: un litro por cada veinticinco kilos de peso corporal. Reduce la cafeína y el alcohol. Ambos pueden provocar que las heces se vuelvan secas y duras. Evita el uso prolongado de laxantes. Pueden irritar las venas rectales. Come habitualmente yogur o coco fermentados (página 228). Haz ejercicio diariamente. El ejercicio ayuda a prevenir el estreñimiento y además mejora la fuerza de los músculos que ofrecen apoyo al área rectal. Por último, no hagas esfuerzos durante la defecación.

Si las hemorroides son graves, podrías probar a usar hamamelis por su astringencia. Empapa un algodón en hamamelis destilado y aplícalo a las hemorroides tras cada defecación y varias veces durante el día para ayudar a reducir la inflamación de la vena. Los mejores resultados se alcanzan si dejas el algodón sobre el área afectada de diez a quince minutos a ser posible. Luego aplica una capa de aceite de coco para acelerar la curación. La cataplasma de cayena descrita en la página 308 también tendrá el mismo efecto. A menudo las hemorroides son consecuencia de un sistema digestivo enfermo. Para corregir este problema se recomienda la desintoxicación con aceite de coco (página 291).

Herpes labial: ver «Afta».

Hiedra o roble venenosos: aplica una capa de aceite de coco o de pomada de menta (página 309) sobre el área afectada. Cubre con una venda. Ver también «Dermatitis».

Hipertensión: añade más frutas y verduras frescas a tu alimentación, al menos de seis a nueve raciones al día. Evita todos los aceites de cocina elaborados. Usa aceite de coco para preparar las comidas y consume la dosis de mantenimiento diariamente. Toma 1.000 IU de vitamina D, preferiblemente de la luz solar, como se describe en las páginas 111 y siguientes. Toma de 500 a 800 mg de magnesio, una o dos cápsulas de pimienta de cayena con cada comida y un suplemento multivitamínico diariamente. De 300 ml a 350 ml de agua de coco diarios pueden ayudar porque es una fuente rica en potasio.

Hipoglucemia: mucha gente afirma que tras incorporar el aceite de coco a su alimentación, deja de sentir ansia de azúcar o síntomas hipoglucémicos. Consume la dosis de mantenimiento de aceite de coco como se explica en la página 252. Tomar pequeñas cantidades de pulpa de coco fresco durante el día también te ayudará a evitar los síntomas de hipoglucemia.

Hipotiroidismo: este es un problema complejo que requeriría más espacio del que se dispone aquí para su exposición. El aceite de coco puede ser altamente beneficioso para muchos individuos que padecen hipotiroidismo. Algunos se benefician más que otros porque hay muchos factores que afectan a la salud de la tiroides. El aceite de coco estimula la energía y el metabolismo, y en este sentido puede ser muy beneficioso para todos aquellos que padecen hipotiroidismo. Al consumirlo de forma habitual, puede estimular suficientemente el metabolismo para que algunos individuos corrijan de manera permanente el funcionamiento deficiente de la tiroides. Básicamente deberías consumir la dosis de mantenimiento de aceite de coco y evitar los aceites vegetales elaborados, las verduras crudas de la familia de la col y los alimentos derivados de la soja. Toma de una a tres cápsulas de pimienta de cayena con cada comida para mejorar la circulación y estimular el metabolismo. Para una exposición más detallada de este tema, recomiendo la lectura de mi libro *Eat Fat, Look Thin*.

Hongos en los oídos: la mayoría de la gente tiene cierta cantidad de hongos en los oídos. Esto se manifiesta en forma de picor, exceso de cera, polvo blanco o piel escamosa en el interior del conducto auditivo. Si ese es tu problema, llena un cuentagotas de agua oxigenada e introduce varias gotas en el canal auditivo. Haz esto tendido de costado o bocarriba. Levántate. Deja que se seque. Ponte en un dedo una cantidad de aceite de coco del tamaño de medio guisante y úntatelo en el oído (yo uso un bastoncillo de algodón). Cada dos días úntate el oído con una pequeña cantidad de aceite.

Hongos en la piel: masajea el área afectada con aceite de coco de tres a seis veces al día o usa un vendaje de aceite de coco como se describe en la página 247. Si es posible, expón directamente la piel infectada a la luz solar durante veinte minutos al día (ver «Hongos en las uñas de los pies y en los pies»). Este procedimiento funciona muy bien y, aproximadamente en una semana, debería aparecer la piel nueva y sana.

Aplica el aceite de coco y mantén el área afectada húmeda. Para los hongos de los pies aplica una cantidad generosa por la noche antes de acostarte. Envuelve el pie en una bolsa de plástico y pon un calcetín por encima para mantenerla en su lugar e impedir que se desprenda. Acuéstate. Por la mañana quítate la bolsa, y si puedes seguir teniendo aceite en los pies, hazlo; si no, límpiatelo. Expón la piel infectada a la luz solar directa al menos durante treinta minutos al día. Repite el procedimiento cada noche.

A veces los hongos de la piel y las uñas son difíciles de eliminar. Si el método descrito no elimina completamente la infección, repite el procedimiento con pomada de orégano (página 308).

Las infecciones micóticas recurrentes son un signo de una infección sistémica de cándida. La mejor manera de tratar el problema es con la desintoxicación de aceite de coco (página 291).

Hongos en las uñas de los pies y en los pies: los hongos de las uñas de los pies se pueden identificar por unas uñas amarillas, o marrones, gruesas y desfiguradas. Los de los pies se manifiestan en una piel excesivamente seca, callos gruesos y grietas o surcos profundos en la piel. El olor del pie suele ser fuerte. La inflamación puede también estar presente. Lávate los pies a fondo y sécatelos. Masajea el área infectada con aceite de coco y frótalo para que penetre profundamente en la piel o en la uña. Cubre el área infectada con una venda empapada en aceite de coco como se describe en la página 247. Si no puedes mantener la venda durante todo el día, al menos llévala en casa por la tarde y mientras duermes. Lávate los pies a diario con agua y jabón y aplícate una venda nueva.

La luz solar puede ser también una gran ayuda, ya que destruye a los hongos. Expón las áreas infectadas de los pies a la luz directa del sol al menos veinte minutos cada día durante unas dos semanas. El mejor momento para hacer esto es entre las diez de la mañana y las cuatro de la tarde, cuando el sol está directamente sobre nuestra cabeza. Deberías ver una mejoría notable en el transcurso de una semana. Esto tiene más eficacia durante el verano, cuando los rayos del sol son más intensos. Si vives en una latitud que esté por debajo de los 40°, deberías tener bastante sol como para que esto fuera eficaz durante todo el año con la excepción de los tres meses del invierno.

El vendaje con aceite de coco podría eliminar por sí mismo a los hongos. Los de las uñas son especialmente difíciles de curar, incluso con fármacos. Así que, si es posible, combina el aceite de coco con los baños de sol para obtener mejores resultados. Dependiendo de dónde vivas, si estás en invierno, quizá tengas que esperar hasta la primavera para beneficiarte del sol o tendrías que ir a un centro de bronceado. Para un efecto más potente, puedes usar también la pomada de orégano (página 308) en lugar del aceite de coco.

Si los hongos de los pies o de las uñas de los pies persisten tras el tratamiento, o vuelven a reproducirse, podría deberse a una infección sistémica de cándida. Hasta que elimines la infección sistémica, no te librarás de los problemas. El mejor enfoque para esta situación es la desintoxicación con aceite de coco (página 291).

Indigestión: para casos de indigestión aguda toma dos cucharadas de aceite de coco. Si es necesario, ingiere otra cucharada seis horas más tarde. Ver también «Trastornos digestivos».

Infección de cándida (candidiasis): en la medida de lo posible evita tomar antibióticos. Elimina el azúcar y los dulces de todos los tipos. Limita el consumo de fruta. Endulza los alimentos usando estevia. Olvídate de todos los hidratos de carbono refinados: pan blanco, arroz blanco, etc. Consume una dosis terapéutica de mantenimiento de aceite de coco, como se describe en las páginas 252 y siguientes. Sigue una dieta alta en fibra consistente en pulpa de coco, cereales enteros, legumbres y verduras frescas. La fibra es esencial porque se convierte en sustancias que ayudan a eliminar la cándida del intestino. Come yogur o kéfir a diario. Toma 1.000 mg de vitamina C más extracto de semilla de uva y extracto de timo siguiendo cuidadosamente las instrucciones del frasco hasta que mejoren los síntomas. Recibe de veinte a treinta minutos de luz solar directa cada día. Comienza un programa periódico de ejercicio. Si además existe una infección vaginal, ver «Infección de levaduras».

Las infecciones sistémicas de levaduras pueden ser muy difíciles de tratar. El método más potente para combatir este problema es la desintoxicación con aceite de coco (página 291). Puede que necesites hacer varias curas de tres días y al menos una de siete para conseguir resultados permanentes.

Infección del conducto urinario: toma a diario de seis a ocho vasos de agua y consume al menos tres cucharaditas y media de aceite de coco, divididas a lo largo del día. Empieza a hacerlo desde el momento en que sospeches que estás a punto de contraer una infección. Cuanto antes comiences el tratamiento, antes se resolverá el problema. Al mismo tiempo puedes tomar también zumo de arándano. El ingrediente activo del zumo de arándano que protege contra las infecciones del conducto urinario es un grupo de potentes antioxidantes llamados proantocianidinas. Estos antioxidantes también se encuentran en las semillas de la uva. Las proantocianidinas pueden comprarse en las tiendas de alimentación natural en forma de suplementos dietéticos. Busca el extracto de semilla de uva, Pycnogenol o PCO.

Infección de levaduras: una infección vaginal de levaduras debería tratarse local y sistémicamente. Las infecciones vaginales de levaduras van acompañadas siempre por infecciones de todo el cuerpo. Para tratarlas, usarás una combinación de ácido bórico, aceite de coco y acidófilos. Llena cápsulas de gelatina con ácido bórico (disponible en farmacias). Inserta una cápsula vaginalmente por la mañana. Por la tarde, hazte una irrigación con aceite de coco caliente. Antes de acostarte, inserta una cápsula de acidófilos. Repite este procedimiento de tres a siete días si estás tratando una infección leve, y hasta dos semanas para una infección más grave. Puedes seguir con los supositorios de ácido bórico durante un mes en el caso de una infección grave, pero por lo general bastan de tres a siete días para que este método haga efecto. El aceite de coco ayuda a aliviar y curar los tejidos inflamados y elimina la cándida, el ácido bórico equilibra el pH y los acidófilos reponen la flora vaginal. Para tratar el problema sistémico ver «Infección de cándida».

Infección de oídos: tritura un diente fresco de ajo y mezcla el jugo con un poco de aceite de coco. Llena el cuentagotas con el aceite y vierte varias gotas en el canal auditivo. Para impedir que se salga y conseguir que penetre profundamente en el canal auditivo, tiéndete de costado al hacer esto. Permanece de costado durante unos cuantos minutos. Abre y cierra la boca y mueve de lado a lado la mandíbula para ayudar al aceite a bajar por el canal. Inserta un pequeño trozo de algodón en el oído para impedir que el aceite se derrame. Mantenlo de quince a treinta minutos. Para combatir la infección desde el interior, toma al menos tres cucharadas y media de aceite de coco al día. Si sospechas que tienes un tímpano perforado, no uses este método.

Infecciones de la vejiga: Ver «Infección del conducto urinario».

Intoxicación alimentaria: Ver «Enfermedades bacterianas y virales».

Insomnio: el aceite de coco ayuda a regular las funciones corporales que mejoran el sueño. Consume la dosis de mantenimiento de aceite de coco que se da en la página 252. Exponte directamente a la luz del sol de veinte a treinta minutos diariamente. La luz solar también ayuda a regular el sueño. Una taza de té de granadilla tomada una hora antes de acostarte puede favorecerlo. Para preparar el té, vierte una taza de agua hirviendo sobre una cucharadita de pasiflora seca, cubre y deja reposar durante quince minutos. Puedes añadir también raíz de valeriana. Mezcla dos partes de valeriana con una parte de pasiflora, y haz el té, siguiendo las instrucciones que acabamos de ver, empleando una cucharadita de la mezcla de hierbas. Otra cosa que puedes hacer es tomar un baño relajante de sales de Epsom justo antes de acostarte. Añade dos tazas de sales de Epsom (sulfato de magnesio) a una bañera con agua caliente y báñate durante veinte minutos. El magnesio es un relajante muscular excelente y un estupendo sedante para el sistema nervioso. El magnesio de las sales se absorbe a través de la piel durante el baño, con un efecto sedante tanto para el cuerpo como para la mente.

Labios agrietados: Ver «Dermatitis».

Lactancia: la calidad de la leche de la madre depende de su alimentación. Para enriquecerla con AGCM favorecedores de la salud, la madre debería consumir productos de coco, especialmente el aceite, cada día. La dosis de mantenimiento apropiada es de tres cucharadas y media diarias. Esto debería hacerse antes del parto y también durante la lactancia.

Libido: el agua fresca de coco joven estimula y fortalece las funciones reproductivas, especialmente en los hombres. Es una alternativa natural al Viagra. Es importante que el agua proceda de un coco verde o inmaduro. La de los maduros, la clase de coco que normalmente encontramos sin cáscara en las tiendas de alimentación, no es eficaz. El agua también debe ser fresca. Tan pronto como el coco está abierto, empieza a perder su efecto. El agua de coco producida comercialmente que se vende envasada puede haber perdido sus propiedades.

Lunares: los lunares pueden eliminarse usando solo aceite de coco. Aplica una venda empapada en aceite de coco sobre el lunar (ver la explicación detallada en la página 247). La venda debería permanecer humedecida con el aceite. Cuando empiece a secarse, añade más. Mantén la venda constantemente en contacto con el lunar excepto para cambiarla, una vez al día. Dependiendo del tamaño del lunar, el proceso puede durar varias semanas. Si tarda más de seis días, quítate la venda un día para darle un descanso a la piel. Continúa de esta manera descansando un día a la semana hasta que desaparezca el lunar.

Lupus: ver «Enfermedad autoinmune».

Mal aliento: ver «Halitosis».

Manchas de la edad: también se las llama manchas hepáticas. Indican un daño de los radicales libres en la piel. Frótate aceite de coco en el área diariamente y consume una dosis de mantenimiento de aceite y otros productos de coco. Evita los aceites vegetales procesados, las lociones de protección solar y el tabaco. Consume más frutas y verduras frescas. Las manchas de la edad tardan en desaparecer, ten paciencia.

Manchas hepáticas: ver «Manchas de la edad».

Manos y pies fríos: ver «Hipotiroidismo».

Mordeduras y picaduras de insectos: masajea el área afectada con aceite de coco. El aceite caliente penetra en profundidad y de ese modo se alcanzan los resultados más rápido. Alivia el escozor, el picor y la inflamación. Aplícalo dos o tres veces al día.

Mononucleosis: ver «Enfermedades bacterianas y virales».

Náuseas: si apenas puedes mantener nada en el estómago, toma la bebida de coco y jengibre descrita en la página 302.

Obesidad: ver «Control del peso».

Olor corporal y de pies: el olor corporal viene causado principalmente por las bacterias y los hongos que viven en la piel. Lo curioso es que bañarse puede empeorar la situación. La superficie de la piel debería estar ligeramente ácida parâ que sea inhóspita para los microorganismos dañinos. El jabón y el agua eliminan esta capa protectora, dejando al cuerpo vulnerable a la colonización por organismos que estimulan el olor corporal. El aceite de coco puede ayudar a restaurar el equilibrio natural del cuerpo y protegerte de los gérmenes que causan olor. Si tienes un problema leve, lo único que tienes que hacer es frotarte con un poco de aceite bajo los brazos, en los pies y en cualquier parte que lo necesites. Si tu problema es más grave, puedes obtener una mejor protección si mezclas el aceite de coco con una solución ácida. Después de bañarte puedes restablecer enseguida una capa ácida protectora si te enjuagas el cuerpo con una solución ligeramente ácida. Puedes fabricar una solución sin olor con agua y vitamina C o polvo de ácido cítrico. Mezcla una cucharadita de polvo en una taza de agua. Tras la ducha cierra el grifo y recubre tu cuerpo con esta solución, asegurándote de aplicártela bajo los brazos y en la zona de las ingles. Sal de la ducha y sécate. Aplícate una capa de aceite de coco por todo el cuerpo, prestando una atención especial a las axilas y las ingles. Los resultados son excelentes.

Si el olor corporal persiste o si es particularmente fuerte, usa la pomada de orégano (página 308). A mucha gente le afecta especialmente el olor de pies. Este problema suele estar causado por los hongos. Lávate los pies con agua y jabón, sécate y masajéatelos aplicándote una fina capa de pomada de orégano, asegurándote de llegar a los pliegues y grietas. Repite diariamente.

Osteomalacia: ver «Osteoporosis».

Osteoporosis: al contrario de lo que suele pensarse, la osteoporosis no es simplemente una enfermedad producida por la deficiencia de calcio. Puedes tomar toneladas de calcio y aun así seguir sufriéndola. Hay muchos factores que contribuyen a la osteoporosis. Toma 1.000 mg de calcio, 800 mg de magnesio y 1.000 IU de vitamina D diariamente. Evita todos los aceites vegetales procesados con la excepción del de coco. Emplea el aceite de coco u otras grasas saturadas como tu grasa dietética principal. Ingiere alguna grasa con cada comida para mejorar la absorción de minerales. La vitamina D y la grasa saturada son necesarias para el metabolismo apropiado del calcio. La mejor fuente de vitamina D es la luz solar. Durante el verano treinta minutos al día de exposición del rostro, los brazos y las piernas proporcionará la cantidad mínima necesaria. Cuanto mayor sea la parte del cuerpo que se expone, menor es el tiempo de exposición requerido. Durante el invierno puede ser necesaria vitamina D dietética. Consulta la explicación en las páginas 111 y siguientes. Evita el café, el té, los refrescos y los dulces porque arrastran el calcio de los huesos. Haz ejercicio diariamente para ayudar a los huesos a fortalecerse. También es recomendable un suplemento líquido de oligoelementos minerales.

Parásitos: ver «Parásitos intestinales».

Parásitos intestinales: sigue las instrucciones para la purga de parásitos de la página 298. Necesitarás un día y medio para completar el proceso.

Picadura de abeja: ver «Mordeduras y picaduras de insectos».

Picadura de mosquito: ver «Mordeduras y picaduras de insectos».

Picor de oídos: ver «Hongos en los oídos».

Picor en la piel: el aceite de coco es excelente para calmar la piel que pica o que está irritada. Lo único que necesitas hacer es masajear el área afectada con aceite de coco caliente. Repite con tanta frecuencia como sea necesaria.

Pie de atleta: ver «Hongos en las uñas de los pies y en los pies».

Piel seca y agrietada: ver «Dermatitis».

Piojos: los piojos son parásitos que anidan en el cuero cabelludo y se alimentan de la sangre de su anfitrión. Para desprenderte de ellos, empieza por eliminar todos los que puedas con el peine. Antes de hacerlo masajea el cuero cabelludo y el cabello con un poco de aceite de coco. Usa solo la cantidad suficiente para cubrir el cabello sin que quede grasiento. Péinate con un peine fino. Tira del peine desde el cuero cabelludo hasta las puntas del cabello. Despega los piojos que encuentres en el peine y continúa. Pásalo al menos un par de veces por el cabello. Después de peinar, lávalo a fondo con champú, asegurándote de frotar bien tras las orejas y la parte posterior del cuello, ya que es ahí donde con mayor frecuencia aparecen los piojos. Sécate. Aplica una abundante cantidad de aceite o leche de coco y masajéate profundamente el cuero cabelludo y el cabello. Mantén el aceite todo el tiempo que sea posible, al menos doce horas. Aplica más aceite o leche, para mantener el cuero cabelludo hidratado. Si lo haces por la noche, acuéstate con un gorro de ducha. Péinate a fondo otra vez y despréndete de los piojos que encuentres. En estos momentos deberían estar casi todos muertos. Lávate el cabello con champú. Por lo general, basta con seguir este régimen para eliminar los piojos. Repite el proceso si es necesario. Para conseguir una mayor eficacia, usa la pomada de orégano (página 308) en lugar del aceite de coco.

Presión sanguínea: ver «Hipertensión».

Prurito en la ingle: ver «Hongos en la piel».

Psoriasis: ver «Dermatitis».

Quemaduras: para quemaduras pequeñas aplica a la herida algo frío, como una bolsita fría y húmeda de té, durante unos diez minutos. Después aplica suavemente una capa de aceite de coco. Vuelve a emplear el aceite cada dos horas hasta que el dolor haya desaparecido. Para quemaduras más serias, usa un vendaje como el descrito en la página 247, hasta que la herida se cure por completo. En caso de heridas profundas o extensas, acude a un profesional de la salud para el tratamiento.

Quemadura solar: masajea cuidadosamente con aceite de coco la piel quemada. Vuelve a aplicarlo con tanta frecuencia como sea necesario. Para evitar las quemaduras, utiliza el aceite antes de exponerte al sol. Es una buena idea incrementar la tolerancia al sol exponiéndose un poco diariamente con aceite de coco. Incrementa gradualmente la cantidad de tiempo que pasas al sol cada día. Además, añade aceite de coco a tu alimentación. Consumir aceite de una forma periódica aumentará también tu tolerancia al sol.

Raquitismo: ver «Osteoporosis».

Reflujo ácido: ver «Trastornos digestivos».

Repelente de insectos: la mezcla del aceite de coco con el de menta constituye un repelente de insectos natural muy eficaz. Ver la pomada de menta en la página 309. Frótalo sobre toda la piel expuesta.

Resfriados: bebe mucha agua. Toma de 500 a 1.000 mg de vitamina C, preferiblemente con bioflavonoides. Busca un suplemento que incluya ambos elementos. Bebe manzanilla o té de menta con una cucharada de aceite de coco. Masajea los músculos de la parte posterior del cuello, hombro y pecho dos veces al día con aceite de coco. Ver también «Congestión de senos nasales».

Sarpullido del pañal: el sarpullido del pañal es una infección causada por la cándida que aparece en las heces. A la cándida le encantan los entornos cálidos, oscuros y húmedos, que es exactamente lo que encuentra en el pañal sucio de un bebé. Para aliviar este problema, cambia los pañales inmediatamente después de que el bebé haga de vientre. Lávale la piel a fondo con jabón y agua y asegúrate de que está completamente seca. Sería buena idea prescindir de pañales durante algún tiempo para exponer el área afectada al aire y a la luz del sol. Frota la piel con aceite de coco. El aceite de coco es una loción excelente para bebés y deberías aplicarla cada vez que cambias el pañal.

Sangrado de la nariz: ver «Hemorragia nasal».

Sarampión: ver «Enfermedades bacterianas y virales».

Sida/VIH: consume una dosis terapéutica de coco como se indica en la página 253. Sigue una dieta sana consistente principalmente en frutas y verduras frescas y crudas, con amplias cantidades de pulpa y leche de coco. Acude a un profesional cualificado para que te guíe a través del proceso curativo.

Síndrome del colon irritable: ver «Enfermedades del colon».

Síndrome de fatiga crónica: la causa exacta es desconocida, pero se cree que el origen podría ser una infección crónica que el cuerpo es incapaz de erradicar por completo. Cualquier cantidad o combinación de virus, bacterias, hongos o parásitos puede contribuir a la fatiga crónica. Las causas más probables son el virus herpes, el virus Epstein-Barr, la cándida y la giardia. El aceite de coco puede ser beneficioso porque es capaz de eliminar muchos de los organismos que puedan estar implicados, y además incrementa la energía y estimula el metabolismo, lo que mejora la función inmunitaria. Un enfoque básico para combatir este síndrome sería apoyar al sistema inmunitario para permitir que el cuerpo mismo se libre del problema. Un régimen favorable es tomar extracto de semilla de pomelo, extracto de baya de saúco y extracto de timo. Sigue las instrucciones de los envases y continúa con este régimen hasta que mejoren los síntomas. De forma continua toma 1.000 mg de vitamina C, una cápsula de pimienta de cayena y la dosis de mantenimiento de aceite de coco descrita en la página 252. Los suplementos deberían tomarse con la comida y repartirse durante todo el día. Sal al exterior para recibir algo de luz curativa, tal y como se describe en las páginas 111 y siguientes. Sigue una dieta rica en alimentos integrales con gran cantidad de frutas y verduras frescas. Incorpora la pulpa y la leche de coco a la dieta. El coco fermentado (página 228) u otra fuente de bacterias benignas serían también provechosos.

Síndrome del túnel carpiano: bebe cada día de dos a tres tazas de té de jengibre para la artritis (página 303). Toma la dosis de mantenimiento de aceite de coco como se explica en la página 252. Esto puede hacerse tomando el té. Toma un suplemento multivitamínico que contenga todas las vitaminas B, especialmente B_6. Asimismo, toma 1.000 mg de vitamina C y 500 mg de magnesio. Elimina los aceites vegetales procesados, los dulces, el café y el tabaco. Toma a diario entre seis y nueve raciones de frutas y verduras frescas sin excederte en la comida. Masajea el área afectada dos veces al día con aceite de coco caliente.

Sistema inmunitario: recibir la cantidad adecuada de luz solar, seguir una dieta rica en frutas y verduras frescas, mantener una actitud mental positiva, dormir bien, tener niveles bajos de estrés, beber agua limpia, respirar aire puro y consumir una dosis de mantenimiento de aceite de coco son factores que fortalecen el sistema inmunitario.

Tapones en los oídos: un cerumen excesivo puede dificultar la escucha y crear un caldo de cultivo para los hongos y las bacterias. Empleando un gotero lleno de aceite de coco caliente, vierte varias gotas en el canal auditivo. Mueve la mandíbula de un lado a otro para hacer bajar el aceite por el canal. Esto soltará la cera y le permitirá moverse por sí misma. Repite tantas veces como sea necesario.

Tendinitis: las actividades que implican movimientos repetitivos como los deportes de raqueta, correr o trabajar en el jardín, pueden causar tendinitis o inflamación del tendón. Toma 100 mg de extracto de semilla de uva un par de veces al día durante un máximo de tres semanas y luego baja a una dosis de mantenimiento de 50 mg. Entre comidas toma 250 mg de bromelaina (una enzima derivada de la piña) tres veces al día. El té de jengibre para la artritis (página 303) puede ayudar también a aliviar la inflamación. Masajea el área afectada con aceite caliente.

Tinea cruris: ver «Hongos de la piel».

Tiña: ver «Hongos de la piel».

Trastornos digestivos: bebe diariamente grandes cantidades de agua, un litro por cada veinticinco kilos de peso corporal. La mayor parte deberías beberla entre comidas. Evita usar aceites vegetales elaborados porque son difíciles de digerir, en especial si tienes dificultad para digerir las grasas. Usa principalmente aceite de coco para cocinar y para la preparación de comidas. Si te cuesta digerir la proteína, come frutos frescos tropicales, como la piña, la fruta de la pasión, el kiwi, la chirimoya o la papaya, con las comidas. Estas frutas contienen enzimas para digerir la proteína que te ayudarán a descomponer la carne. Además, si lo prefieres, puedes tomar un suplemento de enzimas digestivas.

La pimienta de cayena y el vinagre también mejoran la digestión. Estimulan las secreciones gástricas, proporcionando así más enzimas para descomponer los alimentos. Una taza de té de vinagre de manzana justo antes de comer es una manera excelente de hacer fluir los jugos gástricos y de preparar el aparato digestivo para la comida. El té de vinagre puede sonar mal pero en realidad está delicioso. Para hacerlo mezcla dos cucharaditas de vinagre de sidra de manzana o de coco y dos cucharaditas de miel para una taza de agua caliente. También puedes usar jugo de limón y agua con un poco de endulzante (personalmente prefiero la estevia). Una manera cómoda de tomar cayena es en una cápsula. Así evitas el ardor. Si se ingiere con el estómago vacío, puede causar algo de malestar, por eso recomiendo tomarla siempre con las comidas.

Una de las causas principales de la indigestión y de la acidez gástrica es el estreñimiento. Come alimentos ricos en fibra. La pulpa y la harina de coco son fuentes excelentes de fibra dietética. El aceite y la leche de coco, las pasas y las ciruelas secas ayudan a soltar el vientre. La vitamina C también es útil. Empieza con 1.000 mg al día. Las grandes cantidades de vitamina C (5.000 mg o más) pueden causar diarrea. Quizá quieras tomar más para ayudar a aligerar el tránsito intestinal. Tomar esta cantidad no causa ningún daño. Asimismo la desintoxicación con aceite de coco de la página 291 puede ser muy provechosa. Ver también «Enfermedades del colon».

Trastornos hepáticos: a los problemas hepáticos como la hepatitis y la cirrosis les puede ayudar el consumo habitual de aceite de coco. Los AGCM que contiene protegen los tejidos del hígado contra el daño provocado por los radicales libres, que es una de las causas principales de la lesión hepática. Los AGCM también ayudan a combatir la infección. Sigue el programa de mantenimiento de la página 252. Los suplementos dietéticos que incluyen un extracto de cardo mariano llamado silimarina pueden ayudar a rejuvenecer y a restaurar la función hepática. Toma

1.000 mg de vitamina C diariamente. Evita el aceite vegetal elaborado, el aceite hidrogenado y el alcohol.

Trastornos renales: consume una dosis diaria de mantenimiento de aceite de coco. Bebe 475 ml o más al día de agua de coco. Aparte de esto, toma al menos seis vasos de agua pura y una cucharadita de sal diariamente. La sal puedes añadirla al agua o a la comida. Toma una cápsula de pimienta de cayena con cada comida.

Úlcera: las úlceras gástricas están causadas por las bacterias que cavan sus túneles en el revestimiento de las paredes del estómago. Los AGCM del coco pueden destruir estos organismos. Toma la dosis de mantenimiento o la dosis terapéutica de aceite de coco como se describe en las páginas 252 y 253. Añade pimienta de cayena, toda la que puedas tolerar, a tus alimentos. Si no te gustan los platos picantes, puedes comprar cayena en cápsulas de gelatina y tomar una o dos con cada comida. Puedes conseguir cápsulas de gelatina en las farmacias o en las tiendas de alimentación natural. Si la úlcera continúa tras esto, deberías plantearte hacer una desintoxicación de aceite de coco (página 291).

Úlceras de decúbito (llagas producidas por largas convalecencias en cama): desinfecta el área con agua oxigenada o plata coloidal. Aplica una venda con aceite de coco como se describe en la página 247. Mantén la venda húmeda y cámbiala cada día hasta que se cure.

Varicela: ver «Enfermedades bacterianas y virales».

Venas varicosas: masajea el área afectada con aceite de coco caliente de tres a seis veces al día. Toma 1.000 mg de vitamina C, 100 mg de extracto de semilla de uva y 500 mg de magnesio diariamente, y añade de una a tres cápsulas de pimienta de cayena a cada comida. Bebe 475 ml de agua de coco y toma tres cucharaditas y media de aceite de coco diariamente. Añade más fibra a tu dieta, especialmente pulpa de coco fresca o seca.

Verrugas: para eliminar algunas verrugas basta con frotarlas diariamente con aceite de coco. Este método no funciona con todas.

Muchas suelen ser duras e impenetrables, e impiden que el aceite llegue al núcleo. Lima la superficie de la verruga con una lima de cartón o desprende o corta parte de la piel seca y dura para abrirla. Aplica agua oxigenada. Deja que se seque. Masajea profundamente la piel con aceite caliente de coco para una máxima penetración. Aplica el aceite de cuatro a ocho veces diarias o emplea una venda mojada en aceite como se describe en la página 247. Continúa hasta que la piel se cure y desaparezca la verruga.

Virus: ver «Enfermedades bacterianas y virales».

Zoonosis: la zoonosis es cualquier enfermedad parasitaria transmitida de los animales a los seres humanos. Ver «Enfermedades bacterianas y virales» y «Parásitos intestinales».

Nota al lector

Si has descubierto una manera de usar el coco para tratar algún problema de salud que no aparezca en esta lista, o una forma de tratarlo mejor que las que incluyo en el listado, me gustaría que te pusieras en contacto conmigo. Por favor, escríbeme a Coconut Research Center, P. O. Box 25203, Colorado Springs, CO 80936, Estados Unidos, o envíame un correo electrónico a contact@coconutresearchcenter.org. Me interesa tu opinión. Quiero saber cómo te ha ayudado el coco. Por favor, escribe o envíame un correo electrónico y solicita una copia gratuita de mi boletín *Healthy Ways*.

FUENTES DE INFORMACIÓN

PRODUCTOS DE COCO

En la mayoría de las tiendas de comestibles es posible encontrar coco fresco y seco así como leche de coco. La mayoría de los demás productos, entre ellos el agua, el aceite, la fibra y la harina, están disponibles en ecotiendas y comercios bio. Si no encuentras estos productos en tu zona, puedes conseguirlos en webs especializadas.

ENLACES DE INTERÉS

www.coconutresearchcenter.org

Esta página web está patrocinada por el Centro para la investigación del coco, una organización sin ánimo de lucro dedicada a educar a la comunidad médica y al público en general sobre la repercusión del coco en la salud. Esta página contiene numerosos artículos, investigación actual, información nutricional, recursos sobre materiales de educación y productos, e incluye un foro abierto para el debate. Se trata, con mucha diferencia, de la mejor fuente de información disponible en Internet y de la más exacta.

www.piccadillybooks.com

Esta página web tiene un listado con los mejores libros y DVD disponibles actualmente sobre el coco, la alimentación y los asuntos relacionados con la salud. Llama o escribe y pide un catálogo gratuito: Piccadilly Books, Ltd., P.O. Box 25203, Colorado Springs, CO 80918, Estados Unidos. Teléfono: 719-550- 9887. Correo electrónico: orders@piccadillybooks.com.

BIBLIOGRAFÍA

Enig, Mary G., *Know Your Fats: The Complete Primer for Understanding the Nutrition of Fats, Oils and Cholesterol* (Conoce tus grasas: el manual completo para entender la nutrición de las grasas, los aceites y el cholesterol). 2000: Bethesda Press, Silver Spring, MD.

Fife, Bruce, *Coconut Lover's Cookbook* (El libro de cocina del amante del coco). 2004: Piccadilly Books, Ltd., Colorado Springs, CO.

_____*Cooking with Coconut Flour: A Delicious Low-Carb, Gluten-Free Alternative to Wheat* (Cocinar con harina de coco: una alternativa deliciosa, baja en hidratos de carbono y sin gluten, a la harina de trigo). 2005: Piccadilly Books, Ltd., Colorado Springs, CO.

_____*Eat Fat, Look Thin: A Safe and Natural Way to Lose Weight Permanently,* 2ª ed. (Adelgazar comiendo grasa: una manera segura y natural de perder peso permanentemente), 2005: Piccadilly Books, Ltd., Colorado Springs, CO.

_____*El milagro del aceite de coco.* Editorial Sirio.

_____*The Detox Book*, 2ª ed. (El libro de la desintoxicación), 2001: Piccadilly Books, Ltd., Colorado Springs, CO.

_____*The Healing Crisis*, 2nd Ed. (La crisis curativa), 2002: Piccadilly Books, Ltd., Colorado Springs, CO.

Foale, Mike, *The Coconut Odyssey: The Bounteous Possibilities of the Tree of Life* (La odisea del coco: las abundantes posibilidades del árbol de la vida). 2003: Australian Centre for International Agricultural Research, Canberra, Australia.

McGee, Charles T., *Heart Frauds: Uncovering the Biggest Health Scam in History* (Fraudes sobre el corazón: revelando la mayor estafa sanitaria de la historia), 2001: Piccadilly Books, Ltd., Colorado Springs, CO.

Price, Weston A., *Nutrition and Physical Degeneration*, 6ª ed. (Nutrición y degeneración física). 1997: Keats Publishing, Los Ángeles, CA.

NOTAS

Capítulo 3: Botiquín médico del coco I

1. Kiyasu, G. Y. y otros. «The portal transport of absorbed fatty acids» (El transporte portal de los ácidos grasos absorbidos). *Journal of Biological Chemistry* 1952; 199: 415.

2. Greenberger, N. J. y Skillman, T. G. «Medium-chain triglycerides: physiologic considerations and clinical implication» (Triglicéridos de cadena media: consideraciones fisiológicas e implicación clínica). *N Engl J Med* 1969; 280: 1045.

3. Geliebter, A. «Overfeeding with medium-chain triglycerides diet results in diminished deposition of fat». (La sobrealimentación con una dieta de triglicéridos de cadena media provoca una disminución en la deposición de grasa). *Am J of Clin Nutr* 1983; 37: 104.

4. Baba, N. «Enhanced thermogenesis and diminished deposition of fat in response to overfeeding with a diet containing medium chain triglycerides» (Aumento de la termogénesis y disminución de la deposición de grasa como reacción a la sobrealimentación con una dieta de triglicéridos de cadena media). *Am J of Clin Nutr* 1982; 35: 678.

5. Tantibhedhyangkul, P. y Hashim, S. A. «Medium-chain triglyceride feeding in premature infants: effects on calcium and magnesium absorption». (Alimentación con triglicéridos de cadena media en bebés prematuros: efectos en la absorción de calcio y de magnesio). *Pediatrics* 1978; 61 (4): 537.

6. Jiang, Z. M. y otros. «A comparison of medium-chain and long-chain triglycerides in surgical patients» (Una comparación de los triglicéridos

de cadena media y cadena larga en los pacientes quirúrgicos). *Ann Surg* 1993: 217 (2): 175.

7. Salmon, W. D. y J. G. Goodman. *J. Nutr.* 1937; 13: 477. Citado por Kaunitz, H. «Nutritional properties of coconut oil». (Propiedades nutricionales del aceite de coco) *APCC Quarterly Supplement* 30 de diciembre de 1971, págs. 35-57.

8. Cunningham, H. M. y J. K. Lossli. *Dairy Sci* 1953; 453. Citado por Kaunitz, H. «Nutritional properties of coconut oil» (Propiedades nutricionales del aceite de coco). *APCC Quarterly Supplement* 30 de diciembre de 1971, págs. 35-57.

9. Dutta, N. C. *Ann Biochem Expt Med* 1948; 8: 69. Citado por Kaunitz, H. «Nutritional properties of coconut oil» (Propiedades nutricionales del aceite de coco). *APCC Quarterly Supplement* 30 de diciembre de 1971, págs. 35-57.

10. Sadasivan, V. *Current Sci* 1950; 19-28. Citado por Kaunitz, H. «Nutritional properties of coconut oil» (Propiedades nutricionales del aceite de coco). *APCC Quarterly Supplement* 30 de diciembre de 1971, págs. 35-57.

11. Vaidya, U. V. y otros. «Vegetable oil fortified feeds in the nutrition of very low birthweight babies». (Alimentación reforzada con aceite vegetal en la nutrición de los bebés con peso muy bajo al nacer). *Indian Pediatr* 1992; 29 (12):1519.

12. Francois, C. A., y otros. «Acute effects of dietary fatty acids on the fatty acids of human milk» (Efectos agudos de los ácidos grasos dietéticos en la leche humana). *Am J Clin Nutr* 1998; 67: 301.

13. Intengan, C. L. I. y otros. «Structured lipids of coconut and corn oils vs. soybean oil in the rehabilitation of malnourished children: a field study». (Los lípidos estructurados de los aceites de coco y de maíz y el aceite de soja en la rehabilitación de niños con malnutrición: un campo de estudio). *Philipp J Intern Med* 1992; 30 (30): 159-164.

14. Fushiki, T. y Matsumoto, K. «Swimming endurance capacity of mice is increased by chronic consumption of medium-chain triglycerides». (La capacidad de resistencia para la natación de los ratones se incrementa con la ingesta crónica de triglicéridos de cadena media). *Journal of Nutrition* 1995; 125: 531.

15. Applegate, L. «Nutrition». *Runner's World* 1996; 31: 26.

16. Stubbs, R. J. y Harbron, C.G. «Covert manipulation of the ration of medium- to long-chain triglycerides in isoenergetically dense diets: effect on food intake in ad libitum feeding men» (Manipulación encubierta de la proporción de triglicéridos de cadena media a cadena larga en las dietas isoenergéticamente densas: efectos sobre la ingesta de comida en hombres alimentados a voluntad). *Int. J. Obs* 1996; 20: 435-444.

17. Scalfi, L. y otros. «Postprandial thermogenesis in lean and obese subjects after meals supplemented with medium-chain and long-chain triglycerides» (Termogénesis postrandial en sujetos delgados y obesos tras

Notas

comidas suplementadas con triglicéridos de cadena media y larga). *Am J Clin Nutr* 1991; 53: 1130-1133.

18. Dulloo, A. G. y otros. «Twenty-four-hour energy expenditure and urinary catecholamines of humans consuming low-to-moderate amounts of medium-chain triglycerides: a dose-response study in a human respiratory chamber» (Gasto de veinticuatro horas de energía y catecolaminas urinarias de los seres humanos consumiendo cantidades baja o moderadas de triglicéridos de cadena media: un estudio dosis-respuesta en una cámara respiratoria humana). *Eur J Clin Nutr* 1996; 50 (3): 152-158.

19. St-Onge, M. y Jones, P. J. H. «Physiological effects of medium-chain triglycerides: potential agents in the prevention of obesity» (Efectos fisiológicos de los triglicéridos de cadena media: agentes potenciales para la prevención de la obesidad). *J of Nutr* 2002; 132 (3): 329-332.

20. Sadeghi, S., y otros. «Dietary lipids modify the cytokine response to bacterial lipopolysaccharide in mice» (Los lípidos dietéticos modifican la respuesta de las citoquinas a los lipopolisacáridos bacterianos en los ratones). *Immunology* 1999; 96 (3): 404-410.

21. Isaacs, C. E. y Thormar, H. «The role of milk-derived antimicrobial lipids as antiviral and antibacterial agents in Immunology of Milk and the Neonate» (La función de los lípido antimicrobianos derivados de lácteos como agentes antivirales y antibacterianos en la inmunología de la leche y del neonato (Mestecky, J. y otros), 1991 Plenum Press.

22. Bergsson, G., y otros. «Killing of Gram-positive cocci by fatty acids and monoglycerides» (La eliminación de cocos gram-positivos por medio de los ácidos grasos y los monoglicéridos). *APMIS* 2001; 109 (10): 670-678.

23. Wan, J. M. y Grimble, R. F. «Effect of dietary linoleate content on the metabolic response of rats to Escherichia coli endotoxin» (Efecto del contenido de ácido linoleico en la respuesta metabólica de las ratas a la entodoxina en Escherichia coli). *Clinical Science* 1987; 72 (3): 383-385.

24. Bergsson, G. y otros. «In vitro inactivation of Chlamydia trachomatis by fatty acids and monoglycerides» (Inactivación in vitro de Chlamydia trachomatis por los ácidos grasos y los monoglicéridos). *Antimicrobial Agents and Chemotherapy* 1998; 42: 2290.

25. Holland, K. T. y otros. «The effect of glycerol monolaurate on growth of, and production of toxic shock syndrome toxin-1 and lipase by Staphylococcus aureus» (El efecto del monolaurato de glicerol en el crecimiento y producción del síndrome de la toxina -1 del *shock* tóxico y de la lipase por estafilococo áureo). *Journal of Antimicrobial Chemotherapy* 1994; 33: 41.

26. Petschow, B. W., Batema, B. P. y Ford, L. L. «Susceptibility of Helicobacter pylori to bactericidal properties of medium-chain monoglycerides and free fatty acids» (Susceptibilidad de la helicobacteria del píloro a las propiedades bactericidas de los monoglicéridos de cadena media y los ácidos grasos libres). *Antimicrob Agents Chemother* 1996; 40: 302-306.

27. Wang, L. L. y Johnson, E. A. «Inhibition of Listeria monocytogenes by fatty acids and monoglycerides» (Inhibición de *listeria monocytogenes* por ácidos grasos y monoglicéridos). *Appli Environ Microbiol* 1992; 58: 624-629.

28. Bergsson, G. y otros. «In vitro killing of Candida albicans by fatty acids and monoglycerides» (Destrucción in vitro de Candida albicans por medio de ácidos grasos y monoglicéridos). *Antimicrob Agents Chemother* 2001; 45 (11): 3209-3212.

29. Isaacs, E. E. y otros. «Inactivation of enveloped viruses in human bodily fluids by purified lipid» (Inactivación de virus envolventes en los líquidos humanos por lípidos purificados). *Annals of the New York Academy of Sciences* 1994; 724: 457.

30. Hierholzer, J. C. y Kabara, J. J. «In vitro effects of monolaurin compounds on enveloped RNA and DNA viruses» (Efectos in vitro de compuestos de monolaurina en virus envolventes ARN y ADN). *Journal of Food Safety* 1982; 4: 1.

31. Thormar, H. y otros. «Inactivation enveloped viruses and killing of cells by fatty acids and monoglycerides» (Inactivación de virus envueltos y destrucción de células por los ácidos grasos y los monoglicéridos). *Antimicrobial Agents and Chemotherapy* 1987; 31: 27.

32. Kabara, J. J. *The Pharmacological Effect of Lipids.* Champaign, Ill: The American Oil Chemists' Society, 1978.

33. Issacs C. E. y otros. «Antiviral and antibacterial lipids in human milk and infant formula feeds» (Lípidos antivirales y antibacterianos en la leche humana y en los preparados de leche en polvo para bebés). *Archives of Disease in Childhood* 1990; 65: 861-864.

34. Issacs, C. E. y otros. «Membrane-disruptive effect of human milk: inactivation of enveloped viruses» (Efecto disruptivo en la membrana de la leche humana: inactivación de virus envueltos). *Journal of Infectious Diseases* 1986; 154: 966-971.

35. Issacs, C. E. y otros. «Inactivation of enveloped viruses in human bodily fluids by purified lipids» (Inactivación de los virus envueltos en los líquidos corporales humanos por los lípidos purificados). *Annals of the New York Academy of Sciences* 1994; 724: 457-464.

36. Reiner, D. S. y otros. «Human milk kills Giardia lamblia by generating toxic lipolytic products» (La leche humana elimina *giardia lamblia* por medio de la generación de productos lipolíticos tóxicos). *Journal of Infectious Diseases* 1986; 154: 825.

37. Crouch, A. A. y otros. «Effect of human milk and infant milk formulae on adherence of Giardia intestinalis» (El efecto de la leche materna y la leche en polvo para bebés en la adherencia de *giardia intestinalis*). *Transactions of the Royal Society of Tropical Medicine and Hygiene* 1991; 85: 617.

38. Chowhan, G. S. y otros. «Treatment of Tapeworm infestation by coconut (Concus nucifera) preparations» (Tratamiento de la infección de tenia

Notas

con coco, *concus nicifera*). *Association of Physicians of India Journal.* 1985; 33: 207.

39. Sutter, F. y otros. «Comparative evaluation of rumen-protected fat, coconut oil and various oilseeds supplemented to fattening bulls. 1. Effects on growth, carcass and meat quality» (Evaluación comparativa de la grasa protegida contra el rumen, el aceite de coco y varios aceites de semillas suplementados para engordar a los toros. 1. Efectos en el crecimiento, el esqueleto, y la calidad de la carne). *Arch. Tierernahr.* 2000; 53 (1): 1-23.

40. Chowhan, G. S. y otros. «Treatment of tapeworm infestation by coconut (Co- cos-nucifera) preparations». (Tratamiento de la infección de tenia con preparaciones de coco, *cocosnucifera*). *J. Assoc. Physicians India* 1985; 33 (3): 207-209.

41. Dayrit, C. S. «Coconut Oil in Health and Disease: Its and Monolaurin's Potential as Cure for HIV/AIDS» (El aceite de coco en la salud y en la enfermedad: su potencial y el de la monolaurina como cura de VIH/sida. Publicación presentada en la 37 Conferencia Anual Cocotech, en Chennai, India, 25 de julio de 2000.

42. Witcher, K. J. y otros. «Modulation of immune cell proliferation by glycerol monolaurate» (Modulación de la proliferación de células inmunes por monolaurato de glicerol). *Clin Diagn Lab Immunol* 1996; 3 (1):10-13.

43. Pimentel, M. y otros. «Normalization of lactulose breath testing correlates with symptom improvement in irritable bowel syndrome: a double-blind, randomized, placebo-controlled study». (Normalización de la prueba de aliento de lactulosa correlacionada con la mejora de los síntomas del síndrome del colon irritable: un estudio aleatorio doble ciego controlado con placebo). *Am J Gastroenterol* 2003; 98 (2): 412-419.

44. Kono, H. y otros. «Medium-chain triglycerides enhance secretory IgA expression in rat intestine after administration of endotoxin» (Los triglicéridos de cadena media aumentan la secreción de la expresión IgA en el intestino de las ratas tras la administración de endotoxina). *Am J Physiol Gastrointest Liver Physiol* 2004; 286: G1081-1089.

45. Arranza, J. L. «The Dietary Fat Produced in Asian Countries and Human Health» (La grasa dietética producida en los países asiáticos y la salud humana). Publicación presentada en el 7° Congreso Asiático de Nutrición en Beijing, 8 de octubre de1995.

46. «Vitamin E and melanoma» (Vitamina E y melanoma). *Free Radical Biology and Medicine* 1997; 7(22). Citado en *Life Extension,* noviembre de 1997, pág. 30.

47. Passwater, R. A. *The Antioxidants.* New Canaan, CT: Keats Publishing, 1985, págs. 10-11.

48. Burk, K. y otros. «The effects of topical and oral I-selenomethionine on pigmentation and skin cancer incidence by ultraviolet irradiation» (Los efectos de la I-selenometionina tópica y oral sobre la pigmentación y la incidencia de cáncer de piel por irradiación de rayos ultravioleta). *Nutrition and Cancer* 1992; 17: 123.

49. Delver, E. y Pence, B. «Effects of dietary selenium level on uv-induced skin cancer and epidermal antioxidant status» (Efectos del nivel de selenio dietético en el cáncer de piel inducido por rayos uva y el nivel de antioxidantes epidérmicos). *FASEB Journal* 1993; 7: A290.

50. Epstein, J. H. «Effects of beta-carotene on ultraviolet induced cancer formation in the Harless mouse skin» (Los efectos de betacaroteno en la formación del cáncer inducido por rayos ultravioleta en la piel de ratones Harless). *Photochem Photobiol* 1977; 25: 211.

51. *Life Extension.* Diciembre de 1997, págs. 5-8.

52. Hopkins, G. J. y otros. «Polyunsaturated fatty acids as promoters of mammary carcinogenesis induced in Sprague-Dawley rats by 7, 12-dimethylbenz[a]anthracene» (Ácidos grasos poliinsaturados como promotores de carcinogesis mamaria inducida en ratas Sprague-Dawley por 7, 12- dimethylbenz [a]anthracene). *J Natl Cancer Inst.* 1981; 66 (3): 517.

53. Seddon, J. M. y otros. «Progression of age-related macular degeneration: association with dietary fat, transunsaturated fat, nuts, and fish intake» (Progresión de la degeneración macular relacionada con la edad: la asociación con el consume de grasa dietética, grasa transinsaturada, frutos secos y pescado). *Arch Ophthalmol* 2003; 121 (12): 1728-1737.

54. Ouchi, M. y otros. «A novel relation of fatty acid with age-related macular degeneration» (Una nueva relación de ácidos grasos con degeneración macular relacionada con la edad). *Ophthalmologica* 2002; 216 (5): 363-367.

55. Seddon, J. M. y otros. «Dietary fat and risk for advanced age-related macular degeneration» (Grasa dietética y riesgo para la degeneración macular relacionada con la edad avanzada). *Arch Ophthalmol* 2001; 119 (8): 1191-1199.

56. Ross, D. L. y otros. «Early biochemical and EEG correlates of the ketogenic diet in children with atypical absence epilepsy» (La bioquímica inicial y electroencefalograma se corresponde con la dieta ketogénica en epilepsia de ausencia atípica). *Pediatr Neurol* 1985; 1 (2): 104.

57. Brod, J. y otros. «Evolution of lipid composition in skin treated with black currant seed oil» (Evolución de la composición lipídica en la piel tratada con aceite de semilla de grosella). *Int J Cosmetic Sci* 1988; 10: 149.

58. Reddy, B. S. y Maeura, Y. «Tumor promotion by dietary fat in azoxymethane- induced colon carcinogenesis in female F344 rats: influence of amount and source of dietary fat» (Promoción de tumor por grasa dietética en carcinogénesis de colon inducida por azoximetano en ratas hembra F344: influencia de la cantidad y fuente de la grasa dietética). *J Natl Cancer Inst* 1984; 72 (3): 745-750.

59. Cohen, L. A. y Thompson, D. O. «The influence of dietary medium chain triglycerides on rat mammary tumor development» (La influencia de los triglicéridos dietéticos de cadena media en el desarrollo de tumores de mama en las ratas). *Lipids* 1987; 22(6): 455-461.

60. Cohen, L. A. y otros. «Influence of dietary medium-chain triglycerides on the development of N-methylnitrosourea-induced rat mammary tumor». (Influencia de triglicéridos dietéticos de cadena media en el desarrollo de tumor de mama inducido por metilnitrosourea en las ratas). *Cancer Res* 1984; 44 (11): 5023-5028.

61. Nolasco, N. A. y otros. «Effect of Coconut oil, trilaurin and tripalmitin on the promotion stage of carcinogenesis» (Efecto del aceite de coco, la trilaurina y la tripalmitina en la fase de promoción de la carcinogénesis). *Philipp J Sci* 1994; 123 (1): 161-169.

62. Bulatao-Jayme, J. y otros. «Epidemiology of primary liver cancer in the Philippines with special consideration of a possible aflatoxin factor» (Epidemiología del cáncer primario de hígado en Filipinas con especial consideración al posible factor de aflatoxina). *J Philipp Med Assoc* 1976; 52 (5-6): 129-150.

63. Ling, P. R. y otros. «Structured lipid made from fish oil and medium-chain triglycerides alters tumor and host metabolism in Yoshida-sarcoma-bearing rats» (Los lípidos estructurados hechos de aceite de pescado y triglicéridos de cadena media alteran el tumor y el metabolismo del anfitrión en las ratas portadoras del sarcoma Yoshida). *Am J Clin Nutr* 1991; 53 (5): 1177-1184.

64. Holleb, A. I. *The American Cancer Society Cancer Book (El libro de la Sociedad Norteamericana del Cáncer)*. Nueva York: Doubleday & Company, 1986.

65. Witcher, K. J. y otros. «Modulation of immune cell proliferation by glycerol monolaurate». (Modulación de la proliferación de células inmunológicas por monolaurato de glicerol). *Clinical and Diagnostic Laboratory Immunology* 1996; 3: 10-13.

66. Ling, P. R. y otros. «Structured lipid made from fish oil and medium-chain triglycerides alters tumor and host metabolism in Yoshida-sarcoma-bearing rats». (El lípido estructurado hecho de aceite de pescado y triglicéridos de cadena media altera el tumor y el metabolismo del anfitrión en las ratas portadoras del sarcoma de Yoshida) *Am J Clin Nutr* 1991; 53 (5): 1177-1184.

67. Kono, H. y otros. «Medium-chain triglycerides inhibit free radical formation and TNF-alpha production in rats given enteral ethanol» (Los triglicéridos de cadena media inhiben la formación de radicales libres y la producción de TNF-alfa en ratas a las que se administra enteral etanol). *Am J Physiol Gastrointest Liver Physiol* 2000; 278 (3): G467.

68. Cha, Y. S. y Sachan, D. S. «Opposite effects of dietary saturated and unsaturated fatty acids on ethanol-pharmacokinetics, triglycerides and carnitines» (Efectos opuestos de ácidos grasos dietéticos saturados e insaturados en ethanolfarmacocinéticas, triglicéridos y carnitinas). *J Am Coll Nutr* 1994; 13 (4): 338.

69. Nanji, A. A. y otros. «Dietary saturated fatty acids: a novel treatment for alcoholic liver disease». (Ácidos grasos dietéticos saturados: un

tratamiento nuevo para la enfermedad del hígado alcohólico) *Gastroenterology* 1995; 109 (2): 547.

70. Trocki, O. «Carnitine supplementation vs. medium-chain triglycerides in postburn nutritional support». (Suplementación de carnitina y triglicéridos de cadena media en apoyo nutricional posterior a la quemadura). *Burns Incl Therm Inj* 1988; 14 (5): 379-387.

71. Moore, S. «Thrombosis and atherogenesis-the chicken and the egg: contribution of platelets in atherogenesis» (Trombosis y aterogénesis, el huevo y la gallina: contribución de las plaquetas a la aterogénesis). *Ann NY Acad Sci,* 1985; 454: 146-153.

72. Stewart, J. W. y otros. «Effect of various triglycerides on blood and tissue cholesterol of calves» (Efecto de varios triglicéridos en el colesterol de la sangre y los tejidos de los terneros). *J Nutr,* 1978; 108: 561-566.

73. Awad, A. B. «Effect of dietary lipids on composition and glucose utilization by rat adipose tissue» (Efecto de los lípidos dietéticos en la composición y en la utilización de la glucosa en el tejido adiposo de las ratas). *Journal of Nutrition,* 1981; 111: 34-39.

74. Monserrat, A. J. y otros. «Protective effect of coconut oil on renal necrosis occurring in rats fed a methyl-deficient diet» (Efecto protector del aceite de coco en la necrosis renal ocurrida en ratas alimentadas con una dieta deficiente en metileno). *Ren Fail* 1995; 17 (5): 525.

75. Skrzydlewska, E. y otros. «Antioxidant status and lipid peroxidation in colorectal cancer» (Nivel de antioxidantes y peroxidación lipídica en el cáncer colorectal). *J Toxicol Environ Health A,* 2001; 64 (3): 213-222.

76. Witcher, K. J. y otros. «Modulation of immune cell proliferation by glycerol monolaurate» (Modulación de la proliferación de células inmunológicas por monolaurato de glicerol). *Clinical and Diagnostic Laboratory Immunology,* 1996; 3: 10-13.

77. Bulatao-Jayme, J. y otros. «Epidemiology of primary liver cancer in the Philippines with special consideration of a possible aflatoxin factor» (Epidemiologia del cáncer primario de hígado en Filipinas con especial consideración de un posible factor de aflatoxina). *J Philipp Med Assoc,* 1976; 52 (5-6): 129-150.

78. Nolasco, N. A. y otros. «Effect of Coconut oil, trilaurin and tripalmitin on the promotion stage of carcinogenesis» (Efecto del aceite de coco, la trilaurina y la tripalmitina en la fase de promoción de la carcinogénesis). *Philipp J Sci* 1994; 123 (1): 161-169.

79. Kono, H. y otros. «Medium-chain triglycerides enhance secretory IgA expression in rat intestine after administration of endotoxin» (Los triglicéridos de cadena media aumentan la expresión secretoria de IgA en el intestino de la rata tras la administración de entodoxina). *Am J Physiol Gastrointest Liver Physiol,* 2004; 286: G1081-1089.

80. Dave, J. R. y otros. «Dodecylglycerol provides partial protection against glutamate toxicity in neuronal cultures derived from different regions

of embryonic rat brain» (El dodecilglicerol ofrece protección contra la toxicidad del glutamato en los cultivos neuronales derivados de diversas regiones del cerebro de ratas embriónicas). *Mol Chem Neuropathol,* 1997; 30: 1-13.

81. Blaylock, R. L., *Excitoxins: The Taste that Kills. (Excitoxinas: el sabor que mata).* Santa Fe, NM: Health Press, 1994, pág. 19.

82. Reddy, B. S. y Maeura, Y. «Tumor promotion by dietary fat in azoxy-methane- induced colon carcinogenesis in female F344 rats: influence of amount and source of dietary fat» (Promoción de tumores por la grasa dietética en carcinogénesis de colon inducida por azoximetano en ratas hembra F344: influencia de la cantidad y de la fuente de la grasa dieté-tica). *J Natl Cancer Inst,* 1984; 72 (3): 745-750.

83. Cohen, L. A. y Thompson, D. O. «The influence of dietary medium chain triglycerides on rat mammary tumor development» (La influencia de los triglicéridos dietéticos de cadena media en el desarrollo de tumo-res de mama en las ratas). *Lipids,* 1987; 22 (6): 455-461.

84. Lim-Sylianco, C. Y. y otros. «A comparison of germ cell antigenotoxic activity of non-dietary and dietary coconut oil and soybean oil» (Una comparación de la actividad antigenotóxica de las células germinales del aceite de coco y del aceite de soja dietéticos y no dietéticos). *Phil J of Co-conut Studies,* 1992; 2: 1-5.

85. Lim-Sylianco, C. Y. y otros. «Antigenotoxic effects of bone marrow cells of coconut oil versus soybean oil» (Efectos antigenotóxicos en las células de la médula ósea del aceite de coco y del aceite de soja). *Phil J of Coconut Studies,* 1992; 2: 6-10.

86. Witcher, K. J y otros. «Modulation of immune cell proliferation by glyce-rol monolaurate» (Modulación de la proliferación de las células inmuno-lógicas por el monolaurato de glicerol). *Clinical and Diagnostic Laboratory Immunology,* 1996; 3: 10-13.

87. Projan, S. J. y otros. «Glyceryl monolaurate inhibits the production of â-lactamase, toxic shock syndrome toxin-1 and other Staphylococcal exo-proteins by interfering with signal transduction» (El monolaurato gliceril inhibe la producción de â-lactamase, la toxina-1 del *shock* del síndrome tóxico y otras exoproteínas estafilocócicas al interferir con la transduc-ción de señal). *J of Bacteriol,* 1994; 176: 4204-4209.

88. Teo, T. C. y otros. «Long-term feeding with structured lipid composed of medium- chain and N-3 fatty acids ameliorates endotoxic shock in gui-nea pigs» (La alimentación prolongada con lípidos estructurados com-puestos por ácidos grasos N-3 de cadena media mejora el *shock* endotóxi-co en las cobayas). *Metabolism,* 1991; 40 (1): 1152-1159.

89. Lim-Navarro, P. R. T. «Protection effect of coconut oil against E coli en-dotoxin shock in rats» (Efecto protector del aceite de coco contra el *shock* de la endotoxina E coli en las ratas). *Coconuts Today,* 1994; 11: 90-91.

CURA

90. Garland, F. C. y otros. «Occupational sunlight exposure and melanoma in the U.S. Navy» (Exposición ocupacional al sol y melanoma en la Marina norteamericana). *Archives of Environmental Health,* 1990; 45: 261-267.

91. Feldman, D., y otros, «Vitamin D and prostate cancer» (Vitamina D y cáncer de próstata). *Endocrinology,* 2000; 141: 5-9.

92. Billaudel B. y otros. «Vitamin D3 deficiency and alterations of glucose metabolism in rat endocrine pancreas» (Deficiencia de vitamina D3 y alteraciones del metabolismo de glucosa en el páncreas endocrino de las ratas). *Diabetes Metab,* 1998; 24: 344-350.

93. Bourlon, P. M. y otros. «Influence of vitamin D3 deficiency and 1, 225 dihydroxyvitamin D3 on de novo insulin biosynthesis in the islets of the rat endocrine pancreas» (Influencia de la deficiencia de vitamina D3 y 1, 225 dihidroxivitamina D3 en la biosíntesis de la insulina de novo en las isletas del páncreas endocrino de la rata). *J Endocrinol,* 1999; 160: 87-95.

94. Ortlepp, J. R. y otros. «The vitamin D receptor gene variant is associated with the prevalence of type II diabetes mellitus and coronary artery disease» (El gen receptor variante de la vitamina D se asocia con la prevalencia de la diabetes mellitus tipo II y la enfermedad coronaria arterial). *Diabet Med* 18 (10): 842-845.

95. Hypponen E. y otros. «Intake of vitamin D and risk of type I diabetes: a birth-cohort study» (Ingesta de vitamina D y riesgo de diabetes tipo I: un estudio de cohorte de nacimiento). *Lancet,* 2001; 358 (9292): 1500-1503.

96. Bouillon R. y otros. «Polyunsaturated fatty acids decrease the apparent affinity of vitamin D metabolites for human vitamin D-binding protein» (Los ácidos grasos poliinsaturados disminuyen la afinidad aparente de vitamina D metabólica para la proteína de fijación de la vitamina D en seres humanos). *J Steroid Biochem Mol Biol,* 1992; 42: 855-861.

97. Ehret, A. *Arnold Ehret's Mucusless Diet Healing System.* Nueva York: Benedict Lust Publications, 1994, pág. 105.

98. D'Aquino, M. y otros. «Effect of fish oil and coconut oil on antioxidant defense system and lipid peroxidation in rat liver» (El efecto del aceite de pescado y el aceite de coco en el sistema de defensa antioxidante y la peroxidación en el hígado de las ratas). *Free Radic Res Commun,* 1991; 1: 147-152.

99. Song, J. H. y otros. «Polyunsaturated (n-3) fatty acids susceptible to peroxidation are increased in plasma and tissue lipids of rats fed docosahexaenoic acid-containing oils» (Los ácidos grasos poliinsaturados, n-3, susceptibles a la peroxidación aumentan en los lípidos del plasma de los tejidos de las ratas alimentadas con aceites que contienen ácido docosahexaenoico). *J Nutr,* 2000; 130 (12): 3028-3033.

100. Grune, T. y otros. «Enrichment of eggs with n-3 polyunsaturated fatty acids: effects of vitamin E supplementation» (Enriquecimiento de huevos

con ácidos grasos poliinsaturados n-3: efectos de la suplementación de vitamina E). *Lipids,* 2001; 36 (8): 833-838.

101. Esterbauer, H. «Cytotoxicity and genotoxicity of lipid-oxidation products» (Citotoxicidad y genotoxicidad de los productos de la oxidación lipídica). *Am J Clin Nutr* 1993; 57 (5) Supl. 779S-785S.

102. Benzie, I. F. «Lipid peroxidation: a review of causes, consequences, measurement and dietary influences» (Peroxidación lipídica: un análisis de causas, consecuencias, evaluaciones e influencias dietéticas). *Int J Food Sci Nutr,* 1996; 47 (3): 233-261.

Capítulo 4: Juicio al aceite de coco

1. Hashim, S. A. y otros. «Effect of mixed fat formula feeding on serum cholesterol level in man» (Efecto de la administración de una mezcla de grasas en el nivel de colesterol sérico en un hombre). *Am J of Clin Nutr,* 1959; 7: 30-34.

2. Bierenbaum, J. L. y otros. «Modified-fat dietary management of the young male with coronary disease: a five-year report» (Control de la grasa dietética modificada en el hombre joven con enfermedad coronaria: un estudio de cinco años). *JAMA* 1967; 202: 1119-1123.

3. Prior, I. A. y otros. «Cholesterol, coconuts and diet in Polynesian atolls-a natural experiment; the Pukapuka and Toklau island studies» (Colesterol, cocos y dieta en los atolones polinesios -un experimento natural; los estudios sobre las islas Pukapuka y Toklau). *Am J Clin Nutr,* 1981; 34: 1552-1561.

4. Hegsted, D. M. y otros. «Qualitative effects of dietary fat on serum cholesterol in man» (Efectos cualitativos de la grasa dietética en el colesterol sérico de un hombre). *Am J of Clin Nutr,* 1965; 17: 281.

5. Kintanar, Q. L. «Is coconut oil hypercholesterolemic and atherogenic? A focused review of the literature» (¿El aceite de coco es hipercolesterolémico o aterogénico? Un análisis específico de la bibliografía). *Trans Nat Acad Science and Techn (Phil),* 1988; 10: 371-414.

6. Blackburn, G. L. y otros. «A reevaluation of coconut oil's effect on serum cholesterol and atherogenesis» (Una reevaluación del efecto del aceite de coco sobre el colesterol sérico y la aterogénesis). *J Philipp Med Assoc,* 1989; 65 (1): 144-152.

7. Kaunitz, H. y Dayrit, C. S. «Coconut oil consumption and coronary heart disease» (Consumo de aceite de coco y enfermedad coronaria). *Philipp J Intern Med,* 1992; 30: 165-171.

8. Wojcicki, J. y otros. «A search for a model of experimental atherosclerosis: comparative studies in rabbits, guinea pigs and rats» (Una investigación para un modelo de arteriosclerosis experimental: estudios comparativos de conejos, cobayas y ratas). *Pol J Pharmacol Pharm,* 1985; 37 (1): 11-21.

9. Lin, M. H. y otros. «Lipoprotein responses to fish, coconut and soybean oil diets with and without cholesterol in the Syrian hamster» (Reacciones lipoproteínicas a las dietas de aceites de pescado, coco y soja con y sin colesterol en el hámster sirio). *J Formos Med Assoc,* 1995; 94 (12): 724-731.

10. Ahrens, E. H. «Nutritional factors and serum lipid levels» (Factores nutricionales y niveles lípidos séricos). *Am J Med,* 1957; 23: 928.

11. Hu, F. B. y otros. «Dietary fat intake and the risk of coronary heart disease in women» (Ingesta de grasa dietética y el riesgo de enfermedades coronarias en mujeres). *N. Engl J Med,* 1997; 337: 1491-1499.

12. Willett, W. C. y otros. «Intake of trans-fatty acids and risk of coronary heart disease among women» (Consumo de ácidos grasos trans y riesgo de enfermedad coronaria entre mujeres). *Lancet,* 1993; 341: 581-585.

13. Ascherio, A. y otros. «Trans fatty acids and coronary heart disease» (Ácidos grasos trans y enfermedad coronaria). *N. Engl J Med,* 1999; 340: 1994-1998.

14. De Roos, N. M. y otros. «Consumption of a solid fat rich in lauric acid results in a more favorable serum lipid profile in healthy men and women than consumption of a solid fat rich in trans-fatty acids» (El consumo de una grasa sólida rica en ácido láurico da lugar a un perfil más favorable de lípido sérico en hombre y mujeres sanos que el consumo de una grasa sólida rica en ácidos grasos trans). *J Nutr,* 2001; 131: 242-245.

15. Williams, M. A. y otros. «Increased plasma triglyceride secretion in AGE-deficient rats fed diets with or without saturated fat» (Incremento de la secreción de triglicéridos plasmáticos en ratas con deficiencia de AGE tras seguir dietas con o sin grasa saturada). *Lipids,* 1989; 24 (5): 448-453.

16. Morin, R. J. y otros. «Effects of essential fatty acid deficiency and supplementation on atheroma formation and regression» (Efectos de la deficiencia de ácidos grasos esenciales y la suplementación en la formación de ateroma y en la regresión). *J Atheroscler Res,* 1964; 4: 387-396.

17. McCullagh, K. G. y otros. «Experimental canine atherosclerosis and its prevention» (Aterosclerosis canina experimental y su prevención). *Lab Invest,* 1976; 34: 394-405.

18. Yamamoto, Y. y Muramatsu, K. «Regulation of essential fatty acid intake in the rat: self-selection of corn oil» (Regulación de la ingesta de ácido graso esencial en las ratas: autoselección de aceite de maíz). *J Nutr Sci Vitaminol (Tokyo),* 1988; 34 (1): 107-116.

19. Cater, N. B. y otros. «Comparison of the effects of medium-chain triacylglycerols, palm oil, and high oleic acid sunflower oil on plasma triacylglycerol fatty acids and lipid and lipoprotein concentrations in humans» (Comparación de los efectos de la cadena media de los triacilgliceroles, el aceite de palma, y el aceite de girasol elevado en ácido oleico sobre los ácidos grasos triacilgliceroles del plasma y sobre las concentraciones de lipoproteínas de los seres humanos). *Am J Clin Nutr,* 1997; 65 (1): 41-45.

20. Calabrese, C. y otros. «A cross-over study of the effect of a single oral feeding of medium chain triglyceride oil vs. canola oil on post-ingestion plasma triglyceride levels in healthy me» (Un estudio cruzado del efecto de una dosis oral única de aceite triglicérido de cadena media comparado con el aceite de canola en los niveles de triglicéridos plasmáticos posteriores a la ingestión en un sujeto sano). *Altern Med Rev,* 1999; 4 (1): 23-28.

21. Bourque, C. y otros. «Consumption of oil composed of medium chain triacyglycerols, phytosterols, and N-3 fatty acids improves cardiovascular risk profile in overweight women» (El consumo de aceite compuesto por triagliceroles de media cadena, fitosteroles y ácidos grasos N-3 mejora el perfil cardiovascular en las mujeres obesas). *Metabolism,* 2003; 52 (6): 771-777.

22. Ng, T. K. W. y otros. «Nonhypercholesterolemic effects of a palm-oil diet in Malaysian volunteers» (Efectos nohipercolesterolémicos de la dieta de aceite de palma en voluntarios malasios). *Am J Clin Nutr,* 1991; 53: 1552-1561.

23. Tholstrup, T. y otros. «Fat high in stearic acid favorably affects blood lipids and factor VII coagulant activity in comparison with fats high in palmitic acid or high in myristic and lauric acids» (La grasa rica en ácido esteárico afecta favorablemente a los lípidos de la sangre y a la actividad coagulante del factor VII en comparación con las grasas ricas en ácido palmítico o en ácidos mirísticos o láruicos). *Am J Clin Nutr,* 1994; 59: 371-377.

24. Keys, A. «Coronary heart disease in seven countries» (La enfermedad coronaria en siete países). *Circulation,* 1970; 41, Supl. 1: 1-211.

25. Kaunitz, H. y Dayrit, C. S. «Coconut oil consumption and coronary heart disease» (Consumo de aceite de coco y enfermedad coronaria). *Phili J Inter Med,* 1992; 30: 165-171.

26. Dayrit, C. S. «Coconut Oil: atherogenic or not?» (El aceite de coco: ¿aterogénico o no?). *Philippine Journal of Cardiology,* 2003; 31: 97-104.

Capítulo 5: El aceite de coco es bueno para el corazón

1. Shorland, F. B. y otros. «Studies on fatty acid composition of adipose tissue and blood lipids of Polynesians» (Estudios sobre la composición de ácido graso del tejido adiposo y los lípidos sanguíneos de los polinesios). *Am J Clin Nutr,* 1969; 22 (5): 594-605.

2. Prior, I. A. M. y otros. «Cholesterol, coconuts, and diet on Polynesian atolls. A natural experiment: the Pukapuka and Tokelau Island studies» (Colesterol, cocos y dieta en los atolones de Polinesia. Un experimento natural: estudios sobre las islas Pukapuka y Tokelau). *Am J Clin Nutr,* 1981; 34: 1552.

3. Misch, K. A. «Ischaemic heart disease in urbanized Papua New Guinea. An autopsy study» (Enfermedad cerebrovascular en la Papúa Nueva

Guinea urbanizada. Un estudio sobre autopsias). *Cardiology,* 1988; 75 (1): 71-75.

4. Lindeberg, S. «Age relations of cardiovascular risk factors in a traditional Melanesian society; the Kitava Study» (Relación entre edades y factores de riesgo cardiovascular en la sociedad tradicional melanesia; el Estudio Kitava). *Am J Clin Nutr,* 1997; 66 (4): 845-852.

5. Lindeberg, S. y Lundh, B. «Apparent absence of stroke and ischaemic heart disease in a Melanesian island: a clinical study in Kitava» (Aparente ausencia de ataques al corazón y enfermedades isquémicas cardiacas en una isla melanesia: un estudio clínico en Kitava). *J Intern Med* 1993; 233 (3): 269-275.

6. Lindeberg, S. y otros. «Cardiovascular risk factors in a Melanesian population apparently free from stroke and ischaemic heart disease; the Kitava study» (Factores de riesgo cardiovascular en una población melanesia aparentemente libre de ataques al corazón y enfermedades isquémicas cardiacas; el estudio Kitava). *J Intern Med,* 1994; 236 (3): 331-340.

7. Mendis, S. «Coronary heart disease and coronary risk profile in a primitive population» (Enfermedad coronaria y perfil del riesgo coronario en una población primitiva). *Trop Geogr Med,* 1991; 43 (1-2): 199-202.

8. Dayrit, C. S. «Coconut oil: atherogenic or not?» (Aceite de coco: ¿aterogénico o no?). *Philip J Cardiology,* 2003; 31 (3): 97-104.

9. Lindeberg, S. y otros. «Low serum insulin in traditional Pacific Islanders-the Kitava Study» (Bajo nivel de insulina sérica en los habitantes tradicionales de las islas del Pacífico, el Estudio Kitava). *Metabolism,* 1999; 48 (10): 1216-1219.

10. Prior, I. A. M. «The price of civilization» (El precio de la civilización) *Nutrition Today,* julio/agosto 1971, 2-11.

11. Stanhope, J. M. y otros. «The Tokelau Island migrant study: serum lipid concentrations in two environments» (El estudio migrante de la isla Tokelay: concentraciones de lípido sérico en dos entornos). *J Chron Dis,* 1981; 34-45.

12. Kannel, W. B. y otros. «Cholesterol in the prediction of atherosclerotic disease. New perspectives based on the Framingham study» (El colesterol en la predicción de la enfermedad arterioesclerótica. Nuevas perspectivas basadas en el estudio Framingham). *Annals of Internal Medicine,* 1979; 90: 85-91.

13. Hong, M. K. y otros. «Usefulness of the total cholesterol to high-density lipoprotein cholesterol ratio in predicting angiographic coronary artery disease in women» (Utilidad del colesterol total para la proporción del colesterol de lipoproteína de alta densidad para predecir la enfermedad arterial coronaria angiográfica en las mujeres). *Am J Cardiol,* 1991; 15; 68 (17): 1646-1650.

14. Mensink, R. P. y otros. «Effects of dietary fatty acids and carbohidratos on the ratio of serum total to HDL cholesterol and on serum lipids

Notas

and apolipoproteins: a meta-analysis of 60 controlled trials» (Efectos de los ácidos grasos dietéticos y los hidratos de carbono en la proporción de colesterol sérico HDL y en los lípidos séricos y apolipoproteínas: un meta-análisis de 60 pruebas controladas). *Am J Clin Nutr,* 2003; 77 (5): 1146-1155.

15. Temme, E. H. M. y otros. «Comparison of the effects of diets enriched in lauric, palmitic or oleic acids on serum lipids and lipoproteins in healthy men and women» (Comparación de los efectos de las dietas enriquecidas en ácidos láuricos, palmíticos u oleicos en los lípidos séricos y lipoproteínas en mujeres y hombres saludables). *Am J Clin Nutr,* 1996; 63: 897- 903.

16. Zock, P. L. y Katan, M. B. «Hydrogenation alternatives: Effects of trans-fatty acids and stearic acid versus linoleic acid on serum lipids and lipoproteins in humans» (Alternativas a la hidrogenación: efectos de los ácidos grasos trans y del ácido esteárico en comparación con el ácido linoleico en los lípidos séricos y las lipoproteínas en los seres humanos). *J Lipid Res,* 1992; 33: 399-410.

17. de Roos, N. M. y otros. «Consumption of a solid fat rich in lauric acid results in a more favorable serum lipid profile in healthy men and women than consumption of a solid fat rich in trans-fatty acids» (El consumo de una grasa sólida rica en ácido láurico provoca un perfil de lípido sérico más favorable en los hombres y mujeres sanos que el consumo de una grasa sólida rica en ácidos grasos trans). *J Nutr,* 2001; 131: 242-245.

18. Sundram, K. y otros. «Trans (elaidic) fatty acids adversely affect the lipoprotein profile relative to specific saturated fatty acids in humans» (Los ácidos grasos trans (elaidicos) afectan adversamente al perfil liproteínico relativo a los ácidos grasos saturados específicamente en los seres humanos). *J Nutr,* 1997; 127: 514S- 520S.

19. Mensink, R. P. y Katan, M. B. «Effect of dietary fatty acids on serum lipids and lipoproteins. A meta-analysis of 27 trials» (El efecto de los ácidos grasos dietéticos en los lípidos séricos y lipopretínas. Un meta-análisis de 27 pruebas). *Arteriosclerosis, Thrombosis, and Vascular Biology,* 1992; 12; 911-919.

20. Mendis, S. y otros. «The effects of replacing coconut oil with corn oil on human serum lipid profiles and platelet derived factors active in atherogenesis» (Los efectos de reemplazar el aceite de coco en los perfiles de lípidos séricos y en los factores derivados de las plaquetas en la aterogénesis). *Nutrition Reports International,* octubre de 1989; 40 (4).

21. Hostmark, A. T. y otros. «Plasma lipid concentration and liver output of lipoproteins in rats fed coconut fat or sunflower oil» (Concentración de lípidos en plasma y resultado de lipoproteínas hepáticas en ratas alimentadas con grasa de coco o aceite de girasol). *Artery,* 1980; 7: 367-383.

22. Arranza, J. L. *The Dietary Fat Produced in Asian Countries and Human Health (La grasa dietética producida en los países asiáticos y la salud humana).* Investigación

presentada en el Séptimo Congreso Asiático de Nutrición en Beijing, 8 de octubre de 1995.

23. Bach, A. C. y Babayan, V. K. «Medium chain triglycerides: an update» (Triglicéridos de cadena media: una actualización). *Am J Clin Nutr,* 1982; 36: 960-962.

24. Garfinkel, M. y otros. 1992. «Insulinotropic potency of lauric acid: a metabolic rationale for medium chain fatty acids (MCF) in TPN formulation» (Potencia insulinotrópica del ácido láurico: un planteamiento metabólico sobre los ácidos grasos de cadena media, MCF, en a formulación de TPN). *J Surg Res* 52: 328-333.

25. Han, J. y otros. «Medium-chain oil reduces fat mass and down-regulates expression of adipogenic genes in rats» (El aceite de cadena media reduce la masa de grasa y regula a la baja la expresión de los genes adipogénicos en las ratas). *Obes Res,* 2003; 11 (6): 734-744.

26. Trinidad, T. P. y otros. «Glycaemic index of different coconut (*Cocos nucifera*) - flour products in normal and diabetic subjects» (Índice glucémico de diferentes productos de harina de coco, *cocos nucifera*, en sujetos sanos y en sujetos diabéticos) *British Journal of Nutrition,* 2003; 90: 551-556.

27. Prior, I. A. M. y otros. «Cholesterol, coconuts, and diet on Polynesian atolls: a natural experiment: the Pukapuka and Tokelau Island studies» (Colesterol, cocos y dieta en los atolones de Polinesia: un experimento natural: estudios sobre Pukapuka y la isla Tokelau). *Am J Clin Nutr,* 1981; 34: 1552.

28. Lindeberg, S. y otros. «Low serum insulin in traditional pacific Islanders-the Kitava Study» (El Estudio Kitava: nivel bajo de insulina sérica en los habitantes tradicionales de las islas del Pacífico). *Metabolism,* 1999; 48 (10): 1216-1219.

29. Larsen, L. F. y otros. «Effects of dietary fat quality and quantity on postprandial activation of blood coagulation factor VII» (Efectos de la calidad y cantidad de grasa dietética en la activación postprandial de la coagulación de la sangre factor VII). *Arterioscler Thromb Vasc Biol.,* 1997; 17 (11): 2904-2909.

30. McGregor, L. «Effects of feeding with hydrogenated coconut oil on platelet function in rats» (Efectos de la alimentación con aceite de coco hidrogenado en la función plaquetaria de las ratas). *Proc Nutr Soc,* 1974; 33: 1A-2A.

31. Vas Dias, F. W. y otros. «The effect of polyunsaturated fatty acids of the n-3 and n-6 series on platelet aggregation and platelet and aortic fatty acid composition in rabbits» (El efecto de los ácidos grasos poliinsaturados de las series n-3 y n-6 en la agregación de plaquetas y en la composición de plaquetas y ácido graso aórtico de los conejos). *Atherosclerosis,* 1982; 43: 245-57.

32. Ferrannini, E. y otros. «Insulin resistance in essential hypertension» (Resistencia a la insulina en la hipertensión esencial) *New Engl J of Med,* 1987; 317: 350-357.

33. Hunter, T. D. *Fed Proc* 21, Suppl. 1962; 11: 36 Citado por Kaunitz, H. «Nutritional properties of coconut oil» (Propiedades nutricionales del aceite de coco). *APCC Quarterly Supplement,* 30 de diciembre de 1971, págs. 35-57.

34. Lindeberg, S. y otros. «Low serum insulin in traditional Pacific Islanders-the Kitava Study» (El estudio Kitava: nivel bajo de insulina sérica en los habitantes tradicionales de las islas del Pacífico). *Metabolism,* 1999; 48 (10): 1216-1219.

35. Verhoef, P. y otros. «Plasma total homocysteine, B vitamins, and risk of coronary atherosclerosis» (Nivel total de homocisteína en plasma, vitaminas B, y riesgo de arteriosclerosis coronaria). *Arteriosclerosis, Thrombosis, and Vascular Biology,* 1997; 17: 989-995.

36. Ridker, P. y otros. «C-reactive protein and other markers of inflammation in the prediction of cardiovascular disease in women» (Proteína C-reativa y otros marcadores de inflamación en la predicción de enfermedad cardiovascular en las mujeres). *N Engl J Med,* 2000; 342 (12): 836-843.

37. Simon, H. B. «Patient-directed, nonprescription approaches to cardiovascular disease» (Enfoques a la enfermedad cardiovascular dirigidos al paciente, sin prescripción). *Arch Intern Med,* 1994; 154 (20): 2283-2296.

38. Felton, C. V. y otros. «Dietary polyunsaturated fatty acids and composition of human aortic plaques». (Ácidos grasos dietéticos poliinsaturados y composición de las placas aórticas humanas). *Lancet,* 1994; 344: 1195-1196.

39. Morrison, H. I. y otros. «Periodontal disease and risk of fatal coronary heart and cerebrovascular diseases» (Enfermedad periodontal y riesgo de enfermedad coronaria fatal y enfermedades cerebrovasculares). *J Cardiovasc Risk,* 1999; 6 (1): 7-11.

40. Loesche, W. y otros. «Assessing the relationship between dental disease and coronary heart disease in elderly U.S. veterans» (Evaluación de la relación entre enfermedad dental y enfermedad coronaria en los veteranos norteamericanos de edad avanzada). *J Am Dent Assoc,* 1998; 129 (3): 301-311.

41. Raza-Ahmad, A. y otros. «Evidence of type 2 herpes simplex infection in human coronary arteries at the time of coronary artery bypass surgery» (Evidencia de infección de herpes simple de tipo II en las arterias coronarias humanas durante la intervención quirúrgica de derivación de la arteria coronaria). *Can J Cardiol,* 1995; 11 (11): 1025-1029.

42. Imaizumi, M. y otros. «Risk for ischemic heart disease and all-cause mortality in subclinical hypothyroidism» (Riesgo de enfermedad cardiovascular isquémica y mortalidad de todas las causas en hipotiroidismo subclínico). *J Clin Endocrinol Metab,* 2004; 89 (7): 3365-3370.

Capítulo 6: Botiquín médico del coco II

1. Burkitt, D. P. «Hiatus Hernia: Is it preventable?» (Hernia de hiato: ¿se puede prevenir?) *Am J Clin Nutr*, 1981; 34: 428-431.

2. Jewell, D. R. y Jewell, C. T. *The Oat and Wheat Bran Health Plan (El plan de salud a base de salvado de avena y de trigo)*. Nueva York: Bantam Books, 1989.

3. Rose, D. P. y otros. «High-fiber diet reduces serum estrogen concentrations in premenopausal women» (La dieta rica en fibra reduce las concentraciones de estrógeno sérico en las mujeres premenopáusicas). *Am J Clin Nutr*, 1991; 54: 520-525.

4. Manoj, G. y otros. «Effect of dietary fiber on the activity of intestinal and fecal beta-glucuronidase activity during 1, 2-dimethylhydrazine induced colon carcinogenesis» (El efecto de la fibra dietética en la actividad de la beta-glucuronidasa intestinal y fecal durante la carcinogénesis de colon inducida por 1, 2-dimethylhydrazine) *Plant Foods Hum Nutr*, 2001; 56 (1): 13-21.

5. Kabara, J. J. *The Pharmacological Effect of Lipids. (El efecto farmacológico de los lípidos)*. Champaign, Ill: The American Oil Chemists' Society, 1978.

6. Harig, J. M. y otros. «Treatment of diversion colitis with short-chain-fatty acids irrigation» (Tratamiento de colitis derivativa con irrigación de ácidos grasos de cadena corta). *N Engl J Med*, 1989; 320 (1): 23-28.

7. Eyton, A. *The F-Plan Diet.(La dieta del Plan F)*. Nueva York: Crown Publisher, Inc. 1983.

8. Lindeberg, S. y otros. «Age relations of cardiovascular risk factors in a traditional Melanesian society; the Kitava Study» (Relación entre edades y factores de riesgo cardiovascular en la sociedad tradicional melanesia; el Estudio Kitava). *Am J Clin Nutr*, 1997; 66 (4): 845-852.

9. Anderson, J. W. y Gustafson, N. J. «Type II diabetes: current nutrition management concepts» (Diabetes tipo II: conceptos del control actual de nutrición). *Geriatrics*, 1986; 41: 28-35.

10. Sindurani, J. A. y Rajamohan, T. «Effects of different levels of coconut fiber on blood glucose, serum insulin and minerals in rats» (Efectos de los diferentes niveles de fibra de coco en la glucosa de la sangre, la insulina sérica y los minerales en las ratas). *Indian J Physiol Pharmacol*, 2000; 44 (1): 97-100.

11. Trinidad, T. P. y otros. «Glycaemic index of different coconut (*Cocos nucifera*)-flour products in normal and diabetic subjects» (Índice glucémico de diferentes productos de harina de coco, *cocos nucifera*, en sujetos normales y diabéticos). *British Journal of Nutrition*, 2003; 90: 551-556.

12. Liu, S. y otros. «Whole-grain consumption and risk of coronary heart disease: results from the Nurses' Health Study» (Consumo de cereales integrales y riesgo de enfermedad coronaria: resultados del estudio de salud de las enfermeras). *Am J Clin Nutr*, 1999; 70: 412- 419.

13. Rimm, E. B. y otros. «Vegetable, fruit, and cereal fiber intake and risk of coronary heart disease among men» (Consumo de fibra vegetal, frutal,

Notas

y de cereales y riesgo de enfermedad coronaria entre hombres). *JAMA*, 1996; 275 (6): 447-451.

14. Liu, S. y otros. «Whole grain consumption and risk of ischemic stroke in women: A prospective study» (Consumo de grano integral y riesgo de ataque isquémico en las mujeres. Un estudio prospectivo). *JAMA*, 2000; 284 (12): 1534-1540.

15. Anderson, J. W. y Gustafson, N. J. *Dr. Anderson's High-Fiber Fitness Plan (Plan rico en fibra para mantenrse en forma del Dr. Anderson).* Lexington, Kentucky: The University Press of Kentucky, 1994.

16. Cummings, J. H. «Dietary Fibre». *British Medical Bulletin*, 1981; 37: 65-70.

17. Song, Y. J. y otros. «Soluble dietary fibre improves insulin sensitivity by increasing muscle GLUT-4 content in stroke-prone spontaneously hypertensive rats» (La fibra dietética soluble mejora la sensibilidad a la insulina aumentando el contenido de GLUT-4 del músculo en ratas proclives al ataque cardiaco naturalmente hipertensas) *Clin Exp Pharmacol Physiol*, 2000; 27 (1-2): 41-45.

18. Ludwig, D. S. y otros. «Dietary fiber, weight gain, and cardiovascular disease risk factors in young adults» (Fibra dietética, aumento de peso, y factores de riesgo de enfermedad cardiovascular en adultos jóvenes). *JAMA*, 1999; 282: 1539-1546.

19. Salil, G. y Rajamohan, T. «Hypolipidemic and antiperoxidative effect of coconut protein in hypercholesterolemic rats» (Efecto hipolipidémico y antiperoxidativo de la proteína del coco en ratas hipercolesterolémicas). *Indian J Exp Biol*, 2001; 39 (10): 1028-1034.

20. Padmakumaran Nair, K. G. y otros. «Coconut kernel protein modifies the effect of coconut oil on serum lipids» (La proteína de la nuez de coco modifica el efecto del aceite de coco sobre los lípidos séricos). *Plant Foods Hum. Nutr,* 1999; 53 (2): 133-144.

21. Salil, G. y Rajamohan, T. «Hypolipidemic and antiperoxidative effect of coconut protein in hypercholesterolemic rats» (Efecto hipolipidémico y antiperoxidativo de la proteína del coco en ratas hipercolesterolémicas). *Indian J Exp Biol*, 2001; 39 (10): 1028-1034.

22. Chopra, R. N. «Anthelminthics acting on Cestodes» (Antihelmínticos actuando sobre los cestodos). En: Mukerjee N. Ed. *A handbook of tropical therapeutics. (Un manual de terapéutica tropical).* Calcutta Art Press, 1936, pág. 283.

23. Nadkarni, K. M. «*Cocos Nucifera*». En: *Indian Materia Medica with Ayurvedic, Unani-Tibbi, sidha, Allopathic, Homeopathi and Home remedies 3rd Ed. (Materia Médica con remedies ayurvédicos, unani-tibbi, siddha, alopáticos, homeopáticos y caseros).* Bombay: Popular Prakashan, 1976, págs. 363-364.

24. Chowhan, G. S. y otros. «Treatment of tapeworm infestation by coconut (*cocos-nucifera*) Preparations» (Tratamiento de infección de tenia con preparaciones de coco, *cocos-nucifera*). *Journal of the Association of Physicians of India,* 1985; 33 (3): 207-209.

25. Trinidad, P. T. y otros. «Nutritional and health benefits of coconut flour: study 1: The effect of coconut flour on mineral availability» (Beneficios para la nutrición y para la salud de la harina de coco: estudio 1: El efecto de la harina sobre la disponibilidad mineral). *Philipp J Nutr,* 2002; 49 (102): 48-57.

26. Lupton, J. R. y Turner, N. D. «Potential protective mechanisms of wheat bran fiber» (Mecanismos protectores potenciales del salvado de fibra de trigo). *Am J Med,* 1999; 106 (1A): 24S-27S.

27. Jacobs, D. R., Jr. y otros. «Is whole grain intake associated with reduced total and cause-specific death rates in older women? The Iowa Women's Health Study» (¿Está el consumo de cereales integrales asociado con tasas de mortandad reducidas totales y específicas en mujeres de más edad? Estudio de salud de las mujeres de Iowa) *Am J Public Health,* 1999; 89 (3): 322-329.

28. Mozaffarian, D. y otros. «Cereal, fruit, and vegetable fiber intake and risk of cardiovascular disease in elderly individuals» (Consumo de fibra en cereales, fruta y verduras y riesgo de enfermedad cardiovascular en individuos de edad avanzada). *JAMA,* 2003; 289: 1659-1666.

29. Spiller, G. y Freeman, H. «Recent advances in dietary fiber and colorectal diseases» (Avances recientes en la fibra dietética y las enfermedades colorrectales). *Am J Clin Nutr,* 1981; 34: 1145-1152.

30. Campbell-Falck, D. y otros. «The intravenous use of coconut water» (El uso intravenoso del agua de coco). *Am J Emerg Med,* 2000; 18 (1): 108:111.

31. Pummer, S. y otros. «Influence of coconut water on hemostasis» (Influencia del agua de coco en la hemostasis). *Am J Emerg Med,* 2001; 19 (4): 287-289.

32. Anzaldo, F. E. y otros. «Coconut water as intravenous fluid» (El agua de coco como líquido intravenoso). *Philipp J Pediatr,* 1975; 24 (4): 143-166.

33. Recio, P. M. y otros. «The intravenous use of coconut water» (El uso intravenoso del agua de coco). *Philipp J Surg Spec,* 1974; 30 (30): 119-140.

34. Ludan, A. C. «Modified coconut water for oral rehydration» (Agua de coco modificada para la rehidratación oral). *Philipp J Pediatr,* 1980; 29 (5): 344-351.

35. Zhao, G. y otros. «Effects of coconut juice on the formation of hyperlipidemia and Atherosclerosis» (Efectos del zumo de coco en la formación de hiperlipidemia y arteriosclerosis). *Chinese Journal of Preventive Medicine,* 1995; 29 (4): 216-218.

36. Macalalag, E. V. Jr. y Macalalag, A. L. «Bukolysis: young coconut water renoclysis for urinary stone dissolution» (Renoclisis del agua de coco joven para la disolución de cálculos urinarios). *Int Surg,* 1987; 72 (4): 247.

37. Poblete, G. S. y otros. «The effect of coconut water on intraocular pressure of normal subjects» (El efecto del agua de coco en la presión intraocular de sujetos normales). *Philipp J Ophthal* 1999; 24 (1): 3-5.

38. Mantena, S. K. y otros. «In vitro evaluation of antioxidant properties of *Cocos nucifera* Linn. water» (Evaluación in nitro de las propiedades antioxidantes del agua de *cocos nucifera* Linn). *Nahrung,* 2003; 47 (2): 126-131.

39. May, C. D. «Food allergy: Perspective, principles, and practical management» (Alergia alimentaria: perspectiva, principios, y gestión práctica). *Nutrition Today,* noviembre/diciembre de 1980, pp. 28-32.

40. Fries, J. H. y Fries, M. W. «Coconut: a review of its uses as they relate to the allergic individual» (El coco: un análisis de sus usos en relación con el individuo alérgico). *Ann Allergy,* 1983; 51 (4): 472-481.

41. Teuber, S. S. y Peterson, W. R. «Systemic allergic reaction to coconut (*Cocos nucifera*) in 2 subjects with hypersensitivity to tree nut and demonstration of cross-reactivity to legumin-like seed storage proteins: new coconut and walnut food allergens» (Reacción alérgica sistémica al coco, *cocos nucifera*, en dos sujetos con hipersensibilidad a los frutos secos y demostración de una reactividad cruzada a las proteínas de almacenamiento de semillas de aspecto leguminoso: alérgenos alimentarios del coco y la nuez nuevos). *J Allergy Clin Immunol,* 1999; 103 (6): 1180- 1185.

42. Gan, B. S. y otros. «Lactobacillus fermentum RC-14 inhibits Staphylococcus aureus infection of surgical implants in rats» (Lactobacillus fermentum RC-14 inhibe la infección por estafilococo áureo implantada quirúrgicamente en las ratas). *J Infect Dis,* 2002; 185 (9): 1369-1372.

43. Veer, P. y otros. «Consumption of fermented milk products and breast cancer: a case-control study in The Netherlands» (Consumo de productos lácteos fermentados y cáncer de mama: un estudio de casos y controles en Holanda) *Cancer Res,* 1989; 49: 4020-4023.

44. Le, M. G. y otros. «Consumption of dairy products and alcohol in a case control study of breast cancer» (El consumo de productos lácteos y alcohol en un estudio de casos y controles de cáncer de mama). *JNCI,* 1986; 77: 633-636.

45. Biffi, A. y otros. «Antiproliferative effect of fermented milk on the growth of a human breast cancer cell line» (Efecto antiproliferativo de la leche fermentada en el crecimiento de la línea celular de cáncer de mama humano). *Nutrition and Cancer,* 1997; 28 (1): 93-99.

Capítulo 7: Cómo tener felicidad, salud y belleza

1. Rele, A. S. y Mohile, R. B. «Effect of mineral oil, sunflower oil, and coconut oil on prevention of hair damage» (Efecto del aceite mineral, el aceite de soja, y el aceite de coco en la prevención del daño capilar). *J Cosmet Sci,* 2003; 54 (2): 175-192.

2. Kabara, J. J. *The Pharmacological Effect of Lipids. (El efecto farmacológico de los lípidos).* Champaign, Ill: The American Oil Chemists' Society, 1978.

ÍNDICE TEMÁTICO

ÍNDICE